GÜTERSLOHER
VERLAGSHAUS

Begleitet sterben – Leben im Übergang

Aspekte guter Sterbebegleitung

Herausgegeben von
Klaus Strasser, Klaus Körber, Ernst Richard Petzold

Gütersloher Verlagshaus

Bibliografische Information der Deutschen Nationalbibliothek

Die Deutsche Nationalbibliothek verzeichnet diese Publikation
in der Deutschen Nationalbibliografie; detaillierte bibliografische Daten sind
im Internet über https://portal.dnb.de abrufbar.

Die Drucklegung wurde gefördert mit Mitteln der

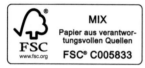

Alfried Krupp von Bohlen
und Halbach-Stiftung

Verlagsgruppe Random House FSC® N001967
Das für dieses Buch verwendete FSC®-zertifizierte Papier *Munken Premium*
liefert Arctic Paper Munkedals AB, Schweden.

1. Auflage
Copyright © 2013 by Gütersloher Verlagshaus, Gütersloh,
in der Verlagsgruppe Random House GmbH, München

Umschlagmotiv: »Fresh Field« von Lou Wall, © bei der Künstlerin;
© der Vorlage: Lou Wall/Corbis
Satz: Satz!zeichen, Landesbergen
Druck und Einband: Těšínská tiskárna, a.s., Český Těšín
Printed in Czech Republic
ISBN 978-3-579-07302-6
www.gtvh.de

Inhalt

Vorwort

Mit diesem Buch möchten wir Menschen erreichen, die sich engagiert mit der letzten Lebensphase beschäftigen und auseinandersetzen – Menschen, die dies aus ganz persönlichen Gründen tun, ebenso wie Menschen, die sich aufgrund beruflichen oder ehrenamtlichen Engagements für ein würdevolles Sterben einsetzen. Das Buch versammelt Wissen und Erfahrungen von Autoren und Autorinnen aus verschiedenen wissenschaftlichen Fachrichtungen und beruflichen Tätigkeitsfeldern. Sie alle beziehen sich auf Sterbebegleitung, Hospizarbeit oder Palliativmedizin. So ist ein Lern- und Lesebuch entstanden für alle, die Sterbende begleiten. Bei der Themenauswahl als auch bei der sprachlichen Darstellungsform haben wir deshalb besonderen Wert darauf gelegt, dass die einzelnen Beiträge für Laien verständlich sind und dennoch auch interessant und informativ für Fachleute.

Leben im Übergang: Die letzte Lebensphase gehört noch zum Leben, aber sie unterscheidet sich bereits deutlich davon. Viele Erfahrungen der Sterbenden sind einmalig und ganz anders als die in ihrem bisherigen Leben. Die Unausweichlichkeit des Todes verleiht ihnen eine besondere existenzielle, oftmals bedrohliche und Angst machende Dringlichkeit. In dieser Situation kommt es auf persönliche Zuwendung und gelingendes Begleiten an. Es geht nicht mehr um Heilen und Leben-Verlängern, sondern darum, Schmerzen und andere Beschwerden zu lindern und ein »gutes Sterben« zu ermöglichen. Und es geht um Wertschätzung, Sinn und Trost. Deshalb spielen in dieser Phase neben angemessener medizinischer und pflegerischer Betreuung psychosoziale und spirituelle Achtsamkeit und Unterstützung eine so große Rolle. Das sind gemeinsame Aufgaben, an denen nicht nur professionelle Helfer und ehrenamtliche Begleiterinnen, sondern auch Angehörige und Freunde der Sterbenden zu beteiligen sind.

Bei der Erstellung des Buches haben wir intensive Unterstützung von unseren Familien und Freunden erfahren, dafür sind wir allen sehr dankbar. Besonderer Dank für die finanzielle Förderung unseres Projektes gilt Herrn Prof. Dr. h. c. mult. Berthold Beitz, Vorsitzender und geschäftsführendes Mitglied des Kuratoriums der Alfried Krupp von Bohlen und Halbach-Stiftung.

Zum guten Gelingen des Vorhabens hat sicher beigetragen, dass die drei Herausgeber seit der Schulzeit Freunde sind und sich über einen längeren

Zeitraum und lange vor dem Buchprojekt immer wieder über diese Thematik miteinander ausgetauscht haben.

Wir hoffen, dass unser Buch einen Beitrag dazu leistet, Sterben und Sterbebegleitung endgültig aus der Tabuzone zu holen und eine neue Sterbekultur auf den Weg zu bringen, die einen Rahmen schafft für ein würdevolles und möglichst sinnerfülltes Sterben in unserer Gesellschaft.

Im Februar 2013   *Klaus Strasser, Klaus Körber, Ernst Richard Petzold*

Geleitwort

Was bewirkt eine »neue Sterbekultur«? Wir wissen doch, was Hospizarbeit und Palliativmedizin bewirken oder bewirken sollen: ein Sterben in Schutz und Geborgenheit, Schmerzlinderung und sogar Schmerzfreiheit, eine Verbesserung der quälenden Symptome wie Atemnot, Müdigkeit, Übelkeit und Erbrechen, auch die Erleichterung von Sorgen und Ängsten. Lebensqualität, so können wir es immer wieder werbend sagen, die Lebensqualität steht im Vordergrund, diese wollen wir bestärken oder wieder herstellen. Und – so wissen wir außerdem – es geht in der Hospizarbeit darum, nicht dem Leben mehr Tage hinzuzufügen, sondern den Tagen mehr Leben, wie es Cicely Saunders so treffend sagte. All das wissen wir und setzen es tagtäglich um. Unsere Dienste und Institutionen sind bekannt, stehen für Qualität, wir haben Ansehen, viele sterbende Menschen und ihre Familien danken es uns. Also: was soll die Frage?

Nun, ich meine mit meiner Frage ja gar nicht die Patienten, die Gäste, die, denen unsere Sorge und Hingabe gilt, auch nicht ihre Angehörigen und Freunde. Ich meine: uns selbst. Uns, die hauptamtlichen und ehrenamtlichen Helferinnen und Helfer, die anderen Hauptberuflichen in den Pflegediensten, Krankenhäusern, Altenheimen, Pfarren, Arztpraxen, die im weitesten Sinne mit zu unserem Team gehören. Was bewirkt in uns Hospizarbeit?

Da ist vielleicht gar nicht so schnell zu antworten. Und mit verbesserter Lebensqualität können wir die Frage auch nicht abtun, denn da ist oft großes

Leid, das uns nahe geht, ja häufig nachgeht, da ist die Frage nach dem Sinn und der Theodizee, da lassen uns Bilder von Krankheiten und Nöten manches Mal nicht schlafen, da entwickeln sich in uns Ängste, dass auch wir krank werden, einen geliebten Menschen verlieren können, da opfern wir viel Zeit und Kraft. Und doch. Die neue Sterbekultur bewirkt etwas in uns.

Da ist vielleicht zum einen das Erkennen der Kostbarkeit von Leben. So zart, so zerbrechlich, und wir haben gelernt, behutsamer mit diesem Leben umzugehen. Vielleicht gelingt es uns heute mehr und öfter als früher, dieses Geschenk anzunehmen, es bewusst umzusetzen und nicht zu warten und zu verschieben auf ein Demnächst, auf ein Später, wenn … Vielleicht leben wir mehr und tiefer in den Minuten und Stunden und Tagen, die uns gegeben sind. Vielleicht haben wir auch gelernt, Ballast abzuwerfen von dem, was nicht nötig ist, was nur Beiwerk und Äußeres ist, was wir nicht durch unser Leben schleppen wollen bis zur letzten Stunde. Dazu gehören vielleicht auch Beziehungen, die uns nicht mehr gut tun, Menschen, die uns ausnutzen, Tätigkeiten, die uns nur noch ermüden.

Es ist auch vorstellbar, dass uns die Arbeit und das Leben mit der Hospizidee in eine andere Kommunikation mit anderen und mit uns selber bringt. Indem sich der Mensch seiner selbst bewusst wird, ist es ihm möglich, eine Position außerhalb seiner selbst einzunehmen und von dort aus zu reflektieren. Sich von außen zu sehen heißt: Sich mit den Reaktionen anderer auf sich selbst und den eigenen Reaktionen auf andere beschäftigen. Auf diese Weise kommt der Mensch zu einer Selbstdefinition und zu einem Selbstverständnis, an denen er seine Handlungen, auch die kommunikativen, orientiert. Das Kommunikationsverhalten eines Menschen wird von seiner Selbstdefinition und seinem Selbstverständnis entscheidend geprägt. Seine Kommunikationen sind nachweisbar entsprechend der Art, wie er sich selbst versteht.

Möglicherweise ist auch die Auseinandersetzung mit Leid etwas, was wir nach all den Jahren auf der Haben-Seite spüren. Gerade die Arbeit mit sterbenden Menschen, der Umgang mit Leid und unausweichlicher Endlichkeit erfordert eine intensive Auseinandersetzung und stellt intraindividuell die Frage an den Helfer: »Wie steht es mit dem eigenen Leid?«, also die Frage nach der eigenen Leidfähigkeit. Es scheint der moderne Mensch und hier besonders die Mitarbeiter des Gesundheitssystems von einer besonderen Krankheit befallen zu sein: er kann und will nicht mehr Leiden mit ansehen und zulassen. Zur Geschöpflichkeit des Menschen – auch des Arztes, der Pflegekraft, der anderen Berufsgruppenzugehörigen – gehören selbst in der Palliativmedizin und Hospizarbeit, bei allen Fortschritten in Schmerztherapie und Symptomkontrolle, Enttäuschungen, Verzichte, Frustrationen, Hilflosigkeit, schmerzliche Abschiede und angsterzeugende Neuanfänge. Sich mit diesen Leidspuren im eigenen Leben auseinander zu setzen und sich ihnen in Wahrheit zu stellen, muss geleistet werden, damit man sich den sterbenden Patienten und ihrer Wirklichkeit in Wahrheit stellen kann. Sich der Wahrheit zum eigenen Leiden und eigenen Tode zu stellen, meint das Hereinnehmen des Todes in die eigene Existenz. In eine solche Haltung wird man nicht hineingeboren, man kann in sie nur allmählich hineinwachsen. Man kann sie auch verfehlen, und es gibt mehr Beispiele für die letztere als für die erstere. Aber dadurch wird nicht widerlegt, dass Wert und Wirkung helfenden Beistandes beim fremden Tod eine Echtheit gegenüber der Tatsächlichkeit des Todes voraussetzten, die nur im Vorbewusstsein des eigenen Todes und durch innere Reifung zu ihm gewonnen werden kann.

Es kommt nicht nur auf das Todesverständnis an, also auf die intellektuelle Akzeptierung einer Lehre vom Tod, sondern auf die Todesaneignung, also auf das existenzielle Annehmen einer über uns verhängten Bestimmung, die doch in Freiheit von uns beantwortet werden will. In der Wahrheit zum eigenen Leid und Tod stehen bedeutet, sich selbst auch als wesensmäßig Leidender und Sterbender zu erkennen und daraus die Folgerung zu ziehen, sein Leben darauf hin zu gestalten. Und wenn wir dieser ernsten Wahrheit dann auch noch mit Humor begegnen können, dann haben wir in der Hospizarbeit unseren größten Lehrmeister gefunden.

Denn Ernst ist nicht das Gegenteil des Humors, sondern im Ernst hat der Humor seinen Wurzelgrund. Der Ernst besteht im Bewusstsein der vollkommenen Übereinstimmung und Kongruenz eines Begriffs oder Gedankens mit dem Anschaulichen oder der Wirklichkeit. Der Ernst kennt und weiß um die Tragik der Situation und ihre Ausweglosigkeit. Der Humor ergänzt ihn, geht noch einen Schritt weiter, benennt das Verhängnis ohne Peinlichkeit und verzichtet auf Ausflucht und Beschönigung. Der Humor versucht, durch Verschieben eine Diskrepanz zuwege zu bringen, um nicht in eine Identität mit dem Verhängnisvollen zu geraten. Der Humor bejaht; er könnte es nicht, wenn er nicht durchschaute und sich eine gewisse innere Unabhängigkeit bewahrte. Der Humor weiß um die Bedrohung, aber er stellt sich ihr aus einer tief eingewurzelten Lebensfreude und -wärme, begegnet ihr mit Güte, nicht mit Schärfe.

Wir sind mehr als die Verhältnisse, in denen wir uns befinden. Wir können sie mit diesem Wissen auch verändern. Das kann die neue Sterbekultur bewirken. Und diese Wirkkraft wünsche ich Ihnen und mir und allen Leserinnen und Lesern dieses Buches von Herzen.

Monika Müller

1. Gelingendes Begleiten am Lebensende

| Klaus Strasser und Marion Kutzner |

»*Der Tod ist doch etwas so Seltsames, dass man ihn, unerachtet aller Erfahrung, bei einem uns teuren Gegenstand nicht für möglich hält und er immer als etwas Unglaubliches und Unerwartetes eintritt. Er ist gewissermaßen eine Unmöglichkeit, die plötzlich zur Wirklichkeit wird.*

Und dieser Übergang aus einer uns bekannten Existenz in eine andere, von der wir gar nichts wissen, ist etwas so Gewaltsames, dass es für die Zurückbleibenden nicht ohne tiefe Erschütterung abgeht.«

Johann Wolfgang von Goethe
im Gespräch mit Eckermann zum Tode eines nahen Menschen

Einleitende Erklärung

Die nachfolgend dargestellten Gedanken beruhen auf den Ergebnissen der hospizlichen Arbeit beider Autoren, zuletzt seit mehreren Jahren gemeinsam im ambulanten Hospizdienst am Alfried Krupp Krankenhaus in Essen. Dieser wurde von mir 1994 gegründet und wurde zu Beginn getragen von den Teilnehmern meines Gesprächskreises *Patientenbegleitung in der letzten Lebensphase,* den ich mehr als 20 Jahre geleitet habe. Die zahlreichen und sehr eindrücklichen Darstellungen von Begegnungen der ehrenamtlichen Mitarbeiter unserer Hospizgruppe mit den Sterbenden haben unser Wissen über und unsere Erfahrung in der Hospizarbeit ebenso bereichert wie die wissenschaftlichen Veranstaltungen, davon sieben Symposien, die wir gemeinsam mit allen Essener Hospizgruppen durchgeführt haben. Ein wichtiges Ziel zur wesentlichen Verbesserung der Betreuung von Menschen in der letzten Lebensphase war auch die Vernetzung der in Essen tätigen Palliativ- und Hospizgruppen 2003 im *Netzwerk Palliativmedizin Essen (NPE),* zu dessen Gründungsmitgliedern ich gehörte.

Wenn im Text die *Ich-Form* gewählt wird, so ist damit Klaus Strasser und auf der Seite 21 Marion Kutzner gemeint.

1.1 Entwicklungstendenzen zum Lebensende in der modernen Gesellschaft

Sterben gehört zum Leben, Sterben ist Leben, Leben im Übergang. Während früher Sterben und Tod eine Angelegenheit der ganzen Familie waren, ist dies heute eher die Ausnahme, da die meisten Menschen im Krankenhaus oder Altenheim sterben.

Unsere Gesellschaft hat den Bereich Sterben und Tod weitgehend aus ihrem Bewusstsein ausgeklammert. Die Ausgrenzung der letzten Lebensphase aus dem familiären und häuslichen Bereich hat letztendlich zur Tabuisierung und Anonymisierung geführt. Der Tod ist bei uns kein Thema. Darin ist einer der Hauptgründe für die Furcht in unserer Gesellschaft vor dem Umgang mit Sterben und Tod zu sehen. Beim Sterbenden kann es Furcht davor sein, die Belastung der letzten Phase nicht ertragen zu können oder auch den Angehörigen zu sehr zur Last zu fallen, auch Furcht davor, Schmerzen erleiden zu müssen. Bei den Angehörigen ist es oft Furcht davor, der Belastung nicht gewachsen zu sein, die sich aus vielschichtigen Problemen beim Sterbenden ergeben können. Bei allen Beteiligten wird Furcht auch durch die Frage nach dem Lebenswert ausgelöst, nicht zuletzt deshalb, weil schon die Frage danach, sowohl beim Fragenden als auch viel mehr noch beim Befragten, die verneinende Antwort impliziert. Der Theologe und Philosoph Ulrich Eibach lehnt in diesem Kontext sehr entschieden die in anderen philosophischen Richtungen vertretene Meinung ab, dass das Leben des Menschen dann beendet werden könne, »wenn er selbst kein bewusstes Interesse am Leben mehr äußern könne und/oder für andere, z. B. Angehörige, und die Gesellschaft zur dauernden Last werde« (vgl. Eibach, 1997). Vom australischen Philosophen Peter Singer werden zu dieser Personengruppe Demente, Komapatienten und Neugeborene gezählt (vgl. Singer, 1984). Als Vertreter einer utilitaristischen Philosophie misst er den Wert des Menschen an seinem Nutzen für die Gesellschaft.

Da die Gesellschaft einen größtmöglichen Anspruch auf Autonomie in allen Lebenssituationen stellt, ist es verständlich, dass auch für die letzte Lebensphase der Ruf nach Regelung und Beseitigung von Unsicherheiten laut geworden ist. Aktive Sterbehilfe, also Tötung, ist nicht selten in unserer Gesellschaft eine der geforderten Lösungsmöglichkeiten. Auch der Theologe und Philosoph Hans Küng sieht unter Einhaltung gewisser Bedingungen in der Euthanasie eine Lösung für problematische Sterbesituationen: »Die Frage nach dem menschenwürdigen Sterben darf [...] nicht davon (von der aktiven Sterbehilfe) losgekoppelt bleiben« (Jens/Küng, 1995).

In den Niederlanden wird die strafrechtlich nicht verfolgte Euthanasie seit Beginn der 1990er Jahre praktiziert und ist seit Längerem gesetzlich geregelt. Der Philosoph Robert Spaemann und der Mediziner Thomas Fuchs weisen in ihrem Werk zur Euthanasiedebatte »Töten oder sterben lassen« sehr eindrücklich auf die Fragwürdigkeit der in unserem Nachbarland praktizierten Vorgehensweise hin (vgl. Spaemann/Fuchs, 1997). Sie erwähnen auch das von dem australischen Arzt P. Nitschke entwickelte computergesteuerte *Death-Delivery-System*, mit dem sich am 26.09.1996, drei Monate nach Legalisierung der Euthanasie in Nordaustralien, erstmals ein krebskranker Patient durch Tastendruck die programmierte tödliche Injektion verabreichte. Der Arzt brachte die Apparatur am Patienten an, der sie dann mittels eines Laptops startete und sich die tödliche Dosis injizierte. Vier Jahre später wurde die Legalisierung der Euthanasie in Australien wieder aufgehoben.

Während Euthanasiebefürworter die letzte Lebensphase als nicht lebenswert verstehen und dem Leben deshalb ein Ende setzen wollen, besteht der Hospizgedanke darin, die Sterbephase so zu gestalten, dass diese für den Betroffenen (eben doch) lebenswert ist und er seine Würde bewahren kann. Dies ist das wertvolle Ziel des *Gelingenden Begleitens*. Möglich wird es durch das Engagement von Angehörigen und Freunden sowie den Einsatz der ehrenamtlichen und professionellen Mitarbeiter hospizlicher und palliativer Einrichtungen (vgl. Müller, 2004).

1.2 Das Besondere der letzten Lebensphase

Die letzte Lebensphase erlebt jeder Mensch ganz persönlich (vgl. Körber, Kapitel 5: *Sind wir auf dem Weg zu einer neuen Sterbekultur?*). Sie ist gekennzeichnet durch Einmaligkeit und Bedingungslosigkeit. Bereits im Verlauf des Lebens erleben wir Situationen, die durch Einmaligkeit und Bedingungslosigkeit charakterisiert sind. Die Einmaligkeit ist Merkmal des menschlichen Lebens, auch wenn wir uns dessen nicht immer bewusst sind. Nicht immer erkennen wir die Bedingungslosigkeit von Situationen und Entwicklungen. Im allerletzten Abschnitt unseres Lebens allerdings werden wir uns der Auseinandersetzung mit der Einmaligkeit und Bedingungslosigkeit nicht entziehen können, vorausgesetzt, unser Denkvermögen ist uns erhalten geblieben. Sterbende jedoch sind manchmal nicht oder noch nicht bereit, dies zu akzeptieren. Von der Psychiaterin Elisabeth Kübler-Ross wissen wir, dass es Phasen im letzten Lebensabschnitt gibt, in denen sich die Betroffenen auflehnen oder auch eine Verhandlungsstrategie entwickeln, um Sterben und

Tod zu umgehen oder zumindest aufzuschieben (vgl. Kübler-Ross, 1971). In dem Abschnitt über die Hoffnung wird darauf in diesem Kapitel noch besonders eingegangen.

Es ist gut und wichtig, um diese Dinge zu wissen, damit uns die Begleitung eines Menschen am Lebensende gelingt. Dem Betroffenen soll ein Sterben in Würde bei weitestgehender Erhaltung seiner Autonomie ermöglicht werden. Dazu gehören eine menschenwürdige Unterbringung, emotionale Zuwendung, Körperpflege, das Lindern von Schmerzen, Atemnot und Übelkeit sowie das Stillen von Hunger und Durst. So wird es auch als Basisbetreuung und ärztliche Aufgabe in der Präambel der »Grundsätze der Bundesärztekammer« von 2011 bezeichnet (Bundesärztekammer, 2011). Um diese Ziele zu erreichen, sind Liebe, Fürsorge, Demut, Toleranz und Bescheidenheit erforderlich. Sie bilden eine wichtige Voraussetzung für gelingendes Begleiten. Darüber hinaus sind Kenntnisse erforderlich über Bedingungen für eine gelingende Kommunikation, für den Umgang mit Wahrheit, Wahrhaftigkeit und Hoffnung.

Welche Orientierungshilfen gibt es nun für eine gute Begleitung?
- Sich für die Zeit der Begleitung ganz einbringen, aber sich selbst nicht verlieren.
- Offen für die Wünsche des Betroffenen sein, aber kritisch damit umgehen.
- Sich auf Nähe einlassen, wenn der Betroffene es will, aber dabei Distanz wahren.
- Auf Augenhöhe achten.
- Bereit sein, zuzuhören, sich öffnen für das, was der Sterbende sagen will. So wird er ermutigt, auch über wichtige Themen zu sprechen, die ihn beschäftigen.
- Daran denken, dass Menschen in der letzten Lebensphase oft nonverbale Kommunikationssignale geben.

1.3 Kommunikation am Lebensende – Basale Stimulation

Kommunikation findet zu einem großen Teil nonverbal durch Körperhaltung, Mimik, Handbewegung, Blick, Gesten, Verhalten und Grundstimmung statt. Stimmhafte Kommunikation hingegen vollzieht sich verbal durch Worte und hat einen vokalen Anteil durch Lautstärke, Stimmlage, Betonung, Pausen und Sprechgeschwindigkeit (vgl. Bucka-Lassen, 2005).

Für die Kommunikation am Lebensende ist es wichtig, diese Komponenten zu kennen, wobei zusätzlich einige Besonderheiten zu berücksichtigen sind. Oft spüren die Betroffenen eher als die Angehörigen und das medizinische Personal ihr nahendes Ende. Wir nehmen an, dass sie Informationen aus einer Welt erhalten, die uns verschlossen ist, aus der Welt des Sterbens. Es ist für Sterbende schwer bzw. unmöglich, das in der Welt des Sterbens Erfahrene wiederzugeben. Dafür lassen sich nur schwer oder gar keine Worte finden, denn unsere Sprache kommt ja aus der Welt des Lebens. Dennoch kann Kommunikation am Lebensende zwischen Sterbenden und Begleitenden gelingen.

Eine besondere Form nonverbaler Kommunikation ist die *Basale Stimulation*. Sie basiert auf dem Grundgedanken hospizlicher Begleitung, dass einem Sterbenden die Nähe eines anderen Menschen guttut. Sterbende sollen die Gewissheit haben, nicht allein gelassen zu werden, wenn sie ihre letzten Lebensschritte gehen. Da in der letzten Lebensphase häufig eine verbale Kommunikation nicht mehr möglich ist, kann die Anwendung der *Basalen Stimulation* in der Begleitung eines schwerstkranken sterbenden Menschen Kommunikationsmöglichkeiten bieten, die keiner Worte bedürfen.

Körperkontakt und nonverbale Kommunikation spielen im menschlichen Sozialverhalten eine zentrale Rolle. Körperkontakt ist die ursprüngliche Form der sozialen Kommunikation. Kein Mensch kann auf Dauer ohne Berührung und Kontakt existieren. Behutsame zwischenmenschliche Berührung vermittelt von der Geburt bis zum Tod das Gefühl von Nähe und Geborgenheit und beeinflusst entscheidend unsere Wahrnehmung, Gefühle, Gedanken, unser Wohlbefinden und unsere Heilungsprozesse (vgl. Sieveking, 1997).

Basale Stimulation sieht den Menschen als ganzheitliches Wesen, dem Respekt gebührt, das für sich Verantwortung trägt und in Autonomie lebt.

»Wenn es gelingt, Menschen dabei zu unterstützen, sich in dieser entscheidenden letzten Lebensphase nicht zu verlieren, die Orientierung auf sich selbst zu behalten, die Sinne langsam ausklingen zu lassen und so die Lösung von dieser Welt zu bewältigen, so scheint uns das wertvoll und wichtig« (Fröhlich, 2004).

Basale Stimulation hat ihren Ursprung in der Sonderpädagogik. 1975 entwickelte Andreas Fröhlich, zu diesem Zeitpunkt Sonderpädagoge an einem Rehabilitationszentrum für körper- und mehrfach-behinderte Kinder und Jugendliche, das Konzept der *Basalen Stimulation* zur Förderung geistig und körperlich behinderter Kinder und Jugendlicher. Durch die Anwendung der *Basalen Stimulation* ist es möglich, den Mangel an Eigenerfahrung, Eigenbewegung und Auseinandersetzung mit der Umwelt zu kompensieren.

In den 1980er Jahren entwickelten Andreas Fröhlich und Christel Bienstein das Konzept der *Basalen Stimulation* weiter, sodass es von Krankenhäusern und Einrichtungen der stationären Altenhilfe in der Pflege eingesetzt
wurde.

Folgende Voraussetzungen sollten für die Anwendung der *Basalen Stimulation*
gegeben sein:
- Ein Grundlagenkurs für *Basale Stimulation* ist nach Möglichkeit vom Be-
  gleiter/Pflegenden absolviert worden. Hierbei spielt die gemachte Selbsterfahrung eine wichtige Rolle. (Im ambulanten Hospizdienst am Alfried
  Krupp Krankenhaus in Essen ist der Basiskurs Bestandteil des Befähi-
  gungskurses für Ehrenamtliche und wird auch immer wieder als Tagesver-
  anstaltung angeboten.)
- Die Biografie und die Gewohnheiten des Sterbenden sind bekannt.
- Zum Sterbenden und zu den Angehörigen besteht ein vertrauensvolles
  Verhältnis, welches durch die Anwendung der *Basalen Stimulation* vertieft
  werden kann.
- Der Begleiter, die Pflegekraft machen Hilfsangebote, die vom Sterbenden
  angenommen, aber auch abgelehnt werden können.
- Die Angebote sollten einfach und eindeutig sein.

Folgende Qualitäten von Wahrnehmung werden bei der Durchführung der
Basalen Stimulation angesprochen:
- Somatische Wahrnehmung (Haut, Muskeln und Gelenke)
- Die Haut als unser größtes Wahrnehmungsorgan
- Taktil-haptische Wahrnehmung (Tast- und Greifsinn)
- Vestibulare Wahrnehmung (Gleichgewichtssteuerung)
- Vibratorische Wahrnehmung (Informationen über Körpertiefe und -fülle)
- Orale Wahrnehmung (Geschmackssinn)
- Olfaktorische Wahrnehmung (Geruchssinn)
- Auditive Wahrnehmung (Richtungshören, Schallquellen orten, Warn-
  funktion)
- Visuelle Wahrnehmung (die Umwelt und sich selbst wahrnehmen)

An folgenden Beispielen aus der Pflegepraxis und der Begleitung durch Ehrenamtliche soll aufgezeigt werden, wie die Methode der *Basalen Stimulation*
als Türöffner für verbale Kommunikation wirkt.

1.3.1 Atemstimulierende Einreibung

Ein Patient mit Lungenkrebs litt unter starker Atemnot. Er saß auf der Bettkante, inhalierte Sauerstoff über eine Sauerstoffbrille und hatte die vom Arzt verordneten Medikamente bereits eingenommen. Medikamente und Sauerstoffzufuhr halfen ihm anscheinend nicht. Ich bot ihm an, seinen Rücken einzureiben. Der Patient willigte ein. Ich führte eine atemstimulierende Einreibung, die fünf Minuten dauerte, durch.

Der Patient atmete schon nach kurzer Zeit ruhiger. Nach Beendigung der Einreibung setze ich mich mit dem Einverständnis des Patienten auf die Bettkante, und der Patient, der als sehr verschlossen galt, sprach mit mir über seine Befürchtung, nicht mehr genügend Zeit zu haben, all seine »Dinge« erledigen zu können, und auch über seine Angst zu ersticken.

In den folgenden Wochen führte ich die atemstimulierende Einreibung noch einige Male durch, und jedes Mal folgte ein intensives Gespräch.

1.3.2 Arm- und Handeinreibung

Eine Patientin mit Brustkrebs und Metastasen, die zur Querschnittslähmung führten, wurde von einer ehrenamtlichen Hospizmitarbeiterin begleitet.

Zwischen ihnen bestand ein vertrauensvolles Verhältnis. Bei einem ihrer Besuche fragte sie die Patientin, was sie ihr Gutes tun könne. Die Patientin, erst sehr zurückhaltend, fragte, ob die Ehrenamtliche ihr die Arme und Hände eincremen könne, ihr Ehemann könne das nicht. Die Mitarbeiterin strich die Arme von der Schulter an in kreisenden Bewegungen zum Handgelenk aus und rieb sie mit einem Körperöl ein. Anschließend führte sie eine Handmassage durch. Die Patientin fühlte sich sehr wohl, das Vertrauen und die Freude, die Ehrenamtliche wieder zu sehen, wuchs von Besuch zu Besuch.

Die Ehrenamtliche besuchte die Patientin noch während sechs Monaten ein- bis zweimal in der Woche und führte selbst dann, als die Patientin nicht mehr ansprechbar war, die Massage behutsam durch.

Bei Schwerkranken und Sterbenden, die sehr unruhig sind oder Schmerzen haben, sollte eine Einreibung oder Massage wegen der beruhigenden Wirkung immer mit der Haarwuchsrichtung erfolgen.

Häufig sind es kleine Dinge, die dem Kranken guttun und das Vertrauen zwischen Begleiter und Patient fördern, und oft haben wir die beruhigende Wirkung der *Basalen Stimulation* auf Menschen in der letzten Lebensphase wahrgenommen.

1.3.3 »Es ist unvorstellbar«

Am Beispiel der von mir erlebten Begleitung eines 37 Jahre jungen Mannes, Familienvater mit zwei kleinen Kindern, soll ebenfalls dargestellt werden, wie Kommunikation ohne Worte gelingen kann. Es ist jetzt mehr als zwanzig Jahre her und dennoch so präsent, als ob es vor Kurzem gewesen wäre. Die jetzt geschilderten Erlebnisse basieren auf meinen Aufzeichnungen aus der damaligen Zeit. Er litt an einem Leberkrebs im fortgeschrittenen Stadium. Der Versuch einer Organtransplantation verlief ohne Erfolg. In seiner letzten Lebensphase traf man ihn immer wieder an wie in die Welt des Sterbens versunken. Zwei Tage vor seinem Tod sagte er, als er zurückkam aus der anderen Welt: »Es ist unvorstellbar, es ist einfach unvorstellbar, es ist unvorstellbar.« Auf die Frage, was er denn als unvorstellbar wahrgenommen hatte, konnte er keine »richtige« Antwort geben für das in der Welt des Sterbens, sozusagen im Übergang vom Leben zum Tod Gesehene.

Dieses Beispiel soll verdeutlichen, wie schwer, ja meist unmöglich es ist, mit Worten zu beschreiben, was in der Phase des Lebensendes erfahren wird. Trotz der Sprachlosigkeit war die Kommunikation des jungen Mannes mit seiner Ehefrau und den Begleitenden sehr gut. Vielleicht oder wahrscheinlich war das auch der Grund, warum trotz der übermäßigen Belastung durch die schwere Krankheit in der letzten Lebensphase gelegentlich eine große Ruhe von ihm ausging. Ganz zuletzt, wenige Augenblicke bevor er unsere Welt verließ, sagte er: »Nur noch ein Moment, ein Moment noch«, dann begann er zu lächeln, und sterbend summte er eine Melodie.

1.3.4 Nonverbale – verbale Signale

Die Beachtung der Körpersprache und Körperhaltung helfen dem Begleitenden zu verstehen, in welcher Verfassung sich der Sterbende befindet. Ist er in sich zusammengesunken, hat er den Kopf nach vorne gebeugt, hängende Schultern, den Blick in die Weite gerichtet? Oft halten sich die Betroffenen auffallend lange am Fenster auf und schauen suchend hinaus, gerne lassen sie auch ihr Bett so aufstellen, dass sie aus dem Fenster schauen können. Dies alles sind Signale, die der Sterbende nonverbal aussendet.

Es kann hilfreich sein, dem Betroffenen zu zeigen, dass man diese Signale erkannt hat. Es ist dann möglich, über deren Bedeutung zu sprechen und sich mit ihm darüber auszutauschen, wenn er die Bereitschaft dazu zeigt. Verbale Signale können z. B. Alltagsformulierungen sein, wie etwa: »Ich muss meine Koffer jetzt packen«, »Ob ich die Kurve noch kriege«, »Ich bekomme

Klaus Strasser und Marion Kutzner

das bestimmt nicht geregelt«, »Ich bin so weit weg«, »Komme ich bald nach Hause?«, »Bin ich auf dem richtigen Dampfer?«, »Das Spiel ist aus«, »Auf den Weg machen«, »Ich habe geträumt, der Schwan kommt und will mich ans andere Ufer bringen«, »Aus der Nummer komm ich nicht raus«, »Fährst du mich nach Hause?« (Originalzitate). Von solchen Signalen zu wissen und sie zu erkennen ist eine wichtige Voraussetzung für gelingende Kommunikation in der letzten Lebensphase. Signale von Sterbenden können *Gesprächs-brücken* darstellen, die für den Sterbenden und den Begleiter hilfreich sind, sich im Gespräch zu begegnen.

Zur Verdeutlichung für eine Gesprächsbrücke soll das folgende Beispiel dienen. Ein 65-Jähriger leidet an einem metastasierenden Bronchial-Karzinom und befindet sich in der letzten Lebensphase. Er spürt, dass es wohl nicht mehr lange gehen wird, aber er findet nicht die richtigen Worte, seinen Arzt nach der verbleibenden Lebensfrist zu fragen. In etwa einem halben Jahr wird seine Tochter heiraten, und er möchte natürlich gerne dieses Fest erleben. Diesen Umstand nutzt er als Gesprächsbrücke, um die Frage nach seiner Lebensfrist mit den Ärzten zu besprechen. Er fragt daher bei der Visite seinen Arzt: »Was meinen Sie, werde ich die Hochzeit meiner Tochter in einem halben Jahr mitfeiern können?« Er hat damit, ohne es direkt zu formulieren, die Frage nach seiner Lebenszeit gestellt. Gleichzeitig gibt er dem Arzt die Möglichkeit, bezüglich der durch das Familienfest vorgegebenen zeitlichen Dimension zu antworten, ohne dabei konkrete Angaben in Wochen oder Monaten machen zu müssen.

Die Kommunikation zwischen Arzt und Patient beginnt genau in dem Augenblick, in dem eine solche Frage gestellt wird. Sie findet zunächst immer nonverbal statt und kann intensiviert werden, indem der Arzt mit der *Wort-Antwort* etwas wartet. Durch seine Mimik und Körpersprache macht er deutlich, ob er sehr zuversichtlich oder eher sehr skeptisch ist im Hinblick auf die Erfüllbarkeit des Patientenwunsches in unserem Beispiel. Für den Patienten ist es wichtig, dass diese nonverbale Kommunikation mit der anschließenden verbalen Kommunikation übereinstimmt. Nur dann ist die Antwort eindeutig und für ihn nützlich. Glaubt der Arzt im günstigsten Fall, dass der Patient dieses Ereignis erleben wird, so kann er ihm das ohne größere Probleme mitteilen. Im ungünstigeren Fall, wenn bezüglich der Lebensfrist eher Skepsis angezeigt ist, wird er dies behutsam und vorsichtig zwar, aber doch eindeutig und bestimmt auch in Worte fassen, etwa in folgender Formulierung: »Sie merken schon, die Antwort fällt mir sehr schwer, ich muss die richtigen Worte finden.« – *Pause.* – »Ich wünsche es Ihnen von Herzen, dass Sie die Hochzeit Ihrer Tochter erleben, aber ich weiß nicht wirklich, ob es klappt.« Es wird dem Betroffenen deutlich, dass seine Lebensfrist nach menschlichem Ermessen äußerst eingeschränkt ist. Auf genaue Zeitangaben in Monaten oder Wochen sollte allerdings verzichtet werden. Solche konkreten, in Zahlen fassbaren Angaben sind nämlich für die Betroffenen eigentlich nie eine Hilfe, sondern belasten vielmehr Patient und Angehörige.

Zeitangaben zur Lebensfrist basieren auf allgemeinen sowie persönlichen Erfahrungen und Einschätzungen von Ärzten. Sie stützen sich gelegentlich auf statistische Mittelwerte als Ergebnisse von Studien. Im Einzelfall können sie jedoch erheblich sowohl im Sinne von Verkürzung als auch von Verlängerung abweichen.

Immer wieder erfahren wir aus den Berichten in unserer ambulanten Hospizgruppe, wie durch Zuwendung und liebevolle Begleitung Menschen wieder Kraft und Mut bekommen und deutlich länger leben als von Ärzten angenommen. Wir haben daher den Eindruck, dass in Betroffenen Kräfte geweckt werden durch das Gefühl, für die Begleitenden trotz erheblicher Einschränkungen wertvoll zu sein, und dass sie auf diese Weise auch ihre letzte Lebensphase noch als lebenswert empfinden. Deshalb vertreten wir die Auffassung, dass auf Zeitangaben in Wochen und Monaten ganz verzichtet werden sollte. Äußert jedoch der Betroffene das Bedürfnis nach einer genauen Zeitangabe, weil er zur Erledigung einer Reihe von Wünschen und Vorhaben einen Zeitrahmen braucht, so sollte darauf hingewiesen werden, dass keine exakten Zeitangaben gemacht werden können, da sie nicht zuverlässig sein können.

Eine Eingrenzung kann jedoch erfolgen, indem der zeitliche Rahmen als *eng* oder *begrenzt,* als *sehr eng* oder *sehr begrenzt* oder als *äußerst eng* oder *äußerst begrenzt* bezeichnet wird. Auch die Zeitangaben in *Monaten* oder *Wochen* können durch Zusätze wie *mehrere, einige* oder *wenige* einen ausreichend genauen zeitlichen Rahmen vorgeben, ohne Zahlen zu nennen. Der Patient kann so für sich eine persönliche Dringlichkeitsliste unter Berücksichtigung zeitlicher Grenzen aufstellen. Im Gespräch mit den Betreuenden kann dann erörtert werden, dass *sehr wahrscheinlich, wahrscheinlich, möglicherweise* oder *eher unwahrscheinlich* die Punkte mit höherer Wichtigkeit noch, die mit niedrigerer Dringlichkeit eher nicht mehr erledigt werden können. Dabei bleibt natürlich offen, dass ein Fünkchen Hoffnung auf Verlängerung der Lebensfrist immer besteht.

Wir möchten noch einmal betonen, wie wichtig es ist, dass Ärzte, Pflegepersonal und auch ehrenamtliche Hospizmitarbeiter wissen, dass vom Betroffenen Signale und auch Brücken zum Gespräch gegeben werden (können). Auf diese zu achten und diese zu erkennen ist eine wesentliche Aufgabe in der Begleitung (vgl. Piper, 1990). An einem eindrucksvollen Beispiel wollen wir verdeutlichen, dass selbst erfahrene Ärzte aus Unkenntnis oder fehlender Empathie manchmal vom Sterbenden ausgesendete Signale nicht erkennen oder ignorieren.

1.3.5 Noch ein Beispiel aus dem Leben

Ein junger Medizinstudent, der an meinem Seminar zum Thema »Ärztliche Begleitung in der letzten Lebensphase« teilnahm, arbeitete im so genannten Praktischen Jahr in der Chirurgischen Klinik. Das Thema »Kommunikation und Signale in der letzten Lebensphase« war gerade zuvor ausführlich besprochen worden, als er in der nächsten Seminarstunde von einem eindrucksvollen Beispiel für mangelnde Kommunikation auf seiner Station berichtete: Er nimmt an der Visite mit dem Oberarzt und dem übrigen chirurgischen Team teil. Ein junger Mann wurde vor etwa zehn Tagen operiert. Dabei stellte man einen inoperablen Bauchspeicheldrüsenkrebs fest. Bis zu besagter Visite wurde noch nicht mit ihm über seine Krankheit gesprochen, aber der Patient ahnte wohl die schlechte Prognose. Während der Oberarzt sich flüchtig die Bauchwunde anschaut, fragt der Patient: »Herr Doktor, meine Lieblingsband hat eine neue CD bespielt. Was meinen Sie, soll ich die mir noch kaufen?« Der Oberarzt reagiert unwirsch und fragt den Patienten, wieso er so etwas frage. Er, der Oberarzt, beschäftige sich doch mit wichtigeren Dingen, z. B. dem Bauch.

Der Medizinstudent allerdings hat die *Gesprächsbrücke* des Betroffenen erkannt und informiert darüber nach der Visite den Oberarzt, der dann noch einmal in das Zimmer zu dem Patienten geht, um ihm zu zeigen, dass er die Frage nach der CD seiner Lieblingsband als ein Signal zum Gesprächsbedarf verstanden hat. Daraufhin erzählt ihm der Patient von seinen Ängsten und Sorgen. Er spricht auch über sein Gefühl, dass es mit ihm bald zu Ende gehen wird. Die beiden verabreden einen zweiten Gesprächstermin. Erst danach fühlt sich der Patient gut informiert und vorbereitet für weitere Arztgespräche und für das Regeln wichtiger Angelegenheiten angesichts seiner kurzen Lebenserwartung.

Das Beispiel verdeutlicht, dass Empathie sowie entsprechende Kommunikationskenntnisse und -fähigkeiten unverzichtbare Voraussetzungen bilden, um ärztliche und mitmenschliche Pflichten in der letzten Lebensphase miteinander zu verknüpfen.

Es gibt weitere Signale von Sterbenden, die ihren Begleitenden den Beginn der Sterbephase anzeigen, z. B. der Wunsch, Dinge zu ordnen und zu regeln. Dem Sterbenden sollte es dabei vorbehalten bleiben, was und wie etwas zu regeln sei. Wenn die Wünsche und Vorstellungen der Angehörigen dem nicht entsprechen, sollten sie hintan gestellt werden. – Andere Zeichen können z. B. Pläne für eine letzte große Reise mit dem Menschen sein, den man am meisten liebt. – Auch das schrittweise Sich-Verabschieden von Personen aus dem engeren Lebenskreis, der dadurch immer enger wird, ist ein deutliches Signal der letzten Lebensphase.

Abschließend möchte ich einen weiteren Fall von Kommunikation am Lebensende wiedergeben, der mir im Nachhinein von der Ehefrau eines Freundes erzählt wurde. – Wenige Tage vor seinem Tod bat dieser Freund seine Frau: »Bring mir doch mal meine Schuhe mit, die ich immer zum Wandern angezogen habe.« Die Ehefrau folgte seiner Bitte, er nahm die Schuhe mit in sein Bett und stellte sie neben seine Füße. Dort blieben sie bis zu seinem Tod. Vielleicht waren diese Wanderschuhe eine Hilfe auf seinem letzten Weg.

Auf spezielle Aspekte für die Kommunikation zwischen Arzt und Patient wird im Kapitel 7: *Ärztliche Aufgaben am Lebensende* (Klaus Strasser) eingegangen.

1.4 Wahrheit und Wahrhaftigkeit

Die Vermittlung wahrhaftiger Inhalte orientiert sich an der Kenntnis des Arztes über die Erkrankung und den Krankheitsverlauf (Prognose) und die sich daraus ergebenden Handlungs- und Verhaltenskonsequenzen für den Patienten. Das bedeutet, dass der Arzt die Zusammenhänge von Krankheit, Therapiekonzepten und den Erfolgsaussichten in einer für den Patienten verständlichen Form und gemessen am aktuellen Wissensstand der Medizin wahrheitsgemäß vermittelt. Dabei richtet er sich nach dem Grundsatz: Es muss nicht alles, was wahr ist, gesagt werden; aber alles, was gesagt wird, muss wahr sein. Die Überzeugung von der Notwendigkeit wahrhaftiger Gespräche mit dem Patienten hat sich erst in neuerer Zeit durchgesetzt. Dafür gibt es verschiedene Gründe, die zum einen durch aufwendigere und umfangreichere Therapiekonzepte, zum anderen aber auch durch die Einstellung der Ärzte und auch durch die Entwicklung der Menschen zu mündigen Patienten bedingt sind. Sehr gut kann ich mich an die Zeiten vor etwa 30 bis 40 Jahren erinnern, als es keine Frage war, dass Krankheiten mit sehr ungünstiger Prognose dem Patienten nicht mitgeteilt werden sollten. Dies geschah vordergründig mit dem Argument, der Patient könne die schlimme Botschaft nicht verkraften, man dürfe ihm die Hoffnung nicht nehmen.

Klaus Strasser und Marion Kutzner

Ausdrücke wie »Sie haben da einen Prozess, den wir beenden müssen« oder »Sie haben da eine schlimme Entzündung, derentwegen wir Sie operieren müssen« u. ä. waren gängig. Entsprechend folgte auch eine Abstimmung mit den Angehörigen, mit denen quasi ein Bündnis der Unwahrheit geschlossen wurde.

Dieses Bündnis wurde bis in die letzte Lebensphase des Betroffenen hinein aufrechterhalten, ungeachtet der Tatsache, dass – wie wir seit Längerem wissen – der Patient selbst sehr oft spürt, welche Vorgänge sich wirklich in ihm abspielen und wie bedrohlich es um ihn steht. Das Verschweigen der Wahrheit in Bezug auf die Erkrankung bewirkt beim Sterbenden das Gefühl, auf seinem letzten Weg verlassen zu sein, weil er sich nicht auf die Aussagen seiner engsten Vertrauten verlassen kann. Um dies zu vermeiden, müssen zwei Voraussetzungen berücksichtigt werden:

(1) Was der Betroffene für sich als wahr und richtig empfindet, ist als richtungweisend anzunehmen.

(2) Fragt der Patient nach der Wahrheit, dann ist die Frage vom Begleitenden nach bestem Wissen einfühlsam und behutsam, vor allem aber wahrheitsgetreu zu beantworten, ohne ihm die Hoffnung zu nehmen. Wir wissen, dass Art und Inhalt der Hoffnung sich im Laufe einer Erkrankung ändern und abhängig sind vom Stadium der Erkrankung und deren zu erwartendem Verlauf. Im Abschnitt *Hoffnung* (s. 1.6) wird darauf noch ausführlich eingegangen.

Die Fragen nach dem »Woher kommen wir?« und »Wohin gehen wir?« betreffen jeden von uns und gewinnen in der letzten Lebensphase eine ganz besondere Bedeutung. Sie begleiten uns vom frühesten Beginn unseres Lebens bis zum Lebensende. Die Themenfelder Leben, Sinn des Lebens, Dasein, Werden und Vergehen, Ewigkeit spielen alle in diesem Kontext eine wichtige Rolle. In den Kapiteln 5 und 9 gehen K. Körber und E. R. Petzold ausführlich auf diese Thematik ein. Wie sehr wir uns der Wahrheit nähern und wie viel wir von ihr erfahren, hängt von vielen Faktoren ab, die in unserem Leben nicht konstant sind. Dies betrifft unsere Kindheit, in der wir von Eltern, Geschwistern und Freunden geprägt werden. Die Fragen des kleinen Kindes nach dem Warum gehören mit in diesen Zusammenhang.

Im Verlaufe unseres Lebens kommen die Einflüsse eines erweiterten sozialen Umfeldes dazu, Schule, evtl. Studium, Beruf. Es lässt sich leicht erklären, dass bei jedem Einzelnen der Begriff *Wahrheit* mit unterschiedlichen Inhalten gefüllt ist, in Abhängigkeit von dem jeweiligen Lebensstadium, in dem sich die Person befindet. Deshalb ist es wichtig für Begleitende, sich an den Wahrheitsinhalten des betroffenen Patienten zu orientieren und herauszufinden, welche Fragen für ihn in diesem Zusammenhang bedeutend sind, und nicht nach unseren eigenen Vorstellungen zu urteilen. Wir sollten vielmehr erforschen, welche Fragen diese Person bewegen, damit darüber ein Gespräch möglich ist. Es geht wahrlich nicht um unsere Wünsche und Vorstellungen, sondern vorrangig um die des Betroffenen.

1.5 Angst und Furcht infolge einer Auseinandersetzung mit der Wahrheit

Die Auseinandersetzung mit der Wahrheit der Krankheit löst oft Ängste aus: Angst vor dem Ungewissen und Unbestimmten, aber auch Furcht vor konkreten Bedrohungen. Diese können in noch bevorstehenden Leiden, in möglicher Demütigung durch den Verlust der Würde, in Einsamkeit und im Schwinden von Fähigkeiten durch die Krankheit bestehen. Unter Umständen plagt auch quälende Sorge darum, wie die Angehörigen mit der Krankheit und dem Sterben umgehen und welche Erfahrung sie damit machen werden. Deshalb geht es hier darum, herauszufinden, was den Betroffenen wirklich bewegt. Was vom Patienten als wahrhaftig angenommen wird, steht in enger Beziehung zur Erkrankung und ihrem jeweiligen Stadium. Auch die notwendigen diagnostischen und therapeutischen Maßnahmen, besonders die zu erwartende Prognose (der voraussichtliche Verlauf der Krankheit) sowie die begrenzte Lebensfrist können Furcht und die Nichtrealisierung einer verbesserten Lebensqualität kann große Ängste auslösen.

In der Begleitung des Patienten ergibt sich für die Betreuenden immer wieder Gelegenheit zur Auseinandersetzung mit der Wahrheit des Begleiteten, die sich aus der Lebensbegrenzung und den damit verbundenen Fragen ergibt, wie sie soeben beschrieben wurden. Grundsätzlich sind auch und ganz besonders hier die Kernkriterien guter Kommunikation gültig, wie etwa: sich öffnen, möglichst keine vorgefasste Meinung haben, größtmögliche Empathie einbringen, auf Augenhöhe begegnen. Die verbale Kommunikation muss dabei wiederum der nonverbalen entsprechen.

1.6 Hoffnung, Hoffnungsinhalte, Phasen der Hoffnung

Die Information des Betroffenen über seine Krankheit und deren Prognose erfordert ein ausführliches Gespräch, an dem die nächsten Angehörigen, wenn möglich, teilnehmen sollten.

Klaus Strasser und Marion Kutzner

Die Mitteilung sollte immer so erfolgen, dass eine letzte Hoffnung noch erhalten bleibt. Ganz zuletzt kann sich die Hoffnung des Sterbenden auf Beistand, Hilfe und Da-sein der Begleitenden stützen. Immer muss die vermittelte Hoffnung jedoch der Überzeugung der informierenden Personen, des Arztes oder auch des Pflegepersonals, der begleitenden Angehörigen oder auch der Ehrenamtlichen entsprechen. Im Idealfall erfolgt eine diesbezügliche Abstimmung der Betreuenden. Keinesfalls dürfen in diesen Gesprächen falsche Hoffnungen geweckt werden.

Hoffnung als wesentliches Element unseres Lebens hat gerade für das Erleben und für die Bewältigung einer schweren, schließlich unheilbaren Erkrankung mit darauf folgender letzter Lebensphase eine große, die Lebenssituation entscheidend beeinflussende Bedeutung. Für die Betroffenen und für die Begleitenden können die Erfahrung und die Bewertung der Hoffnung für den Verlauf der Krankheit sehr entscheidend sein. Die Hoffnung der erkrankten Person muss immer als richtungweisend für den Austausch darüber gelten.

Von Elisabeth Kübler-Ross wurden erstmals 1969 in ihrem Buch »On Death and Dying« (vgl. Student, 2011) und 1971 in der deutschen Übersetzung »Interviews mit Sterbenden« fünf verschiedene Stadien für die Krankheit und 2006 für die Trauer beschrieben (Kübler-Ross/Kessler, 2006).

Auch für die Hoffnung gibt es im Verlauf der Erkrankung verschiedene Phasen, die wir damit in Beziehung gesetzt haben:

Die fünf Stadien der Krankheit (Kübler-Ross)	Die fünf Stadien der Hoffnung (Strasser, Kutzner)
Nichtwahrhabenwollen	Hoffnung auf Heilung
Zorn	Hoffnung, wenn nicht auf Heilung, so doch auf ein möglichst langes, lebenswertes Leben
Verhandeln	Hoffnung auf ein Wunder
Depression	Hoffnungslosigkeit
Zustimmung	Hoffnung auf den nächsten Tag, auf Beistand und Begleitung auf dem schweren, letzten Weg

Die verschiedenen Phasen müssen nicht immer chronologisch aufeinanderfolgen und können mehrfach im Verlauf einer Erkrankung durchlebt werden. Sie wirken unterschiedlich lange, folgen gelegentlich aufeinander oder bestehen gleichzeitig nebeneinander. Auch die Angehörigen und Freunde können in ähnlicher Weise solche Phasen erleben.

1.6.1 Phasen der Hoffnung

Zu Beginn einer Erkrankung besteht *Hoffnung auf Heilung.* – Stellt sich nach einer gewissen Zeit heraus, dass die Erkrankung weiter fortgeschritten und Heilung nicht möglich bzw. ganz unwahrscheinlich ist, richtet sich die *Hoffnung auf Lebensverlängerung* und *Optimierung der zu erwartenden Lebenssituation.* – Besteht bei weiterem Krankheitsfortschritt auch diese Hoffnung nicht mehr, kann sich *Hoffnung auf ein Wunder* oder auch *Hoffnungslosigkeit* einstellen. – Ein letzter Hoffnungswechsel, den Hospizmitarbeiter oft erleben, vollzieht sich als *Hoffnung auf den nächsten Tag, auf Beistand, auf Begleitung,* ggfs. *auf Schmerzausschaltung* möglichst ohne Einschränkung des Bewusstseins. Hilfe und Beistand im Alleinsein ist angesichts des Todes durchweg die übergeordnete Aufgabe der Begleitenden.

Auch in Phasen tiefster Verzweiflung und Hoffnungslosigkeit können plötzlich große Erwartungen aus neuer Hoffnung immer wieder an Bedeutung gewinnen und dem Patienten neue Kraft geben. Je mehr aber die Bedrohung und die verkürzte Lebensfrist realisiert werden, gewinnen Hoffnung auf möglichst wenig Leiden, möglichst gute Schmerzbehandlung, Hoffnung auf Begleitung und möglichst wenig Einsamkeit an Bedeutung. Diese Hoffnungsfunken haben ihre Gültigkeit bis zum Tod. Als Begleitende müssen wir erkennen, dass wir auch dann und gerade dann noch für unseren Patienten wichtig sind, wenn Heilung nicht mehr möglich ist. Wir kommen zu ihm, auch mit leeren Händen, und halten mit ihm aus. Wir sind für ihn da und bei ihm, wenn wir fühlen, dass es gut für ihn ist. Wenn die Hoffnung auf ein Wunder nicht mehr existiert und der Patient sein nahes Ende akzeptiert hat, bleibt noch diese Hoffnung, dass jemand da ist und mitgeht.

An einem Beispiel sei gezeigt, dass es Hoffnung trotz scheinbarer Hoffnungslosigkeit gibt: Eine ehrenamtliche Mitarbeiterin unseres Hospizdienstes berichtete von einer Patientin, die sie schon sechs Jahre begleitete, obwohl wegen des hochmalignen Mundbodenkrebses die zunächst angenommene Lebenserwartung nur sehr kurz war. Ihr fehlte operationsbedingt die eine Gesichtshälfte bis zum Augenbereich. Auf meine Bitte hin sprach die Hospizmitarbeiterin die Patientin darauf an, welche Bedeutung Hoffnung für sie habe. Ihre Antwort: »Die Hoffnung, dass es weitergeht, hilft mir, meine Last zu tragen in besonders schwierigen Situationen.« Diese Frau hat sich wohl die Hoffnung immer bewahrt und damit auch die Zuversicht. Das half ihr, die Lebensenergie zu erhalten und nicht in Resignation zu versinken. Auch wenn es manchmal nur ein Hoffnungsschimmer war, so verspürte sie darin etwas Tröstliches. Das eigentlich Unannehmbare konnte sie damit zum Annehmbaren machen. Zu Beginn der Erkrankung bestand Hoffnung, leben zu lernen mit erheblichen Einschränkungen. Mittlerweile hofft sie nach eigenen Aussagen »auf ein schmerzfreies, würdiges Sterben, auf ein friedliches Einschlafen-Dürfen«.

Für manche Menschen gibt es zuletzt die Hoffnung auf ein Leben nach dem Tod, eine Hoffnung, die über allen anderen Hoffnungen steht, wie im Kapitel 9 von E. R. Petzold in diesem Buch dargestellt. Eine Frau berichtete von der Begleitung ihrer Freundin, die in den letzten Tagen ihres Lebens die Hoffnung erfuhr, ihren vorverstorbenen Sohn irgendwo im jenseitigen Raum zu treffen. Diese Hoffnung bewirkte eine große Beruhigung in ihr.

1.6.2 Hoffnungskonflikte zwischen Patient und Angehörigen

Es kann sein, dass Wünsche und Hoffnungen des Patienten nicht mit denen der Angehörigen übereinstimmen oder gar entgegengesetzt sind. So ist es möglich, dass man in der Familie des Betroffenen erkennt, dass keine Hoffnung mehr besteht, obwohl der Kranke sie noch nicht entbehren kann. Dann kann es zu Konflikten zwischen den Beteiligten kommen. Es kann auch umgekehrt sein, dass die Angehörigen sich verzweifelt an einen Hoffnungsschimmer klammern, obwohl der Kranke zum Sterben bereit ist und spürt, dass sich die Familie nicht damit abfinden kann. Die Erwartungen und Hoffnungen des Betroffenen sollten als vorrangig gelten.

Die bisher dargelegten Voraussetzungen für *Gelingendes Begleiten* und damit auch für gute Kommunikation sowie den angemessenen Umgang mit Wahrheit, Wahrhaftigkeit und Hoffnung lassen sich nur realisieren, wenn die Begleitenden folgende Grundeinstellung mitbringen und spüren lassen: Nächstenliebe, Fürsorge, Demut, Toleranz. Als eine weitere wird oft Bescheidenheit genannt, die wir allerdings der Demut zuordnen. Demut bedeutet für den Begleitenden, sich selbst nicht so wichtig zu nehmen, ganz und gar offen zu sein für die Bedürfnisse und Wünsche des Betroffenen.

Nächstenliebe bedeutet, selbstlos und liebevoll für den anderen da zu sein; dabei muss die nötige Distanz gewahrt bleiben nach dem Grundsatz: So nah wie möglich und so distanziert wie nötig.

Fürsorge bedeutet, mit Empathie zu erspüren, was zur Verbesserung der Lebenssituation erforderlich ist, und möglichst für die Realisierung zu sorgen.

Mit Toleranz begegne ich dem Sterbenden, indem ich sein Sosein gewähren lasse, soweit es nicht direkt gegen andere Menschen gerichtet und ethisch vertretbar ist.

Diese vier Begegnungsqualitäten wirken in wechselseitiger Beziehung; das eine ist ohne das andere nicht möglich:
- Nächstenliebe nicht ohne Fürsorge, Demut und Toleranz,
- Fürsorge nicht ohne Nächstenliebe, Demut und Toleranz,
- Demut nicht ohne Nächstenliebe, Fürsorge und Toleranz,
- Toleranz nicht ohne Nächstenliebe, Fürsorge und Demut.

Allen gemeinsam ist, dass der Begleitende die eigenen Belange, die eigenen Bedürfnisse, die eigenen Vorstellungen und die eigenen Gedanken weniger wichtig nimmt als die des betreuten Patienten.

Als Grundregeln mögen gelten: In liebevoller Haltung ganz für den anderen da sein, ihn wahrnehmen, ihm zuhören – auf seine verbalen und nonverbalen Signale achten – mit ihm aushalten, auch seine Ängste zulassen, seine noch so kleine Hoffnung mit ihm teilen, aber keine falsche Hoffnung wecken – den Fragen nach Wahrheit nicht ausweichen.

Gelegentlich kann es im Umgang mit Sterbenden schwierig sein, all dies umzusetzen. Die Ansprüche, die Erwartungen des Betroffenen an die begleitende Person können größer sein, als der Begleitende zu geben in der Lage ist. Für den Begleiter besteht dann die Gefahr der Überforderung und des Ausgebranntseins. Der Begleitende darf im Sinne der eigenen Echtheit durchaus darauf achten, dass aus Nächstenliebe und Fürsorge nicht ein Überbehüten wird, aus Demut nicht Unterwürfigkeit und aus Toleranz nicht Selbstmissachtung.

1.7 Regeln zur Begleitung am Lebensende

Für die Begleitung am Lebensende können acht Regeln genannt werden, die wir gerne unseren Ehrenamtlichen, aber auch den Studenten und jungen Ärzten vermitteln.

Regel 1
Begegne einem Betroffenen mit Nächstenliebe, Fürsorge, Toleranz und in Demut.

Regel 2
Sage einem Patienten und dessen Angehörigen in Bezug auf die Krankheit und die damit verbundenen Probleme bzw. Prognosen nie die Unwahrheit und die Wahrheit nur in einem Umfang, wie sie aus Gründen der Menschlichkeit verantwortet werden kann.

Regel 3
Treffe keine Geheimabsprachen mit den Angehörigen.

Regel 4
Aufklärungsgespräche können in Stufen erfolgen, wobei vor dem Erreichen der nächsten Stufe der Aufklärungsinhalt des letzten Gespräches vom Patienten wiedergegeben wird.

Regel 5
Achte darauf, dass jede Information über den Krankheitsverlauf für den Betroffenen mit einer angemessenen Hoffnung vermittelt wird.

Regel 6
Vermeide genaue Zeitangaben in Wochen oder Monaten über die voraussichtliche Dauer der zu erwartenden Lebensfrist. Sie sind nicht hilfreich, sondern bedeuten eher eine Unmenschlichkeit.

Regel 7
Weiche der Frage des Betroffenen nach der Lebensfrist nicht aus, sondern nutze sie als Einstieg zu einem angemessenen Gespräch, in dem auch eine Dringlichkeitsliste erstellt werden kann.

Regel 8
Bedenke, dass ein Patient, mit dem nicht angemessen kommuniziert wurde, sich schwertut mit weiteren Kommunikationsversuchen bzw. auf diese ganz verzichten wird.

Wie andere werden auch diese Regeln durch Ausnahmen bestätigt.

1.8 Auf dem Weg zum Gelingenden Begleiten

Für *Gelingendes Begleiten* am Lebensende gilt es, die Einmaligkeit und Bedingungslosigkeit der letzten Lebensphase zu berücksichtigen. – Der Sterbende gibt vor, welcher Weg und auf welche Weise er gegangen wird. Deshalb sind folgende Merkmale wesentlich für eine gute Begleitung:

- eine gute Kommunikation, gerade auch im nonverbalen Bereich
- eine Übereinstimmung von verbaler und nonverbaler Kommunikation
- ein Achten auf Kommunikationsbrücken und Signale
- eine Orientierung an der Wahrheit, ohne Hoffnung zu nehmen
- eine angemessene Hoffnung vermitteln
- berücksichtigen, dass die Hoffnung wie auch die Erkrankung selbst in verschiedenen Phasen verläuft
- mit Nächstenliebe, Fürsorge, Demut und Toleranz dem Patienten begegnen.

Diese Grundregeln zur Begleitung am Lebensende mögen eine Hilfe sein, *Gelingendes Begleiten* zu erreichen.

Mit einem Gedicht von *Rainer Maria Rilke* möchten wir schließen. Es erfasst den Hospizgedanken, aber auch den Übergang in die andere Welt und die Hoffnung auf ein Weiterleben nach dem Tod.

Herbst

Die Blätter fallen, fallen wie von weit,
als welkten in den Himmeln ferne Gärten;
sie fallen mit verneinender Gebärde.

Und in den Nächten fällt die schwere Erde
aus allen Sternen in die Einsamkeit.

Wir alle fallen. Diese Hand da fällt.
Und sieh Dir andre an: es ist in allen.

Und doch ist Einer, welcher dieses Fallen
unendlich sanft in seinen Händen hält.

2. Palliative Therapiekonzepte am Lebensende – Schmerztherapie und Symptomkontrolle

| Marianne Kloke |

Einleitung

»Am Ende war Sterben Erlösung.« Wenn wir diesen Satz als Überschrift einer Todesanzeige lesen, dann entsteht in uns das Bild eines qualvollen langsamen Sterbens. Viele wünschen sich dann für sich persönlich einen schnellen plötzlichen Tod, am besten über Nacht im Schlaf. Besonders qualvoll ist die Vorstellung, unerträgliche Schmerzen erleiden zu müssen. Aber auch die Angst vor dem Ersticken, Verhungern, Verdursten, Verrücktwerden oder auch Verfaulen kommt in uns hoch, wenn wir entweder selbst von einer unheilbaren, zum Tode führenden Erkrankung betroffen sind oder Menschen in einer solchen Situation begleiten.

Hier hat das noch junge Fachgebiet der Palliativmedizin, deren einziges Ziel die Wiederherstellung oder der Erhalt von Lebensqualität ist, ganz entscheidende Entlastungen möglich gemacht. So ist Leben bis zuletzt unter Bedingungen, die der unveräußerlichen Würde jedes Menschen gerecht werden, zu ermöglichen. Da Sterben Teil des Lebens ist, sollen in diesem Kapitel zunächst Informationen zu den Möglichkeiten der Schmerztherapie und der Behandlung weiterer körperlicher Beschwerden dargestellt werden. In einem zweiten Abschnitt geht es dann darum, die besonderen Anforderungen einer palliativen Begleitung in der letzten Lebensphase darzustellen.

2.1 Schmerztherapie

2.1.1 Was ist Schmerz?

Unabhängig von der Grunderkrankung sind Schmerzen bei vielen Palliativpatienten ein wichtiges und häufiges Symptom. *Akute* Schmerzen sind Teil eines Schutzreflexes, der vor weiterer Schädigung warnt. Ihnen kommt somit die Bedeutung eines Warnsignals mit aktivierendem Charakter zu. *Chronische* Schmerzen haben zumeist diese Warnfunktion verloren und können u. U.

selbst krank machen. Dieses gilt besonders im Rahmen einer schweren und fortschreitenden Erkrankung, da Schmerzen sowohl das körperliche als auch das seelische Befinden nachhaltig negativ beeinflussen können. Schmerzen sind ein starker Stressfaktor für den Körper und stellen eine extreme Belastung für den Betroffenen dar.

Wie stark ein Schmerz empfunden wird, ist von Mensch zu Mensch verschieden und hängt auch von der seelischen Verfassung ab. Wir wissen, dass Traurigkeit, seelische Anspannung, Kummer und Angst Schmerzen verstärken oder sie sogar auslösen können. So beklagt schon Hiob im Alten Testament seinen »allumfassenden Schmerz« und trägt hiermit dem bio-psycho-sozialen Konzept von dauerhaften Schmerzen in vollem Umfang Rechnung. Die Internationale Gesellschaft zum Studium des Schmerzes definiert *Schmerz als ein unangenehmes Sinnes- und Gefühlserlebnis, das mit einer Gewebeschädigung einhergeht oder mit den Worten einer solchen beschrieben wird.* Fest steht, dass man Schmerz nicht zählen, wiegen, messen oder röntgen kann. Er ist nur durch die Mitteilung des Betroffenen messbar und immer subjektiv!

2.1.2 Entstehung und Erfassung von Schmerzen

Schmerzen entstehen durch Zerstörung von gesunden Geweben, die zur Freisetzung von schmerzauslösenden Substanzen führt. Aber auch Druck auf oder Zerstörung von Nervengewebe kann zu heftigen Schmerzen führen. Unabhängig von der Ursache, entsteht in der Folge eine Reizung von überall im Körper vorhandenen Nervenendigungen. Diese Reizsignale werden über ein eigenes kompliziertes Schmerzleitungssystem über das Rückenmark zum Großhirn weitergegeben. Erst hier wird der Schmerz als solcher wahrgenommen und erkannt. Für die Behandlung ist es wichtig zu wissen, wo der Schmerz entstanden ist. *Gewebeschmerzen* gehen von Muskeln, Haut, Knochen und Gelenken oder auch von Eingeweiden aus. *Nervenschmerzen* sind Folge der unmittelbaren Schädigung von Nerven, Nervenwurzeln, Rückenmark oder in seltenen Fällen auch des Gehirns.

In der Differenzierung zwischen den verschiedenen Schmerztypen (nozizeptiv versus neuropathisch) kommt der Schmerzbeschreibung besondere Bedeutung zu. Der Arzt wird daher Lokalisation, Intensität, Begleitsymptome, Auslöser und vor allem den Charakter des Schmerzes erfragen. So gewinnt er wichtige Informationen über Ursache und Behandlungsmöglichkeiten des Schmerzes. Der Patient kann einen wichtigen Beitrag leisten, indem er möglichst genau den Schmerz und die ihn begleitenden Symptome beobachtet

Marianne Kloke

und mitteilt. Hierzu kann es hilfreich sein, ein so genanntes Schmerztagebuch zu führen, in dem die Schmerzempfindungen zu verschiedenen Tageszeiten eingetragen werden. Ist der Patient nicht mehr imstande, Auskunft über seine Schmerzen zu geben (was z. B. bei stark bewusstseinsmäßig eingeschränkten oder demenziell erkrankten Menschen der Fall ist), so gibt es speziell für diese Situation entwickelte Fragebögen (z. B. das BISAD = Beobachtungsinstrument für die Schmerzerfassung bei alten Menschen mit Demenz). Hier wird die Selbstmitteilung durch Fremdbeobachtung von non-verbalen, als Hinweis auf Schmerzwahrnehmung interpretierten Verhaltensmustern in Ruhe und während der Mobilisierung ersetzt.

2.1.3 Planung der Schmerzbehandlung

Nach der Schmerzdiagnose erfolgt die Erstellung eines zeitlich und inhaltlich gestaffelten Therapieplanes. Wichtig ist es, realistische Ziele für die Schmerzbehandlung zu setzen. So ist ein erster Schritt oft ein nicht mehr durch Schmerzen gestörter Nachtschlaf. Ein nächstes Ziel wäre eine weitgehende Schmerzfreiheit bis -armut in Ruhe. Ist diese erreicht, so wäre eine mögliche weitere Etappe, dass der Schmerz nicht verhindert, Dinge zu tun, die im Alltag wichtig sind. Es gibt jedoch Bedingungen, bei denen eine ausreichende Schmerzbeherrschung bei Belastung/Bewegung nicht oder nur um den Preis schwerwiegender Nebenwirkungen erreichbar ist (z. B. instabile Becken- oder Wirbelsäulenbrüche). Das Ziel einer völligen Schmerzfreiheit über 24 Stunden ohne Einschränkung der Mobilität kann nicht immer für alle Patienten erreicht werden. Eine für den Einzelnen völlig zufriedenstellende Schmerzlinderung gelingt aber bei weit mehr als 90 % betroffener Personen.

2.1.4 Methoden der Schmerzbehandlung

Grundlage der Diagnose und Therapie aller chronischen Schmerzen stellen die erstmals 1985 von der Weltgesundheitsorganisation (WHO) veröffentlichten Richtlinien zur Tumorschmerztherapie dar. Sie sind in den letzten Jahrzehnten auch aufgrund der Verfügbarkeit neuer Medikamente mehrfach überarbeitet worden, ihre Grundprinzipien gelten aber nach wie vor.

Die moderne Schmerztherapie kennt viele unterschiedliche Methoden, Schmerzen zu lindern oder zu beseitigen. Bei Tumorerkrankungen gehören hierzu Chemo- und Hormontherapien ebenso wie Operationen oder auch Bestrahlungen. Die Wirkung dieser Behandlungen wartet man heute aber nicht mehr ab, sondern beginnt gleichzeitig mit der Gabe von Schmerzmedikamenten. Sie stellen das Rückgrat jeder Schmerztherapie dar. In Ergänzung kommen auch nicht-medikamentöse Verfahren der Schmerztherapie zur Anwendung wie Lymphdrainage, Krankengymnastik, Wärme- und Kältetherapie sowie in seltenen Fällen auch Nervenblockaden oder rückenmarknahe Verfahren (Stichwort Schmerzkatheter).

Spielen psychische Faktoren bei der Schmerzentstehung oder -verarbeitung eine wichtige Rolle, so sind psychologische Verfahren unverzichtbar. Leider stehen gerade für den Palliativbereich nicht ausreichend Psychologen zur Verfügung, sodass hier oft nur stützende und einfühlsame Gespräche ausreichen müssen. Selbstverständlich wird man auch in anderen Palliativsituationen die Möglichkeiten einer kausalen, d. h. auf die Beseitigung der schmerzauslösenden Ursache zielenden Behandlung immer sorgfältig prüfen und ggf. auch parallel durchführen.

2.1.5 Schmerzbehandlung mit Medikamenten

Die Behandlung von Schmerzen mit Medikamenten ist gut verträglich und hoch wirksam. Weit mehr als 90 % aller Patienten erfahren dauerhaft eine mindestens ausreichende Schmerzlinderung, die meisten sogar Schmerzfreiheit. Sie richtet sich nach millionenfach bewährten und wissenschaftlich überprüften Prinzipien, so genannten Leitlinien. Leider sind diese auch heute noch immer nicht allen Ärzten hinreichend bekannt.

2.1.6 Grundregeln medikamentöser Schmerzbehandlung

Schmerzmittel sollten, wenn immer möglich, *oral*, d. h. als Tabletten, Tropfen oder auch Kapseln eingenommen werden. Hierdurch lassen sich genauso wirksame Konzentrationen im Blut, so genannte Blutspiegel, erzielen wie durch Spritzen oder Infusionen. Eingenommene Medikamente sind häufig sogar besser verträglich, weil durch langsame »Nachlieferung« aus dem Magen-Darm-Trakt selten Blutspiegel im nebenwirkungsreichen Bereich entstehen, wie sie bei Injektionen häufig vorkommen. Auch bietet sich zusätzlich die Möglichkeit, verzögert freisetzende Zubereitungen (Retardpräparate) mit besonders langer Wirkdauer anzuwenden. Gleiches gilt auch für Schmerzpflaster. Sie geben den Wirkstoff über die Haut und das Unterhautfettgewebe in das Blut ab. Bei Erstgabe wird ein wirksamer Blutspiegel erst nach zwölf Stunden erreicht (deutlich verzögerter Wirkeintritt); danach wird bei den meisten Patienten ein Pflasterwechsel alle 72 Stunden erforderlich. Die Substanzmenge, die auf dem Weg vom Magen-Darm-Trakt bzw. von der Haut

Marianne Kloke

ins Blut verloren geht, ist für jedes Medikament gut bekannt. Dieses ist wichtig, wenn von Infusionen auf Tabletten oder Pflaster umgestellt wird oder auch umgekehrt.

Die Einnahme der Schmerzmittel erfolgt *regelmäßig*, nach einem festen Zeitrhythmus (nach Stundenplan). Der Abstand der Einnahmezeiten richtet sich nach der Wirkdauer der Medikamente. Nur so können auf Dauer ausreichend wirksame Blutspiegel aufgebaut und erhalten werden, sodass ein erneutes Auftreten von Schmerzen verhindert wird.

Die Therapie wird – ausgerichtet an den Erfordernissen des einzelnen Patienten – *stufenweise* aufgebaut. Zunächst werden Schmerzmedikamente aus der Gruppe der Fieber- oder Rheumamittel gegeben (Stufe I). Reichen diese zur Schmerzstillung nicht aus, so werden schwach wirkende Morphinabkömmlinge (Opiate) zusätzlich eingenommen (Stufe II). Bestehen trotzdem die Schmerzen weiter, so werden die schwachen durch so genannte stark wirkende Opiate ersetzt (Stufe III).

Selbst bei guter Einstellung mit passenden Schmerzmedikamenten kann es vorkommen, dass akute Schmerzsituationen beim Betroffenen auftreten. Zur Behandlung dieser *»Durchbruchschmerzen«* sollte eine zusätzliche Bedarfsmedikation zur Verfügung gestellt werden.

Die meisten Schmerzmedikamente haben neben ihrer schmerzstillenden Wirkung auch andere Effekte. Diesen Nebenwirkungen kann in der Regel durch geeignete Zusatzmedikationen (bei häufigen Nebenwirkungen auch vorbeugend) begegnet werden, sodass sie keine zusätzliche Belastung darstellen.

Als Basismedikamente gelten *Nicht-Opiathaltige Schmerzmittel* (WHO-Stufe I) wie z. B. Paracetamol, Metamizol und die Nicht-Steroidalen Rheumamittel (Diclofenac, Ibuprofen und die COXII-Hemmer). Es ist wichtig zu wissen, dass alle diese Medikamente neben ihrer schmerzstillenden auch fiebersenkende Wirkung haben. Bei einem eventuellen Infekt reagiert der Körper deshalb möglicherweise nicht wie üblich mit Fieber. Darum muss besonders auf andere Zeichen von Infekten geachtet werden wie starkes Schwitzen, Husten mit Auswurf oder häufigeres Wasserlassen, damit solche Erkrankungen rechtzeitig behandelt werden können.

Rheumamittel führen oft zu Magenbeschwerden. Besonders bei gefährdeten Patienten werden daher vorsorglich Magenschutzpräparate verordnet. Bei längerer Einnahme sollten außerdem die Nierenwerte kontrolliert werden. Alle diese Nebenwirkungen treten gleich häufig sowohl bei der Einnahme von Tabletten, Zäpfchen als auch bei Spritzen oder Infusionen auf.

Zentrale und unverzichtbare Substanzklasse sind die *Opiate* (WHO-Stufe

II und III). Morphin und seine Abkömmlinge wirken, indem sie sich an Nervenzellen des Rückenmarks und Gehirns binden, die für die Weiterleitung von Schmerzreizen zuständig sind, und diese dann unterdrücken. Sie sind chemisch ähnlich den körpereigenen Endorphinen, die ein Schutzsystem des Körpers bei besonderen seelischen und körperlichen Belastungen darstellen.

Tabelle 1: Schmerzmittel

Stufe nach WHO	Substanz	Applikations- form	Handelsnamen (willkürliche Auswahl)
I Nicht- Opioide	Paracetamol	1, 3,	
	Metamizol	1, 3,	Novaminsulfon
	Ibuprofen	1, 2,	
	Diclofenac	1, 2,	Voltaren
II Schwache Opioide	Dihydrocodein	1, 2,	DHC retard 60
	Tilidin + Nalo- xon	1,2,	Valoron N
	Tramadol	1, 2, 3,	Tramal
III Starke Opioide	Morphin	1, 2, 3,	MST ret./Sevredol
	Hydromorphon	1, 2, 3,	Palladon ret./akut Jurnista
	Oxycodon	1, 2, 3,	Oxygesic ret./akut
	Oxycodon + Naloxon	2,	Targin
	Fentanyl	3, 4,	Durogesic, Abstral, Effentora
	L-Methadon	1, 3,	L-Polamidon
	Buprenorphin	3, 4,	Transtec, Temgesic

1 = normal freisetzende Tabletten/Kapseln/Zäpfchen/Tropfen
2 = retardiert wirkende Tabletten/Kapseln
3 = als Infusion subkutan oder intravenös
4 = als Pflaster und zur Aufnahme über die Mund- bzw. Nasenschleimhaut

Marianne Kloke

Die Weltgesundheitsorganisation (WHO) unterscheidet zwischen schwachen (Stufe II) und starken (Stufe III) Substanzen. Alle Morphinpräparate haben grundsätzlich den gleichen Wirkmechanismus und damit auch gleiche Wirkungen. Sie unterscheiden sich hauptsächlich durch ihre Wirkstärke und ihre Verstoffwechselung. Für die Verordnung von Medikamenten der Stufe III gelten besondere Vorschriften wie z. B. die Benutzung eines dreiteiligen Rezeptformulars. Diese Rechtsvorschriften und die Tatsache, dass diese Medikamente als Drogen missbraucht werden können, haben den Morphinmythos genährt. So wird kaum einer anderen Medikamentengruppe mit so vielen Vorurteilen und Ängsten begegnet wie den Opiaten, obwohl sie hoch wirksame, sehr sichere und unverzichtbare Medikamente sind. Deshalb sollen an dieser Stelle häufig gestellte Fragen zu Opiaten beantwortet werden.

2.2 Fragen und Antworten zu Opiaten

Machen Opiate süchtig? – Nein, denn Opiate, die zur Schmerzbehandlung eingenommen werden, erzeugen kein psychisches Hochgefühl (Euphorie). Das ist jedoch Vorbedingung und Auslöser einer Suchtentwicklung.

Machen Opiate körperlich abhängig? – Ja, denn der Körper gewöhnt sich an Opiate, d. h., er stellt seine Funktionen auf die Anwesenheit des Wirkstoffs ein. Dies ist einerseits ein positiver Effekt, weil hierdurch die Verträglichkeit der Opiate im Laufe der Zeit oft noch zunimmt. Andererseits dürfen aus diesem Grund die Medikamente nicht plötzlich abgesetzt werden, sondern müssen ähnlich wie Kortison oder viele Blutdruckmedikamente ausgeschlichen werden. Das bedeutet, dass die Dosierung in mehreren Schritten so lange verringert wird, bis der Körper sich umgestellt hat und das vollständige Absetzen des Medikamentes gut verträgt.

Schaden Opiate dem Körper? – Nein, denn Opiate haben keine Organgiftigkeit, d. h., sie schaden weder Magen, Leber, Niere, Lunge, noch verändern sie das Blutbild.

Verlieren Opiate an Wirksamkeit? – Nein, denn die schmerzlindernde Wirkung von Opiaten bleibt im Laufe der Therapie erhalten. Anders als bei vielen anderen Substanzen gibt es für die stark wirkenden Opiate keine Höchstdosis. Unter der Voraussetzung, dass der Schmerz sensibel ist auf

Opiate, führt eine Dosiserhöhung immer auch zu einer größeren Wirksamkeit, was ein großer Vorteil dieser Medikamente ist.

Vertragen sich Opiate mit anderen Medikamenten? – Viele Opiate haben keine wichtigen Wechselwirkungen mit anderen Medikamenten; bei anderen sind die Stoffwechselwege sehr wohl bekannt, und damit können auch mögliche Wechselwirkungen mit bedacht werden.

Verändern Opiate das Denk- und Entscheidungsvermögen? – Grundsätzlich nicht. Gelegentlich kann es durch eine zumeist auf die Anfangsphase begrenzte Müdigkeit verlangsamt sein. Die Einnahme von Opiaten ist nicht gleichbedeutend mit dem Verlust der Geschäftsfähigkeit.

Darf ich mit Opiaten Auto fahren? – Grundsätzliche ist das Führen eines Fahrzeuges bei Schmerzbehandlung mit Opiaten nicht verboten. Insbesondere zu Beginn einer Behandlung und bei Dosisumstellungen verändern Opiate aber das Reaktionsvermögen. In diesen Phasen ist daher vom Autofahren abzuraten. Bei stabiler Dosis kann Autofahren möglich sein. Sie sollten sich aber vor jeder Fahrt bewusst die Frage nach Ihrer Fahrtüchtigkeit stellen und, wenn Sie unsicher sind, auf das Führen eines Kraftfahrzeuges verzichten. Der Arzt muss Sie über die möglicherweise eingeschränkte Fähigkeit, Fahrzeuge zu führen oder auch Maschinen zu bedienen, aufklären.

Darf ich mit Opiaten ins Ausland reisen? – Ja. Für die Länder der EU benötigt man eine Bescheinigung für das Mitführen von Betäubungsmitteln im Rahmen einer ärztlichen Behandlung nach § 75 des Schengener Durchführungsabkommens. Bei Fernreisen ist es empfehlenswert, vorab die zuständige Botschaft zu kontaktieren. Wichtige Hinweise und entsprechende Vordrucke finden sich unter der Website des Bundesinstituts für Arzneimittel und Medizinprodukte (www.bfarm.de).

Wie finde ich die richtige Dosis? – Die für den einzelnen Patienten richtige Dosis leitet sich nicht aus einer bestimmten Schmerzstärke ab, sondern wird allein vom Behandlungsziel »weitgehende Schmerzfreiheit« her bestimmt. Dies ist anders als z. B. bei der Zuckerkrankheit, wo die Menge des zu gebenden Insulins vom Blutzuckerwert abhängt. Trotzdem kann eine einmal gefundene richtige Dosierung auch bei gleichbleibender Schmerzursache der Anpassung bedürfen, wenn sich z. B. die Stoffwechselwege im Verlauf der

Marianne Kloke

Erkrankung verändern. Besondere Bedeutung kommt hier der Leber als dem Hauptabbauort der meisten Medikamente zu. Aber auch die Nierenfunktion ist für die Ausscheidung vieler Substanzen zuständig. Deshalb ist es wichtig, Wirkung und Nebenwirkung von Schmerzmitteln in regelmäßigen Abständen zu überprüfen. Eine elegante Methode der Dosisfindung ist die Ermittlung der ausreichenden Menge Schmerzmittel durch Kombination einer zuvor festgelegten Basismedikation mit einer ebenfalls festgesetzten Dosis einer Basismedikation (i. d. R. eine normal freisetzende Zubereitung eines Opioids), die der Patient zusätzlich bei Schmerzen einnehmen darf. Anhand des Verbrauchs und der Wirksamkeit dieser zusätzlichen Schmerzmittel kann der Arzt die aktuelle Einstellung der Hauptmedikation beurteilen und gegebenenfalls anpassen.

Wie lange dürfen Opiate gegeben werden? – Die Schmerzbehandlung mit Opiaten kann ohne Bedenken über lange Zeiträume erfolgen und sollte angewandt werden, solange die Schmerzen bestehen. Bei weitgehender Schmerzfreiheit und begründeter Annahme, dass die Schmerzursache abgenommen hat – z. B. Ansprechen auf eine Chemotherapie –, kann eine kontinuierliche Verringerung der Dosis in Absprache mit dem behandelnden Arzt vorgenommen und die Schmerzbehandlung unter Umständen nach und nach eingestellt werden. Durch diese Form des »Absetzens« (Ausschleichen) reagiert der Körper nicht mit Entzugssymptomen.

Welche Nebenwirkungen haben Opiate? – Ca. 40 % der Patienten leiden in den ersten zwei Wochen der Einnahme unter *Übelkeit*. Gelegentlich kommt es zum Erbrechen. In den meisten Fällen wird der Arzt für diese Zeit vorsorglich ein Mittel gegen Übelkeit verschreiben (z. B. Metoclopramid oder Haloperidol in niedrigster Dosis). Tritt sie bei konstanter Dosis im Verlauf der Behandlung erneut auf, muss der Arzt informiert werden, da dann fast immer andere Ursachen vorliegen.

Verstopfung tritt dauerhaft bei fast allen Patienten auf. Hier ist es ganz wichtig, dass sie täglich vorbeugend ein Abführmittel einnehmen. Da auf diese Weise nur die normale Darmtätigkeit wiederhergestellt wird, muss auch keine Schädigung des Darmes befürchtet werden.

Albträume, *Verwirrtheitszustände* oder *Wahnvorstellungen* (Halluzinationen) treten sehr selten auf. Sie verschwinden nach Ausschleichen und Absetzen der Substanz oder Umstellen auf ein anderes Opiat wieder vollständig. Oft wird das Schmerzmittel fälschlicherweise als Verursacher dieser Symptome angesehen, und es liegen ganz andere Gründe vor.

Atemdepression (Unterdrückung des Atemantriebes) ist nur bei deutlicher Überdosierung möglich und darf nicht mit Atemnot verwechselt werden. Sie äußert sich vor allen Dingen in einer Abnahme der Atemzüge pro Minute (Normalwert zwölf bis 16 pro Minute). Der Arzt sollte bei einer Bewusstseinstrübung oder einer Abnahme unter zehn Atemzüge pro Minute bei einem Patienten mit einer ansonsten normalen Atemfrequenz informiert werden. – Atemnot = Lufthunger hingegen kann sogar mit Opiaten behandelt werden.

Weitere seltene Nebenwirkungen sind in manchen Fällen erschwertes Wasserlassen, Hautjucken und Mundtrockenheit.

MERKE:
> Opiate verlieren nicht an Wirksamkeit und werden gut vertragen!

Treten bei ansonsten weitgehender Schmerzfreiheit immer wieder Schmerzspitzen auf, so bedürfen diese *Durchbruchschmerzen* in Abhängigkeit von ihrer Ursache zusätzlicher Behandlung. Treten sie im Zusammenhang mit einer Bewegung(-sänderung) auf, gehören sie zur Gruppe der Gewebeschmerzen. Zu ihrer Behandlung eignen sich nur nicht-retardierte Zubereitungen von Nicht-Opiaten und Opiaten. Die Wirkung von oralen (d.h. zu schluckenden oder über eine Ernährungssonde zu gebenden) oder rektalen Zubereitungen (Zäpfchen) beginnt zumeist erst nach 30 Minuten, erreicht ihr Maximum nach einer Stunde und hält bis zu vier Stunden an. In diesen Fällen richtet sich die Einzeldosis der zusätzlichen Bedarfsmedikation nach der dauerhaften Basismedikation.

Eine neuere Alternative stellen besondere Zubereitungen von *Fentanyl* dar: Hier muss die Dosis des Nasensprays oder des über die Schleimhaut des Zahnfleisches (buccal) oder des Mundraumes (sublingual) aufgenommenen Wirkstoffes einer Tablette individuell gefunden werden. Der Vorteil dieser neuen Medikamente zur Behandlung des Durchbruchschmerzes ist ihr schneller Wirkeintritt von 10 bis 15 Minuten sowie ihre kurze Wirkdauer von circa einer Stunde. Nachteil ist, dass die erforderliche Dosis aufwendig für jeden Patienten individuell ermittelt werden muss.

2.3 Ergänzende Schmerzmittel (Ko-Analgetika)

Je nach Ursache lassen sich nicht alle Schmerzen gleichermaßen gut durch Fieber- und Rheumamittel oder Opiate beherrschen. Hierzu gehören häufig

Marianne Kloke

die Nervenschmerzen. Für ihre ausreichende Beherrschung werden dann ergänzende Schmerzmittel (Ko-Analgetika) eingesetzt. Diese sind zumeist keine Analgetika im engeren Sinne. Ihre Wirksamkeit bei bestimmten Schmerzursachen wurde oft zufällig entdeckt. Sie sind zumeist aus anderen Fachgebieten entliehen, sodass im Beipackzettel das Einsatzgebiet »Schmerz« oft noch nicht einmal erwähnt wird.

Antidepressiva (z. B. Amitriptylin, Doxepin) sind wirksam, wenn die Schädigung von Nervengeweben schmerzhafte Missempfindungen wie Brennen, Ameisenlaufen, Kribbeln oder auch starke Berührungsempfindlichkeit der Haut verursacht. Die zur Schmerztherapie eingesetzten Dosierungen liegen deutlich unter denen der in der Psychiatrie gebräuchlichen. Die schmerzlindernde Wirkung tritt erst mit Verzögerung ein (mindestens ein bis zwei Wochen nach Einnahme). Zu Beginn der Therapie stehen oft Nebenwirkungen wie Mundtrockenheit, erschwertes Wasserlassen und Verstopfung im Vordergrund. Bei erhöhtem Augeninnendruck (grüner Star) oder schweren Herzrhythmusstörungen sollten sie nicht angewandt werden. In diesen Fällen können auch moderne Antidepressiva wie z. B. Venlafaxin, Duloxetin oder auch Mirtazapin eingesetzt werden. Die hier erforderlichen Dosen entsprechen zumeist den auch zur Therapie von Angst- und Depressionserkrankungen benötigten.

Medikamente gegen Krampfanfälle *(Antiepileptika)* sind dann wirksam, wenn Schädigungen von Nervengewebe blitz- oder messerstichartig einschießende Schmerzattacken von wenigen Sekunden bis einigen Minuten Dauer verursachen. Sie normalisieren die gestörte elektrische Leitfähigkeit der Nerven. Die meiste Erfahrung besteht mit Carbamazepin. Aufgrund der guten Verträglichkeit und fehlender Wechselwirkungen mit anderen Medikamenten werden als neuere Substanzen Gabapentin oder Pregabalin häufiger eingesetzt. Auch sie müssen langsam aufdosiert werden und wirken erst nach Aufsättigung.

Seelische Anspannung und/oder Überlastungen bei Fehlhaltungen verursachen schmerzhafte *Muskelverhärtungen.* Auch wenn Muskelrelaxantien (Weichmacher) hier wirksam sind, ist ihre längerfristige Anwendung nicht unproblematisch, da sie dauerhafte Müdigkeit erzeugen und mittelfristig die Schlafqualität verschlechtern. Physikalische Therapien (Massage, Wärmeanwendung, Krankengymnastik) sowie psychotherapeutische Begleitung sind hier langfristig geeigneter. Schwere Schädigungen des Rückenmarks oder Gehirns können eine schmerzhafte Steigerung der Muskelgrundspannung

(*Spastik*) verursachen. Auch hier sind Medikamente wie Baclofen oder Tizanidin u. a. wirksam.

Die *Verengung von Hohlorganen* (Gallenweg, Harnleiter oder auch Darm) verursacht wellenartige Schmerzen (Koliken). Neben Metamizol ist hier Butylscopolamin als Zäpfchen oder Spritze/Infusion, nicht jedoch als Tablette wirksam.

Alternative Verabreichungswege für Schmerzmedikamente bei *Schluckunfähigkeit:* Normalerweise sollte die medikamentöse Schmerztherapie mit Hilfe zu schluckender Präparate, also oral, erfolgen. Bei schweren Schluckbeschwerden, Schluckunfähigkeit oder häufigem Erbrechen ist dies nicht möglich, sodass andere Verabreichungsformen zur Anwendung kommen. In seltenen Fällen kann auch eine schlechte Verträglichkeit der oralen Zubereitungsformen zum Wechsel des Applikationsweges führen.

Schmerzpflaster stellen bei konstanter Schmerzstärke eine gleichwertige Alternative zur oralen Therapie dar. Hier erfolgt die Aufnahme der Medikamente über die Haut. Wichtig ist bei ihnen jedoch die genaue Einhaltung der Anwendungsvorschriften. So sollten sie nicht auf ödematöse oder vorbestrahlte Hautbereiche geklebt werden. Bei sehr hohem Fieber kann die Wirkstoffaufnahme in das Blut um bis zu einem Drittel gesteigert sein. Bei Erstgabe und bei Absetzen müssen der verzögerte Wirkeintritt (volle Wirkung erst nach zwölf Stunden) bzw. der langsame Wirkverlust beachtet werden.

Ist die Einnahme von Medikamenten nur für eine kurze Zeit (wenige Tage) nicht möglich, kann diese Zeit oft durch die Gabe von *Zäpfchen* überbrückt werden. Die Substanz wird dann über die Schleimhaut des Enddarmes aufgenommen. Bei längerfristiger Schluckunfähigkeit müssen aber dauerhafte Lösungen gefunden werden.

Bei intaktem Magen-Darm-Trakt, aber gegebener Schluckunfähigkeit können *endoskopisch Sonden* in den Magen mit Ausgang durch die Bauchdecke angelegt werden (PEG), über die Tropfen, Säfte, Inhalte von Medikamentenkapseln gegeben werden können. Da beim Zerkleinern von Tabletten oft deren Retardwirkung verloren geht, darf dieses nur nach vorheriger Rücksprache mit dem Arzt oder Apotheker erfolgen. Wichtig ist die sorgfältige Pflege der Sonden, damit keine Verstopfungen oder Entzündungen auftreten. Da die Medikamente weiterhin durch den Magen-Darm-Trakt (enteral) aufgenommen werden, ergeben sich zumeist keine Veränderungen gegenüber der oralen Einnahme.

Für einige Schmerzmittel ist auch eine Gabe über die *Mundschleimhaut* möglich. So steht Buprenorphin (Schmerzmittel der Stufe III) als »Lutsch-

Tablette« zur Verfügung. Die ebenfalls über die Wangenschleimhaut applizierbaren Fentanylzubereitungen sind nur zur Behandlung des Durchbruchschmerzes geeignet.

Ist eine Gabe über den Magen-Darm-Trakt nicht möglich oder sinnvoll, so gibt es zwei verschiedene Möglichkeiten zur »parenteralen« Gabe: die *Einspritzung* von Medikamenten unter die Haut (subkutan) oder in die Vene (intravenös). Beides ist sowohl stationär als auch ambulant möglich. Für eine dauerhafte subkutane Therapie kann eine kleine Kanüle im Unterhautfettgewebe des Körpers (zumeist im Brustbereich) platziert und mit durchsichtiger Verbandsfolie fixiert werden. Die Liegedauer dieser Nadel beträgt u. U. viele Tage und kann dann auch von Pflegenden erneuert werden. Für eine intravenöse Dauergabe ist ein stabiler Venenzugang erforderlich (z. B. Portsystem). An beide Systeme kann eine kleine batteriebetriebene Pumpe mit austauschbarem Medikamentenreservoir angeschlossen werden. Diese von den Krankenkassen zur Verfügung gestellten externen Pumpen fördern i. d. R. ein durch den Arzt vorprogrammiertes Volumen pro Stunde. Bei Durchbruchschmerzen hat der Patient die Möglichkeit, sich durch Druck auf eine Taste zusätzlich Schmerzmittel zu geben (Patienten-gesteuerte Schmerzlinderung).

MERKE:
> Schmerzen sind komplett subjektiv in der Wahrnehmung und können nur mit Hilfe des Patienten erfasst werden.
> Eine Schmerzdiagnose ist erst dann umfassend, wenn neben den biologischen auch soziale und psychische Bedingungen der Schmerzentstehung/ -wahrnehmung erfasst worden sind.
> Zur Behandlung von Schmerzen stehen heute viele gut verträgliche und hochwirksame Medikamente zur Verfügung.

2.4 Behandlung von Symptomen des Magen-Darm-Traktes

2.4.1 Appetitlosigkeit außerhalb der Sterbephase

Ursachen und Bedeutung
Appetitlosigkeit belastet einen Patienten und seine Familie oft wesentlich stärker, als man es oft vermutet, gilt doch der Satz: »Essen und Trinken hal-

ten Leib und Seele zusammen.« Gerade in fürsorglichen Familien werden Appetitlosigkeit und Ekel vor dem Essen häufig genug zum Entzündungspunkt von Auseinandersetzungen. Der Medizinische Dienst der Krankenkassen legt bei der Überprüfung von stationären Einrichtungen der Alten- und Behindertenpflege äußersten Wert auf ein konstantes Gewicht.

Wenn im Verlauf einer schweren Erkrankung wenig oder gar keine Lust auf Essen und Trinken auftritt, kann das verschiedene Ursachen haben. So wissen wir mittlerweile, dass bei Krebs und Endstadien vieler chronischer Erkrankungen Nervenhormone, die für die Entwicklung von Hunger und Durst zuständig sind, nicht mehr ausreichend vorhanden sind. Auch stellt die oftmals herabgesetzte Magen-Darm-Beweglichkeit einen entscheidenden Faktor für das Auftreten eines schnellen Sättigungsgefühls dar. Ist die Nahrungsaufnahme mit Übelkeit und Schmerzen verbunden, stellt das ebenso ein Hindernis dar wie einfach zu große Schwäche, um die Mühe des Essens und Trinkens aufbringen zu können. Gleiches gilt für Atemnot; wird sie durch die Nahrungsaufnahme verstärkt, ist eine reduzierte Kalorien- und Flüssigkeitsaufnahme die Regel. Geschmacksstörungen sind sowohl als Nebenwirkung von Medikamenten (z. B. Zytostatika und Antibiotika) als auch als unmittelbare Krankheitsfolge möglich. Nicht zu vergessen: Auch Ängste und Sorgen können die Lust am Essen nehmen. Appetitlosigkeit kann ferner ein wichtiges Symptom einer Depressionserkrankung sein. Eine laufende künstliche Ernährung kann ebenfalls den Appetit hemmen.

Appetitlosigkeit zählt zu den stummen Symptomen. Sie kommt oft erst dann zur Sprache, wenn der Gewichts- und Kräfteverlust offenkundig ist. Der häufigere Weg ist der, dass zusätzlich bestehende Symptome wie Angst, Traurigkeit, Übelkeit, Erbrechen, Schmerzen, Schluckstörungen thematisiert werden und erst sekundär deren verstärkende oder aufrechterhaltende Wirkung auf die Appetitlosigkeit identifiziert wird. Appetitlosigkeit hat eine erhebliche Bedeutung für die Lebensqualität von Patienten und, wie einige Studien nachweisen konnten, einen noch größeren auf die der Betreuungspersonen. In Vorbereitung auf ein Gespräch über die Sorge um den Appetitverlust kann die Bearbeitung einer Checkliste, wie sie in folgender Tabelle angeführt ist, hilfreich sein.

Marianne Kloke

Tabelle 2: Checkliste zur Appetitlosigkeit

	weil
	ich an einer Entzündung im Mund leide.
	mein Geschmackssinn gestört ist.
	ich nicht richtig schlucken kann.
	ich Schmerzen im Magen/im Bauch habe.
Ich habe	ich verstopft bin (Appetit ist besser nach Stuhlgang).
keinen	ich Durchfall habe.
Appetit,	ich direkt nach dem Essen zu viel Stuhlgang habe.
	ich starke Schmerzen habe und nicht essen kann.
	ich starke Atemnot habe und nicht essen kann.
	ich traurig (depressiv) bin oder Angst habe.
	ich sehr müde bin und nicht essen kann.
	ich ....

Behandlung

Versuche, den Appetit mit Medikamenten zu steigern, sind selten erfolgreich. Viele der ausprobierten Substanzen wie etwa Hormone, Kortison oder auch Cannabis verursachen häufig ihrerseits wieder neue Nebenwirkungen. Auch das so genannte »Aufpäppeln« mit kalorienhaltigen Infusionen ist nicht unproblematisch und führt häufig sogar noch zur Verschlechterung des Appetits.

Es sei hier darauf hingewiesen, dass Diätassistenten Fachleute für Appetitlosigkeit sind. Vielerorts bieten sie eigene Beratungen an, denn selbst wenn es zumeist keine kausale Therapie gibt, so gibt es doch Tipps und Tricks, mit ihr zu leben.

Tabelle 3: Zehn Tipps zum Umgang mit Appetitlosigkeit

Tipp	Empfehlung
1	Essen Sie dann, wenn der Appetit da ist. Häufig ist der Hunger morgens am größten und wird über den Tag weniger.
2	Essen Sie das, was Sie mögen. Es hilft wenig, sich Speisen hineinzuzwingen, die als gesund gelten, Ihnen momentan aber nicht schmecken oder nicht bekommen.
3	Wenn Übelkeit die Ursache der Appetitlosigkeit ist, kann es Ihnen helfen, wenn Sie auf »trockene« Nahrungsmittel wie Knäckebrot, Brötchen, Toastbrot, Butterkekse zurückgreifen. Wenn Sie diese vielleicht schon vor dem Aufstehen zu sich nehmen, kann das Übelkeit gleich morgens lindern.
4	Essen Sie öfter kleinere Mahlzeiten. Große Portionen könnten leicht abschrecken und den Appetit verderben. »Belohnen« Sie sich selber, indem Sie eine kleine Portion auf einem kleinen Teller aufessen.
5	Halten Sie sich kleine Snacks für den »kleinen Hunger« zwischendurch bereit wie z. B. Joghurtspeisen, Pudding, Studentenfutter etc. Probieren Sie, ob Ihnen klein portionierte Produkte wie »Fruchtzwerge« oder »Monte Pudding« schmecken. Aber auch tiefgefrorene Fertiggerichte und Suppensnacks können Alternativen sein, damit Sie bei plötzlichem Appetit sofort etwas parat haben. Bei langwierigem Zubereiten vergeht der Appetit häufig wieder.
6	Vermeiden Sie starke Essensgerüche. Lüften Sie die Räume vor dem Essen gut und bevorzugen Sie bei Geruchsempfindlichkeit Speisen, die geruchsarm sind, wie z. B. Quark mit Früchten, Melone, etc. Häufig hilft es, schon gekochte Speisen etwas abkühlen zu lassen, damit der Geruch nicht mehr so intensiv ist.
7	Flüssigkeit füllt den Magen und ruft dadurch ein Sättigungsgefühl hervor. Versuchen Sie deshalb, nicht während des Essens, sondern zwischen den Mahlzeiten zu trinken. Um Ihrem Körper zusätzliche Kalorien zuzuführen, planen Sie ruhig Getränke wie Cola, Malzbier oder Limonaden ein. Wenn Ihr Arzt es befürwortet, regen Sie Ihren Appetit mit einem Aperitif an.
8	In Gesellschaft mit Freunden oder der Familie ist der Appetit häufig besser, und auch das Auge isst mit! Versuchen Sie, eine angenehme Atmosphäre zu schaffen, indem Sie die Speisen appetitlich und mit Liebe anrichten (lassen) und sich an einen hübsch gedeckten Tisch setzen.

Marianne Kloke

| 9 | Es gibt hochkalorische Nahrungsergänzungsstoffe (z. B. MaltoCal oder Protein 88), die geschmacksneutral sind und die Sie zu allen Nahrungsmitteln nehmen können. |
| 10 | Leiden Sie unter Mundtrockenheit, so kann es helfen, speichelflussanregende säuerliche Bonbons oder kleine Obststückchen oder auch ein Kaugummi vor dem Essen zu benutzen. |

2.4.2 Übelkeit und/oder Erbrechen

Bedeutung und Ursachen

Übelkeit und Erbrechen sind zunächst einmal zwei verschiedene, voneinander unabhängige Symptome mit jeweils eigenen Ursachen. Diese können sich aber gegenseitig auslösen oder verstärken. Sie sind häufige Symptome in fortgeschrittenen Erkrankungsstadien und haben einen erheblichen Einfluss auf die Lebensqualität. Somit stellen sie eine Herausforderung für die Palliativmedizin dar.

Übelkeit entsteht, wenn Giftstoffe über das Blut zur so genannten Chemotriggerzone im Gehirn gelangen. Diese werden entweder von außen zugeführt, wie z. B. Medikamente (Zytostatika, Antibiotika, Schmerzmittel), oder sie können im Körper entstehen (z. B. bei eingeschränkter Leber- oder Nierenfunktion) oder auch Folge von Stoffwechselentgleisungen sein (z. B. Veränderungen des Kochsalzgehaltes des Blutes). Kommt es im Bereich des Magen-Darm-Traktes zur Freisetzung von übelkeitserzeugenden Substanzen im Rahmen einer Chemotherapie, bei einer Bestrahlungsbehandlung oder einem Magen-Darm-Infekt, so können diese auch über den Blutweg bis zum Übelkeitszentrum im Gehirn gelangen. Eine dauerhafte Übelkeit reizt wiederum das Brechzentrum, das auch ein Teil des Gehirns ist, und es kommt zum Erbrechen.

Das *Brechzentrum* kann aber auch unmittelbar erregt werden. Am häufigsten geschieht dies durch direkte Nervenreizung z. B. bei Überfüllung des Magens, bei Magenentleerungsstörung oder Überdehnung des Darms bei Verstopfung oder Verlegung des Darms. Störungen des Gleichgewichtssinnes, oft einhergehend mit Schwindel und Gangunsicherheit oder der Augenbeweglichkeit mit Doppelbildern und Verschwommensehen, reizen das Brechzentrum. Eine Erhöhung des Hirndrucks durch Tumore, Metastasen oder auch Blutungen führt ebenfalls zum Erbrechen. Eine direkte Erregung des Brechzentrums ist auch durch Nerven möglich, deren Endigungen im gesamten Kopf-Hals-Bereich, im Bereich der Speiseröhre und des Zwerchfells, ja sogar im Herzbeutel sitzen. Erbrechen ist ein äußerst anstrengender Vorgang: Der Magen wird ruhig gestellt, die Darmbewegung umgekehrt, die Bauchmuskeln angespannt und der Druck im Bauch tüchtig erhöht. Besonders den schwerkranken und schwachen Patienten kann Erbrechen völlig erschöpfen, zu Kopfschmerzen bis hin zu Lungenrissen und Vorfällen des Darms führen.

Sowohl die Chemotriggerzone (der Bereich des Gehirns, an den die Reizstoffe über das Blut gelangen) als auch das Brechzentrum erhalten Impulse aus höher gelegenen Hirnrealen. Dem entspricht z. B. die Erfahrung, dass einem vor Angst schlecht werden kann. Bewusste und oft genug sogar unbewusste psychische Belastungen können sehr wohl Auslöser von Übelkeit und/oder Erbrechen sein. Prototyp einer solchen Form der Übelkeit ist das antizipatorische Erbrechen, das besonders häufig jene Patienten entwickeln, die im Rahmen einer Chemotherapie bereits einmal heftig unter Übelkeit und Erbrechen gelitten haben. Ihnen wird bereits am Tag vor der Therapie übel und sie erbrechen.

Nicht nur die Lebensqualität wird durch Übelkeit und Erbrechen deutlich geschwächt. Sie ziehen auch schwerwiegende Komplikationen nach sich wie z. B. Gewichtsverlust, Austrocknung, Stoffwechselentgleisungen und Blutverluste.

Auf der Suche nach Auslösern und Ursachen sind viele Fragen zu beantworten: Häufigkeit des Erbrechens sowie Art und Aussehen des Erbrochenen; der zeitliche Zusammenhang zwischen Übelkeit und Erbrechen; der Zusammenhang zwischen Nahrungsaufnahme und dem Auftreten von Übelkeit/Erbrechen; Auslöser und/oder Bedingungen der Symptome; Bestehen von zusätzlichen Beschwerden wie Fieber, Durchfall, Verstopfung, Schmerzen, Schwindel; Auftreten von Begleitsymptomen wie Husten, Herzrasen, Würgen, starkes Schwitzen, Angst, Unruhe.

Ähnlich wie für den Schmerz gilt auch für Übelkeit (und Erbrechen/ Würgegefühl): Objektive Messmethoden sagen wenig über die Intensität der Symptome aus, sie dienen vorrangig der Feststellung der Ursache. Auch für Übelkeit und Erbrechen gilt das bio-psycho-soziale Konzept der Entstehung von Symptomen.

Behandlung

Wenn immer möglich, wird der Arzt zunächst versuchen, die Ursachen der Übelkeit bzw. des Erbrechens zu ergründen und sie, wenn möglich, zu beheben. Dies kann bedeuten, dass Medikamente abgesetzt, Stoffwechselveränderungen ausgeglichen, Infektionen oder hartnäckige Verstopfung behandelt

Marianne Kloke

und bei Doppelbildern Prismengläser verordnet werden. In den meisten Fällen werden aber ursächliche und symptomlindernde Behandlungsmaßnahmen gleichzeitig eingeleitet. Zur Basisbehandlung gehört der Ersatz der durch das Erbrechen verlorenen Flüssigkeitsmengen und Mineralstoffe. Im Idealfall geht das durch Steigerung der Trinkmenge, der Salz und Glucose (Zucker) zugesetzt werden können. Ist das nicht ausreichend, werden Infusionen in die Vene oder auch unter die Haut erforderlich. Darüber hinaus gibt es viele Medikamente gegen Übelkeit und Erbrechen, die sich in ihren Wirkmechanismen und Angriffsorten deutlich unterscheiden. Der größte Teil von ihnen unterdrückt die Reizung der Zentren für Übelkeit und/oder Erbrechen im Gehirn. Einige wirken aber auch unmittelbar auf den Magen-Darm-Trakt.

Die Wahl des Medikamentes sollte sich weitgehend nach den Ursachen der Symptome richten. So sind z. B. bei opiatbedingter Übelkeit Metoclopramid oder Haloperidol in niedrigster Dosierung besonders wirksam. Bewegungsbedingte Übelkeit (»Reisekrankheit«) lässt sich am besten durch Dimenhydrinat (Vomex®) oder Scopolamin (TTS Scopoderm®) beherrschen. Da für die Gehirnareale für Übelkeit und Erbrechen die gleichen Botenstoffe wie die für die seelische Verfasstheit wirksam sind, erweisen sich einige Psychopharmaka in niedrigster Dosierung (z. B. Neurocil®, Atosil®, Zyprexa®) als äußerst wirksam. Für die Übelkeit im Rahmen von Chemotherapien oder Bestrahlungen wurden spezielle Substanzen (z. B. 5-HT3 Antagonisten, Aprepitant) entwickelt, die besonders in Kombination mit Kortison in diesen speziellen Fällen höchst wirksam sind.

> **MERKE:**
> > Die medikamentöse Therapie von Übelkeit und Erbrechen richtet sich nach
> > der Entstehungsursache.

2.4.3 Verstopfung (Obstipation)

Bedeutung und Ursachen

Die Verdauung eines jeden Menschen ist sehr individuell. Deshalb gibt es keine festen Regeln für die Häufigkeit des Abführens. Kennzeichen einer Verstopfung sind Abnahme der bisher üblichen Häufigkeit, harte Konsistenz und Schmerzhaftigkeit des Stuhlganges. Chronische Verstopfung ist kein harmloses Problem. Sie kann zu Appetitlosigkeit, Übelkeit, Erbrechen, Schmerzen oder Luftnot führen oder diese Symptome verstärken. Alarmzeichen im Zusammenhang mit einer starken Verstopfung sind starke Bauchschmerzen oder

Koliken, ein »brettharter« und berührungsempfindlicher Bauch, vermehrtes Erbrechen, insbesondere wenn das Erbrochene anders riecht, als Sie es kennen, Veränderungen der Stuhlfarbe und -konsistenz sowie Blut- oder Schleimauflagerungen.

Stuhlgang zu haben ist ein komplexer Vorgang; er erfordert ein Miteinander von willkürlichen (z. B. die Erschlaffung des Schließmuskels und Einsetzen der Bauchpresse) und unwillkürlichen (z. B. Auslösen des Vorwärtstransports der Stuhlsäule durch den Füllungsdruck des Enddarmes) Mechanismen voraus, die im Gehirn, im Rückenmark, im Beckennervengeflecht und selbst in der Darmwand angesiedelt sind. Hieraus erklären sich die vielen oft ineinandergreifenden Ursachen für Verstopfung. Sie lassen sich orientierend in drei große Gruppen unterteilen:

(a) Die Beweglichkeit des Darmes ist herabgesetzt.
(b) Das Verhältnis zwischen in den Darm abgegebener (sezernierter) und wieder aufgenommener (resorbierter) Flüssigkeitsmenge stimmt nicht.
(c) Die willkürlichen Mechanismen sind gestört.

Bei fast jeder chronischen Verstopfung liegen alle drei Gründe vor, da eine Verlangsamung der Magen-Darm-Passage der Nahrung immer auch zu einer größeren Wiederaufnahme von Flüssigkeit aus dem Darminneren führt. Von daher sind wichtige Ursachen an dieser Stelle aufgezählt: Veränderungen der Stuhl- und Ess-/Trinkgewohnheiten; Unterfunktion der Schilddrüse; Depression; Schmerzen beim Stuhlgang; große körperliche Schwäche und Bewusstseinstrübung; Veränderungen im Gehirn wie einige demenzielle Erkrankungen oder auch Hirnmetastasen; Austrocknung; Beeinträchtigung des Eingeweidenervensystems durch Medikamente, Operationen oder Bestrahlung, durch Stoffwechselerkrankungen, ausgedehnte Operationen oder auch so banale Dinge wie Schmerzen durch Wundsein, kleine Einrisse im Analkanal oder Hämorrhoiden.

Behandlung

Als Erstes ist es wichtig, alte Stuhlganggewohnheiten (z. B. nach dem Morgenkaffee) wieder einzuführen. Es gehört zur Achtung der Intimität, dass ausreichend Zeit und ein geschützter Raum für den Stuhlgang zur Verfügung stehen. Das sollte auch in einem Krankenhaus möglich sein. Patienten, die schwach sind oder bei Anstrengung unter Luftnot leiden, benutzen lieber einen Toilettenstuhl (er kann ohne Einsatz auch über die reguläre Toilette gefahren werden). Er bietet eine bessere Sitzhöhe und die Möglichkeit, die Arme auf den Lehnen abzustützen.

Falls möglich, sollte die Trinkmenge erhöht werden. Das ist leichter, wenn Getränke angeboten werden, die der Patient mag. Bewegung (z. B. regelmäßige Spaziergänge, leichte Gymnastik) unterstützt ebenfalls die Verdauung. Darüber hinaus gibt es krankengymnastische Verfahren (z. B. Colonmassage, heiße Rolle), die vom Patienten bzw. seinen Angehörigen leicht erlernt und angewendet werden können.

Hämorrhoiden, Entzündungen oder kleine Verletzungen im Schließmuskelbereich können die Stuhlentleerung so schmerzhaft machen, dass Stuhldrang willkürlich oder unwillkürlich unterdrückt wird. Leider werden diese Beschwerden häufig aus Scham verschwiegen und entgehen so einer Behandlung.

Entgegen den üblichen Gepflogenheiten sollte ein kranker Mensch auch bei einer erstmalig aufgetretenen schweren Verstopfung (mehrere Tage kein oder nur sehr wenig Stuhlgang, schmerzhafter Stuhlgang) nicht zur Selbstmedikation greifen, sondern zunächst den behandelnden Arzt informieren. Er wird dann eine Ursachenklärung vornehmen und entsprechende Maßnahmen einleiten. Die Entleerung kleiner Mengen eines durchfallähnlichen Stuhls bei tagelang bestehender Verstopfung ist zumeist Ausdruck einer Schädigung der Darmschleimhaut durch den Druck der Stuhlsäule. Hier muss unbedingt fachkundige Hilfe gesucht werden.

Abführmittel sind wichtige Medikamente in der Palliativmedizin. Vorbeugend müssen sie immer dann eingenommen werden, wenn der Patient ein Medikament erhält, das mit hoher Wahrscheinlichkeit Verstopfung auslöst (z. B. Opiate). Da hier mit Hilfe der Abführmittel nur die normale Darmtätigkeit wiederhergestellt wird, schaden sie dem Darm nicht.

Quellmittel wie Leinsamen oder Agiolax® dürfen nur eingenommen werden, wenn die tägliche Trinkmenge gleichzeitig auf mindestens drei Liter erhöht wird. Geht das nicht, können diese Substanzen sogar selber Verstopfung bis hin zum Darmverschluss hervorrufen.

Die meisten Abführmittel wirken abführend, indem sie das Volumen des Stuhles im Darm durch Bindung von Wasser erhöhen und ihn geschmeidiger machen, d. h., sie wirken osmotisch (Macrogol, Lactulose). Bei Ersteinnahme tritt die Wirkung zumeist verzögert, d. h. nach etwa zwei Tagen ein. Andere beschleunigen den Transport des Darminhaltes, indem sie die Darmmuskulatur stimulieren, so genannte Irritantien (Bisacodyl, Na-Picosulfat). Sie wirken zumeist nach sechs bis zwölf Stunden, können aber Darmkrämpfe verursachen. Eine dritte Gruppe steigert die Gleitfähigkeit des Darminhaltes (Paraffin). Ist eine schnelle Darmentleerung erwünscht, oder hat sich eine Stuhlsäule im Enddarm gebildet, können Zäpfchen oder Miniklistiere angewendet oder in seltenen Ausnahmefällen auch Einläufe gemacht werden. Auch hier gilt: Vorherige Rücksprache mit dem Arzt ist sinnvoll. Vermeintlich »natürliche« Abführmittel wie Sennesblätter, Abführtees, Früchtewürfel o. Ä. sind keineswegs harmlos. Sie können zu schweren Mineralstoffverschiebungen führen!

> **MERKE:**
> > In der Palliativmedizin wird Verstopfung zumeist vorbeugend mit Abführmitteln behandelt. Das gilt besonders für die opiatbedingte Obstipation.

2.4.4 Durchfall (Diarrhoe)

Bedeutung und Ursache
Von Durchfall spricht man, wenn sowohl die Häufigkeit als auch die Menge des Stuhlgangs deutlich gesteigert ist. Im Rahmen von Tumorerkrankungen tritt er zumeist als Folge einer Bestrahlung, von bestimmten Chemotherapien oder auch nach ausgedehnten Darmoperationen auf. Bei geschwächter Immunabwehr spielen aber auch Infektionen eine wichtige Rolle. Es gibt aber auch zahlreiche Medikamente, die Durchfall auslösen können (z. B. Antibiotika, Rheumamittel, Eisenpräparate). Besonders gefährlich ist hier die Clostridieninfektion, wie sie besonders nach Antibiotikagabe bis zu mehreren Wochen nach deren Absetzen auftreten kann. Aber auch unzureichende Verdauung von Nahrungsmitteln z. B. als Folge einer zu gering arbeitenden Bauchspeicheldrüse oder eine Nahrungsmittelunverträglichkeit können Durchfälle verursachen. Deutliche Blutungen aus dem Magen-Darm-Trakt verursachen ebenfalls Durchfälle, die dann bei einer Blutungsquelle aus dem oberen Magen-Darm-Trakt dunkel bis schwarz (Teerstuhl), bei einer aus tiefer gelegenen Darmabschnitten auch rot sein können.

Durchfall kann zu lebensbedrohlicher Austrocknung und zur Verschiebung der Mineralstoffe im Blut führen. Dies kann wiederum Verwirrtheit, schwere Herzrhythmus- oder Nierenfunktionsstörungen zur Folge haben. Allgemein gilt: Je schwächer, je älter, je kränker ein Mensch ist, desto schneller muss der Durchfall behandelt werden.

Behandlung
Die beste Behandlung von Durchfall ist die Beseitigung der Ursachen. Liegt z. B. eine Clostridieninfektion vor, so wird der Arzt erneut geeignete Antibiotika verordnen. Medizinische Kohle bindet im Darm Bakterien und Gift-

Marianne Kloke

stoffe, Gerbstoffe dichten die Darmschleimhaut ab. Auch der Wirkstoff Loperamid – ein nicht durch den Darm aufnehmbares Opiat – wird oft gegeben. Er hemmt die Darmtätigkeit, bekämpft aber nicht die Erkrankungsursache. In seltenen Fällen werden auch Medikamente gegeben, die ihrerseits die Produktion von Darm- und Bauchspeicheldrüse sowie Galle reduzieren, z. B. das Octreotid.

2.4.5 Bauchwasser (Aszites)

Ursachen und Bedeutung

Wasseransammlungen im Bauchraum haben viele Ursachen: Bei Krebserkrankungen sind es oft Metastasen im Bauchfell oder in der Leber. Bei anderen Erkrankungen ist die Leber nicht imstande, ausreichend Proteine herzustellen, damit diese das Blutwasser im Blutgefäß binden und seinen Übertritt ins Gewebe verhindern. Ist der Gewebedruck in der Leber größer als der Druck in den sie durchströmenden Gefäßen, so wird aus ihnen Wasser in den Bauchraum abgepresst. Dies kann auch als Folge einer deutlichen Herzschwäche auftreten. Bauchwasser führt zu Appetitlosigkeit, Luftnot, stark eingeschränkter Beweglichkeit, Schmerzen sowie häufig Verstopfung. Die Lebensqualität ist bei diesen Patienten deutlich eingeschränkt. Es können sich einige Liter Wasser im Bauchraum ansammeln.

Behandlung

In Abhängigkeit von der Ursache wird der Arzt hier Medikamente zur Verhinderung des Nachlaufens von Wasser verordnen (eine bestimmte Art von Entwässerungsmedikamenten) oder auch Wasser abpunktieren. Letzteres geschieht immer dann, wenn die Lebensqualität des Erkrankten erheblich durch den Aszites beeinflusst wird und dieser seinerseits neue Symptome wie Luftnot, Verstopfung, Appetitlosigkeit verursacht. Dieses ist ein wenig belastender Eingriff, der in der Regel mit Unterstützung eines Ultraschallgerätes durchgeführt wird. Der Patient erhält keine Narkose oder Beruhigungsspritze, da hierzu nur eine Punktion – vergleichbar der Anlage einer Venenverweilkanüle – erforderlich ist. Wird diese Punktion in kurzen Abständen erforderlich, kann auch eine Dauerdrainage angelegt werden, über die dann so, wie der Patient es braucht, Wasser abgelassen werden kann. Das ist auch im häuslichen Umfeld bei Sicherstellung einer entsprechenden Fachpflege möglich. Die früher übliche Gabe von Albumin ist heute wenigen Ausnahmefällen vorbehalten, da sie fast immer wirkungslos ist.

2.4.6 Gelbfärbung von Haut und Augenbindehaut (Gelbsucht = Ikterus)

Ursache und Bedeutung

Der Gelbfarbstoff (Bilirubin) ist ein Abbauprodukt des Blutfarbstoffes in den roten Blutkörperchen (Hämoglobin). In der Leber wird er verstoffwechselt und dann über die Galle mit dem Stuhl ausgeschieden. Ist dieser Prozess an irgendeiner Stelle unterbrochen, kommt es zu einem Anstieg des Bilirubins im Blut. In der Folge lagert es sich in der Haut und im Auge sichtbar ab, der Mensch wird gelb. Häufig wird der Urin dann starkbierbraun und der Stuhl lehmfarben. Gleichzeitig verursacht es aber auch Müdigkeit, Übelkeit, Lustlosigkeit, Konzentrationsstörungen und manchmal auch ein feinschlägiges Zittern.

Somit können eine eingeschränkte Leberfunktion als auch eine Verlegung der Gallenwege zu einer Erhöhung des Gelbfarbstoffes führen. Aber auch ein äußerst rascher Zerfall von roten Blutkörperchen, wie er z. B. bei Unverträglichkeitsreaktionen vorkommt, kann zu einer Hyperbilirubinämie (Gelbsucht) führen. Diese könnte aber auch Ausdruck einer (zumeist) virusbedingten Leberentzündung sein.

Behandlung

Besteht der Ikterus aufgrund einer Verlegung der Gallenabflusswege, ist eine innere Schienung oder äußere Ableitung sehr hilfreich. Innerhalb weniger Tage bilden sich die Verfärbung und die begleitenden Symptome zurück. Leider sind damit fast alle kausalen Möglichkeiten erschöpft. Deshalb liegt der Schwerpunkt in der Linderung der Begleitsymptome wie Übelkeit und Hautjucken sowie in einer einfühlsamen Begleitung von Menschen, die oft genug unter dem stark veränderten Erscheinungsbild leiden.

2.4.7 Darmlähmung/-verschluss (Ileus)

Bedeutung und Ursachen

Eine Darmlähmung oder auch -verschluss haben viele Ursachen, die man grob in zwei große Gruppen aufteilen kann: Einmal verursacht ein mechanisches Hindernis den Transport des Nahrungsbreis durch den Darm bis zur Ausscheidung, das andere Mal ist der Grund eine Schädigung der Nervenversorgung des Darmes. Schmerzen, Übelkeit und Erbrechen (in Extremfällen auch von Stuhl) sind die Folge. Den Betroffenen geht es richtig schlecht, sie sind schwer krank. Auch stellt Stuhlerbrechen eine außerordentlich starke Belastung für Patienten und Angehörige dar.

Marianne Kloke

Behandlung
Über einen Ileus darf die Sonne nicht auf- oder untergehen, diese alte Chirurgenweisheit gilt nach wie vor für eine bei einem ansonsten gesunden Menschen aufgetretene akute Darmlähmung. Sie stellt immer einen Notfall dar, der einer unmittelbaren, zumeist operativen Behandlung bedarf. Anders ist die Situation bei einer Darmlähmung, wie sie langsam auf dem Boden einer vorbekannten Besiedlung des Bauchfelles oder des Darmes durch Krebszellen oder im Verlauf einer schweren neurologischen Erkrankung (z. B. Demenz vom Alzheimer-Typ) entsteht. Hier sind mittlerweile Behandlungskonzepte entwickelt worden, die dem Erkrankten in dieser Situation auch ohne Operation eine Lebenserwartung von mehreren bis vielen Monaten bei guter Lebensqualität ermöglichen. Sie reichen von einer rein medikamentösen Therapie (Stichwort Still- und Trockenlegung des Darmes) bis hin zur Anlage von Drainagesonden zur Ableitung des Darminhaltes. Die Ernährung erfolgt dann bei diesen Patienten über einen zentral-venösen Zugang (z. B. Venenport). Welche Methode möglich und geeignet ist, muss immer im Einzelfall für und mit dem Patienten entschieden werden. Wichtig ist, dass das Erbrechen von Darminhalt, ständige Übelkeit und Schmerzen heute fast immer erfolgreich verhindert werden können.

2.5 Symptome des Atemtraktes

2.5.1 Husten

Ursachen und Bedeutung
Husten ist zunächst einmal ein Schutzreflex, der dazu dient, Fremdkörper oder Schleim aus den Atemwegen zu entfernen. So sind auch Schädigungen im Bereich der Atemwege wie z. B. durch Zigarettenrauchen oder Infektionen die häufigste Ursache. Der Hustenreflex kann aber auch durch Reizung von Nervenendigungen im gesamten Brust-, Hals- und Zwerchfellbereich ausgelöst werden. Beispiele sind Husten bei einer Speiseröhrenentzündung infolge Sodbrennens, bei Veränderungen im Herzbeutelbereich oder auch des Rippen- bzw. Lungenfells. Er kann aber auch durch Tumorwachstum in den Atemwegen oder in anderen Organen und Geweben des Brustkorbes und Halses ausgelöst werden. Das Auftreten von Husten immer im Zusammenhang mit der Nahrungsaufnahme kann Folge eines Übertritts von Nahrung in die Luftröhre bei Schluckstörung oder Fistelbildung sein. Auch kann innere Anspannung einen immer wiederkehrenden Hustenreiz (oft Hüsteln)

verursachen. Husten ist ein quälendes und erschöpfendes Symptom. Neben gestörtem Nachtschlaf können Erbrechen, Kopfschmerzen, Brustschmerzen, Schwindel und das Platzen kleiner Äderchen oder Rippenbrüche und Kollaps verursacht werden.

Behandlung

Um Schleim oder Überreste von Entzündungen aus den Lungen zu fördern, kann viel Trinken und Anfeuchten der Raumluft hilfreich sein. Fehlt die Kraft, einen kräftigen Hustenstoß zu erzeugen, kann eine sitzende Haltung mit leichtem Druck auf den Bauch unterstützend wirken.

Inhalationen sowie Sekret lockernde Massagen und krankengymnastische Übungen sollten nur in Rücksprache mit dem behandelnden Arzt durchgeführt werden. Nach ärztlicher Verordnung vermitteln entsprechend ausgebildete Physiotherapeuten Techniken zur Förderung des effektiven Abhustens und der Vermeidung von unstillbaren Hustenanfällen. Hierzu können unterstützend auch Atemtrainer und/oder andere Hilfsmittel wie ein Flutter, ein pfeifenähnliches Gerät, das eine Sekretlösung in den Bronchien bewirkt, eingesetzt werden.

Beim Reizhusten ist es wichtig, zusätzliche Reizauslöser zu vermeiden (verrauchte, staubige und schlecht gelüftete Räume, Einatmen kalter oder trockener Luft). Auch die Steigerung des Speichelflusses zum Beispiel durch Lutschen saurer Bonbons kann hilfreich sein.

Schleim verflüssigende Medikamente (z. B. Acetylcystein) werden immer dann gegeben, wenn zäher Schleim die Ursache des Hustens und genug Kraft zum Abhusten vorhanden ist.

Zur Unterdrückung des Hustenreizes werden Codein, Dihydrocodein oder andere Opiate eingesetzt. Anders als bei Luftnot setzt die Husten unterdrückende Wirkung von Opiaten bereits in deutlich niedrigeren Dosierungen als den zur Schmerzbehandlung erforderlichen ein.

2.5.2 Luftnot (Dyspnoe)

Ursachen und Bedeutung

Luftnot ist zunächst das subjektive Gefühl eines Menschen von erschwerter oder nicht ausreichender Atmung. Sie kann somit auch nur durch die Mitteilung des Betroffenen gemessen werden. Untersuchungen ergaben, dass Patienten die Intensität ihres Lufthungers immer höher bewerteten als Fachleute und Angehörige. Luftnot kann bei schneller, normaler oder langsamer Atmung auftreten; sie kann mit normalem oder krankhaft verändertem Sauerstoff- und/oder Kohlendioxidgehalt und/oder Säuregehalt des Blutes einhergehen; sie kann bei einem normalen und krankhaft veränderten Atemmuster und -typ auftreten. Luftnot oder besser Lufthunger löst meist eine Kettenreaktion aus, die in einen Teufelskreis führt: Luftnot → Angst → beschleunigte und damit wenig effektive Atmung → Kreislauffehlregulation → noch mehr Angst.

Luftnot kann viele Ursachen haben. Eine Ursache ist die Verminderung des zur Sauerstoffaufnahme verfügbaren Lungengewebes z. B. durch Tumormetastasen, Lungenüberblähung oder Lungenentzündung. Tumorzellen in den kleinen Lymphgefäßen der Lunge, Veränderungen wie bei Asbestose, Steinstaublunge oder auch Lungenentzündungen erschweren den Gasaustausch zwischen Atemluft und Blut. Erkrankungen wie Herzschwäche, Überwässerung des Körpers und Stoffwechselstörungen können zur Luftnot führen. Auch eine frühzeitige Zumischung von sauerstoffarmem zu sauerstoffreichem Blut, wie es z. B. bei Lungenmetastasen oder auch bestimmten Herzfehlern stattfindet, kann Luftnot machen. Körperliche Schwäche, ausgedehnte Veränderungen der Brustwand oder Lähmungen können zur Entstehung von Luftnot beitragen. Luftnot kann aber auch das wesentliche Symptom einer Angsterkrankung sein.

Umgang mit Luftnot und Behandlung

Die nachhaltigste Behandlung ist die Beseitigung der Ursachen. Der Arzt wird nach ihnen suchen und entsprechende Behandlungsmöglichkeiten ins Auge fassen. Beispielhaft seien hier die Behandlung einer Lungenentzündung oder Herzschwäche, die Punktion eines Pleuraergusses (Wasseransammlung im Spalt zwischen Lungen- und Rippenfell), die Wiedereröffnung von Atemwegen durch Abtragen von Tumorgewebe, die Einbringung von Röhren (Stents) zur Offenhaltung der Luftwege genannt. Da Schmerzen und andere zusätzlich bestehende Symptome Dyspnoe verstärken können, sollten diese – neben der Luftnot selber – grundsätzlich mitbehandelt werden.

Tritt Luftnot verstärkt bei *Belastung* auf, so ist es wichtig, die Alltagsaktivitäten gut und kraftsparend zu planen, damit genug Luft für die wichtigen Dinge bleibt (z. B. ausreichende Pausen zwischen einzelnen Aktivitäten, Arbeiten im Sitzen, Benutzung von Hilfsmitteln wie Toilettenstuhl, elektrisch verstellbares Bett, Aufrichtehilfe u. a.). Es ist wichtig, dass der Betroffene sich Zeit beim Sprechen lässt, sich u. U. sogar längere Mitteilungen aufschreibt (z. B. Zaubertafel). Auch eine etwa 15-minütige Sauerstoffgabe vor einer planbaren Belastung kann hier zusätzliche Reserven vermitteln.

Ist *Luftnot bereits in Ruhe* vorhanden, wird es wichtig sein, Raum zu schaffen. So kann zu große körperliche Nähe Engegefühle vermitteln und Luftnot verstärken. Beengende Kleidung oder schwere Bettdecken sollten auf jeden Fall gemieden werden. Windzug (auch kleiner Handventilator), gut gelüftete und helle Räume, Behandlung von Mundtrockenheit oder von Nasenschleimhautschwellung können ebenso hilfreich sein wie ablenkende Gespräche.

Spezielle Lagerungs- und Haltungstechniken erleichtern die Atmung (z. B. seitliches Abstützen der Arme mit Kissen, Oberkörperhochlagerung). Es gehört zum Wissen von Fachkrankenpfleger/innen, die für die jeweilige Situation optimale Lagerung anzubieten. Physiotherapeuten können beim Erlernen günstiger Atemtechniken helfen oder auch Massagen und Einreibungen vornehmen, die die Luftnot lindern. Wenn der Betroffene oder seine Umgebung bemerkt, dass es Situationen gibt, die die bestehende Luftnot verstärken oder sie sogar auslösen können, ist eine psychologische Unterstützung hilfreich. In welcher Form sie dann stattfindet, wird der Therapeut mit dem Betroffenen zusammen herausfinden.

Die dauerhafte Gabe von Sauerstoff ist nur unter ganz bestimmten (eher seltenen) Umständen sinnvoll. Nachteile wie Geräuschbelästigung, Angewiesenheit auf Geräte, Notwendigkeit einer Sauerstoffsonde, Mundtrockenheit usw. überwiegen in der Regel. Eine intermittierende oder auf einen aktuellen Bedarf ausgerichtete Sauerstoffgabe kann hingegen einen sinnvollen Beitrag zur Lebensqualität leisten.

> **MERKE:**
> > Luftnot ist eine Wahrnehmung des Individuums mit körperlichen und seelischen Ursachen und Folgen. Luftnot kann unabhängig vom Sauerstoffgehalt des Blutes oder der Tiefe und Häufigkeit der Atemzüge auftreten.

Die *medikamentöse Behandlung* richtet sich ebenfalls nach den Ursachen für die Atembeschwerden. Kortison wirkt entzündungshemmend und abschwellend und kann Luftnot mildern, wenn diese Wirkungen erwünscht sind. Medikamente, die normalerweise bei Asthma wirken (zumeist das Bronchialsystem weitstellende Sprays), sollten nur angewendet werden, wenn der Luftnot ein ähnlicher Mechanismus zugrunde liegt. Sonst haben sie mehr Nebenwirkungen als Wirkungen, insbesondere wenn sie häufiger oder in größeren Dosierungen angewendet werden als empfohlen. Morphin und andere Opiate sind in der Behandlung von Luftnot unverzichtbar. Die Atemnot lindernde Wirkung setzt bei Patienten, die bereits Opiate zur Schmerz-

Marianne Kloke

therapie erhalten, erst bei einer Dosis ein, welche die zur Schmerzlinderung erforderliche um mindestens 30 Prozent überschreitet; bei Menschen, die kein Opiat erhalten, sind in der Regel wesentlich niedrigere Dosen erforderlich. Es ist unklar, welche Zubereitungsform oder welcher Applikationsweg (normal freisetzende oder retardierte Tablette, Pflaster, Nasenspray, Sublingualtablette, subkutane oder intravenöse diskontinuierliche oder kontinuierliche Gabe) am wirksamsten sind.

Benzodiazepine (ursprünglich Schlaf- und Beruhigungsmittel) verstärken diese Wirkung von Opiaten und werden häufig ergänzend gegeben. Aber auch andere Psychopharmaka, so genannte Neuroleptika, helfen, in ganz niedrigen Dosierungen Atemnot zu lindern.

2.5.3 Erstickungsangst

Viele schwer lungenkranke Patienten haben Angst vor dem Ersticken. Erstickungsgefühle sind wie Atemnot ein subjektives bedrohliches Erleben. Wenn durch die o. g. Maßnahmen Luftnot nicht ausreichend beherrscht werden kann, gibt es jedoch die Möglichkeit, das Bewusstsein mit Medikamenten so weit einzuschränken, dass das Ersticken nicht wahrgenommen und erlebt wird. Diese hilfreiche Möglichkeit der palliativen Sedierung sollte frühzeitig mit dem Arzt besprochen und ggf. in eine Patientenverfügung aufgenommen werden (s. nächstes Kapitel).

2.6 Psychische und neurologische Symptome

2.6.1 Akutes Verwirrtheitssyndrom (Delir)

Ursachen und Bedeutung
Ein Drittel aller Palliativpatienten erleidet irgendwann eine Phase der Verwirrtheit, auch Delir genannt. Veränderungen im Verhalten sind oft das einzige Symptom: Der Mensch wird ängstlich, zieht sich zurück, redet mit offensichtlich nicht anwesenden Personen oder Tieren, macht einen ängstlichen verschreckten Eindruck, blickt immer in eine Richtung. Recht typisch ist auch das so genannte Nesteln, d. h., es wird immer etwas mit den Händen gesucht oder auch zwischen die Finger genommen und betrachtet, was nicht existent ist. Ein überaus großer Bewegungsdrang, ein rast- und ruheloses Herumlaufen, aber auch ein wiederholtes unkontrolliertes und unmotiviertes Verlassen des Bettes (notfalls auch über den Fallschutz) sind häufig zu

beobachten. Es entsteht der Eindruck, dass diese Menschen in Not sind. Die Verkennungen (Halluzinationen) können so weit führen, dass der langjährige Ehepartner als potenzieller Mörder verkannt und angegriffen wird. In dieser »Todesnot« entwickeln auch schwerstkranke und schwache Menschen ungeheure Kräfte. Von daher müssen Selbst- und auch Fremdgefährdung der deliranten Patienten immer mit erfasst werden.

Im Gegensatz zur Altersverwirrtheit (Demenz) entwickeln sich diese Zustände innerhalb weniger Tage bis Stunden; gelegentlich gibt es ein unspezifisches Vorstadium mit Unruhe, Schlaf- und Merkfähigkeitsstörungen. Phasen schwerster Desorientierung wechseln ohne Vorankündigung mit völlig »normalen« Zeiten. Oftmals sind diese Halluzinationen oder die Desorientierung dem Betroffenen nicht bewusst. Viele Patienten nehmen aber durchaus wahr, dass sie »ver-rückt« sind, und fühlen sich verunsichert und verängstigt. Sie reagieren mit Rückzugsverhalten, werden depressiv oder u. U. auch aggressiv, wenn sie sich bedroht fühlen. Ungefähr ein Drittel der Patienten erinnert sich nach Abklingen einer deliranten Phase entweder an die Tatsache des Verwirrtgewesen-Seins oder sogar an die Inhalte des Erlebten. Die hieraus entstehende Belastung für den Betroffenen und seine Umgebung erfordert einen erheblichen Unterstützungsbedarf.

Ein Delir hat immer organische Ursachen, die oft behandelbar sind. Selbst in einer sehr weit fortgeschrittenen Erkrankungssituation ist noch ein Drittel aller Verwirrtheitszustände behebbar. Häufige Auslöser für eine Verwirrtheit sind Flüssigkeitsmangel, Unter- oder Überzuckerung und andere Stoffwechselveränderungen, Entzug von Alkohol und Medikamenten (besonders häufig Schlaf- und Schmerzmittel), Nebenwirkungen von Medikamenten (ganz verschiedene, auch »Alltags«-Medikamente können Verwirrtheit auslösen), aber auch Veränderungen im Gehirn wie z. B. Tumorabsiedlungen (Metastasen), akute Blutungen oder Gefäßverschlüsse.

MERKE:
> Ein Delir hat immer körperliche Ursachen, ist ein »organisch« bedingtes Psychosyndrom.

Umgang mit deliranten Menschen
Der Verdacht auf das Vorliegen eines deliranten Zustandes ergibt sich häufig zunächst bei Angehörigen und Freunden. Leider werden diese Hinweise nicht selten bagatellisiert oder aus Scham (»Mein Mann ist doch nicht verrückt«) verschwiegen. So wird der Arzt leider oft erst informiert, wenn der Betroffene

Marianne Kloke

schon beim Klettern über das Bettgitter gestürzt oder jemand tätlich angegriffen wurde. Das Delir stellt für jeden Menschen eine Notsituation dar, die der medizinischen Behandlung bedarf.

Im Umgang mit dem Kranken ist es wichtig, ihn nicht in seinen Wahnvorstellungen zu bestärken, sondern ihm Orientierungshilfen zu geben. Hierzu können das Angebot einer Uhr mit großem und deutlichem Zifferblatt, das einer Tageszeitung oder eines Kalenders gehören. Es ist wichtig, dass auch bekannte Personen sich und ihre Funktion dem Betroffenen immer wieder vorstellen und in das Gespräch mit ihm/ihr Informationen zu anwesenden Personen, zur Zeit und zum Ort einfließen lassen. Ist ein Gefühl des Bedrohtseins mit im Spiel, sollte ein beruhigender Tonfall gewählt, die Unbegründetheit der Angst immer wieder erklärt werden. Patienten, die sich durch Wahnvorstellungen/Wahnerleben (existenziell) bedroht fühlen, geraten in eine Notwehrhaltung und können gefährlich selbst- und fremdaggressiv werden. Hier gilt es, alle Dinge, die als »Waffen« benutzt werden könnten, aus der Reichweite des Betroffenen zu bringen. Dazu gehören auch Glasflaschen, Vasen oder Messer. Auch sehr schwache Menschen können im dem Gefühl des Bedrohtseins so viel Kraft entwickeln, dass sie das Bett verlassen, sich eigene Fluchtwege suchen und dann stürzen. Hier sollten dann Fenster und Türen gesichert und möglichst ein Fallschutz vor das Bett gelegt werden.

Behandlung
Da ein Delir immer eine körperliche Ursache hat, wird der Arzt, soweit es der Gesundheitszustand des Patienten erlaubt und das Erkrankungsstadium es sinnvoll erscheinen lässt, die Ursache suchen und diese – wenn möglich – behandeln. Als Beispiele seien hier der Ausgleich von Stoffwechselerkrankungen, das Ab- oder Ersetzen von auslösenden Medikamenten oder auch die Bestrahlung von Hirnmetastasen genannt. Lässt sich die Ursache des Delirs nicht finden oder führt eine ursächliche Behandlung nicht zu einer ausreichenden Besserung, stehen hoch wirksame Medikamente zur Linderung der Verwirrtheit zur Verfügung. Diese Neuroleptika werden zumeist gut vertragen und können je nach Substanz auch noch beruhigend wirken. Typische Vertreter sind: Haloperidol, Risperidon, Dipiperon, Melperon. Gefährdet ein Patient sich und/oder seine Angehörigen und die ihn Betreuenden in einer akuten Verwirrtheitssituation, muss im Einzelfall abgewogen werden, welche Schutzmaßnahmen hier erforderlich sind. Lang andauernde und wiederkehrende Phasen von Verwirrtheit stellen für die pflegenden Angehörigen eine sehr große Belastung dar. Dann für Entlastung zu sorgen gehört mit in den Aufgabenkatalog einer palliativen Begleitung.

2.6.2 Innere Unruhe und Angst

Ursachen und Bedeutung

Innere Unruhe tritt normalerweise in Situationen auf, denen wir uns nicht oder noch nicht gewachsen fühlen. Angst gehört zum Menschen als lebensschützende und adäquate Reaktion auf eine Bedrohung. Verständlicherweise treten Unruhe und Angst daher bei schwerkranken und sterbenden Menschen häufig auf, denn sowohl die Erkrankung selber als auch der Medizinbetrieb können als Bedrohung erlebt werden. Zugleich spielen auch ganz konkrete Ängste eine Rolle. Im Vordergrund steht oftmals die Angst vor quälenden Symptomen wie Schmerzen, Übelkeit oder Luftnot, aber auch Angst vor dem Verlust von Selbstständigkeit oder vor Pflegebedürftigkeit spielen eine große Rolle. Sorgen um Angehörige, finanzielle Belastungen und die Veränderung von sozialen Beziehungen erschweren die Situation zusätzlich. Angst tritt häufig gar nicht so sehr als psychisches Phänomen auf, die psychischen Symptome erfahren eine »Übersetzung« in körperliche.

Die Reaktionen des Körpers auf Angstsituationen sind fast immer gleich: *Akute Angst* führt zu Stressreaktionen wie Pulsbeschleunigung, Blutdruckanstieg, Schwitzen, Veränderungen der Atmung und allgemeiner Anspannung. *Dauerhafte Angst* verliert ihre Warn- und Schutzfunktion und kann deshalb krank machen. Sie kann schmerzhafte Muskelverspannungen, Schlafstörungen, Appetitverlust und schwer unterdrückbaren Bewegungsdrang auslösen. Auch deshalb ist es also wichtig, Wege zu finden, mit den jeweiligen Ängsten angemessen umzugehen.

MERKE:
> Die schlimmste Angst ist die unausgesprochene Angst. Angst zu haben ist keine Charakterschwäche. Angst ist zunächst einmal ein lebenerhaltendes Prinzip.

Behandlung

Es ist wichtig, frühzeitig offen über Ängste mit nahestehenden Menschen, aber auch mit dem behandelnden Arzt zu sprechen. Oft können dann unrealistische Befürchtungen aufgelöst und realistische Lösungswege aufgezeigt werden. Simple Alltagsmaßnahmen wie gezielte Ablenkung durch das Hören von Musik, das Betrachten von Bildern, körperliche Betätigung oder auch liebevolle Besuche können helfen, (Zukunfts-)Angst zu ertragen. Wenn Angst und innere Unruhe krank machende Wirkungen entfalten (z. B. Appetitlo-

Marianne Kloke

sigkeit, Schlafstörungen, Schmerzen), ist eine spezielle Behandlung erforderlich. Diese wird i. d. R. zunächst die nicht-medikamentöse Therapie bevorzugen. So gibt es auf der einen Seite körpernahe Verfahren wie Massage, Muskelentspannungs- oder Atemtrainings. Aber auch Gesprächs-, Musik- und Maltherapien haben hier ihren festen Stellenwert. Spätestens wenn die Angst das gesamte Leben beeinträchtigt und die Beziehung zu anderen Menschen behindert oder unmöglich macht, muss über eine Behandlung mit Medikamenten nachgedacht werden. Durch die Gabe von Angst und Anspannung lösenden Medikamenten (Psychopharmaka) werden oft erst Gespräche und die Auseinandersetzung mit der Erkrankungssituation möglich.

Akute Angst- und Depressionszustände bis hin zu Panikattacken können unmittelbar mit schnell und stark wirkenden Medikamenten behandelt werden. So setzt die beruhigende Wirkung der Benzodiazepine (Valiumabkömmlinge) zumeist nach weniger als einer Stunde ein. Da diese Medikamente aber Müdigkeit und mittelfristig eine schlechtere Schlafqualität als Nebenwirkungen haben, werden sie selten dauerhaft eingesetzt. Ausnahme sind Unverträglichkeit alternativer Medikamente oder gezieltes Ausnutzen von weiteren Wirkungen (Muskelentspannung, Schlafanstoß, Wirkung bei Krampfleiden).

Antidepressiva entfalten ihre Angst und Traurigkeit lösende Wirkung frühestens nach drei Wochen. Zu Beginn der Behandlung überwiegen häufig die Nebenwirkungen wie Mundtrockenheit, Müdigkeit, Verstopfung und selten auch erschwertes Wasserlassen. Im Gegenzug bedeutet dieses aber auch, dass Antidepressiva nicht bei Bedarf (wie z. B. Schlafmittel), sondern regelmäßig eingenommen werden müssen. Unter den Antidepressiva gibt es Substanzen, deren »Neben«wirkungen sich gezielt zur Therapie anderer Symptome mit nutzen lassen. Amitriptylin oder Mirtazapin verbessern z. B. den Nachtschlaf, steigern den Appetit und können bei Nervenschmerzen wirksam sein.

2.6.3 Depression

Ursachen und Bedeutung
Nicht jeder, der traurig ist, leidet an einer Depression. Traurig sein zu können ist eine gesunde menschliche Reaktion, die in sich auch die Chance ihrer Überwindung birgt. Eine unangemessene Traurigkeit, die zu erheblichen körperlichen Symptomen und Einbußen des Konzentrations- und Erinnerungsvermögens führt, stellt eine Erkrankung dar, die der Behandlung bedarf.

Depressiv Erkrankte können durch Veränderung ihres Ernährungsverhaltens erhebliche Gewichtsveränderungen erfahren, der Tag-Nacht-Rhythmus ist völlig gestört, oft besteht ein morgendliches Stimmungstief, der Antrieb ist völlig gemindert. Unberechtigte Schuldzuweisungen und Minderwertigkeitsgefühle charakterisieren diesen Zustand ebenso wie die Unfähigkeit, sich an irgendetwas noch freuen zu können. Gespräche werden mühsam, weil die Fähigkeit zur Konzentration und des Sicheinlassens auf andere Themen verloren gegangen sind. Der depressive Mensch leidet. Es gibt Hinweise darauf, dass eine schwere Depression im Rahmen schwerer Erkrankungen lebenverkürzend wirkt.

Die Ursachen für das Auftreten einer Depressionserkrankung sind Gegenstand intensiver Forschung. Heute wird zumeist ähnlich wie beim »Altersdiabetes« das Zusammenspiel von genetischen, sozialen und lebensgeschichtlichen Faktoren vermutet. Eine Depression zu entwickeln oder sie zu haben bedeutet nicht, ein willensschwacher Mensch zu sein.

Wichtig ist, dass Depressionen auch ohne primär erkennbare Ursache eine absolut krisenhafte Verstärkung erfahren können. In dieser kann der Selbsttötungswunsch so übermächtig werden, dass es zum Suizidversuch kommt. Das passiert durchaus auch auf Palliativstationen. Von daher ist es absolut wichtig, den depressiven Patienten immer danach zu fragen, ob er eine Selbsttötung plant, für wie gefährdet er sich hält, einen Versuch zu unternehmen. Das fördert in keinster Weise das Risiko, sondern gibt Gelegenheit, hier im Rahmen einer Krisenintervention tätig zu werden.

Behandlung

Die Behandlung von Depressionen, die im Rahmen einer schweren körperlichen Erkrankung auftreten oder durch diese verstärkt werden, erfordert besondere Kenntnisse und besonderes Engagement der Therapeuten. So macht der oft rasch wechselnde Gesundheitszustand selten die langfristige sichere Terminvereinbarung möglich; häufig sind diese Patienten gar nicht mehr in der Lage, einen Therapeuten aufzusuchen oder 45 Minuten einer Therapieeinheit zu sitzen oder in einer Position zu verbringen. Auch sind nicht alle Psychotherapieverfahren gleichermaßen für den Palliativpatienten geeignet. Gute Erfahrungen werden gemacht bei der Verknüpfung von Palliativ- oder Onkologischen Einheiten mit verschiedenen Formen der Kunsttherapie.

In der medikamentösen Therapie muss zwischen der akuten Krisenbehandlung und der auf eine lang- bis mittelfristige Wirkung abzielenden unterschieden werden. Während in der Akuttherapie immer stark dämpfenden oder auch spannungslösenden Substanzen der Vorzug gegeben wird, werden die klassischen Antidepressiva eher für die Dauertherapie benutzt. Bei der Suche nach der geeigneten Substanz müssen die i. d. R. gleichzeitig bestehenden körperlichen Einschränkungen (z. B. Leber- oder Nierenfunktionseinbußen) oder auch die (un-)erwünschten Nebenwirkungen (Appetitsteigerung versus -verlust, schlafanstoßend versus antriebssteigernd) berücksichtigt werden. Mittlerweile gibt es jedoch so viele unterschiedliche Substanzgruppen mit antidepressiver und angstlösender Wirkung, dass sich nahezu für jeden Patienten das für ihn geeignete und auch gut verträgliche Medikament finden lässt. Wichtig ist, dass bei den Antidepressiva die Wirkung frühestens nach zwei Wochen eintritt, mitunter kann es bis zur vollen Wirksamkeit viele Wochen dauern.

> **MERKE:**
> > Eine Depression kann tödlich enden. Sie ist auf viele verschiedene Arten zu
> > behandeln.

2.6.4 Erschöpfung (Fatigue)

Ursachen und Bedeutung

Palliativpatienten leiden häufig an einer besonderen Form der Erschöpfung und Abgeschlagenheit. Diese kann im Verlauf der Behandlung der Grunderkrankung (z. B. bei Krebstherapien), aber auch noch längere Zeit danach auftreten. Selbst ausreichender Schlaf vermag das Gefühl der körperlichen und geistigen Mattigkeit, das mit Antriebslosigkeit, Konzentrations- und Gedächtnisstörungen, Niedergeschlagenheit und Schlafstörungen einhergehen kann, nicht zu lindern. Oft kommen verminderte seelische Belastbarkeit und Tiefgestimmtheit hinzu. Der Fachausdruck für diese Symptomatik lautet Fatigue. Sie lässt sich fast nie auf eine einzelne Ursache zurückführen. Risikofaktoren sind Veränderungen des Stoffwechsels durch den Tumor oder durch eine andere konsumierende Erkrankung mit der Folge einer starken Gewichtsabnahme (Anorexie-Kachexie-Syndrom), oder durch körperliche Reaktionen auf eine Chemo- oder Hormontherapie sowie Bestrahlung, oder durch Knochenmarkschädigung, schlechte Leberfunktion oder auch bestimmte Medikamente (z. B. Interferon, Langzeitgabe von Kortison). Fatigue ist nicht gleichzusetzen mit einer Müdigkeit infolge eines Mangels an roten Blutkörperchen (Anämie), kann jedoch durch sie verstärkt werden. Als Verstärker gelten auch Schmerzen und andere unzureichend behandelte Symp-

tome, chronische Entzündungen und Hormon-, insbesondere Testosteron-
mangel.

Fatigue schränkt sowohl die körperliche als auch die kognitive und emotionale Belastbarkeit eines Menschen deutlich ein.

Umgang mit Fatigue

Fatigue ist keine Einbildung oder gar die Folge mangelnder Willenskraft! Es
ist ein stummes Symptom, sodass es selten zur Sprache gebracht wird. Das
führt häufig dazu, dass Menschen, die unter Fatigue leiden, wenig Verständnis entgegengebracht wird, obwohl sie oft eine Umstrukturierung des bisherigen Lebens erforderlich macht. So müssen die Alltagsplanungen auf die
verminderte Leistungsfähigkeit abgestimmt werden. Dies kann bedeuten,
dass wichtige Erledigungen zu Tageszeiten mit der besten Leistungsfähigkeit
geplant werden. Die zwingend notwendige Entlastung durch Freunde und
Familie wird umso leichter fallen, je größer das Wissen um dieses besondere
Symptom ist.

Behandlung

Soweit möglich, werden zunächst alle das Entstehen von Fatigue begünsti-
genden Faktoren behandelt (z. B. Schmerzen, Schlafstörungen, Luftnot, Appetitlosigkeit, Depression, Angst). Weiterhin sollte eine mögliche Anämie
als Ursache des Erschöpfungssyndroms frühzeitig ausgeschlossen bzw. behandelt werden. Es gibt Hinweise, dass während einer Chemo- oder Bestrah-
lungstherapie auftretende Fatigue durch gezieltes körperliches Training zu
bessern ist. Amphetamine und andere stimulierend wirkende Medikamente
(wie z. B. Modafinil) sind manchmal kurzfristig hilfreich, haben aber wiederum eigene Nebenwirkungen und bergen die Gefahr einer Überanstrengung
mit einem schweren Erschöpfungszustand als Folge. Ob Kortison auch nur
kurzfristig eine positive Wirkung auf Fatigue hat, darf angezweifelt werden,
mittelfristig überwiegen sicher die Nachteile.

MERKE:
> Sind die körperlichen Ursachen einer Fatigue gut behandelt, gilt es vor allem,
  die verringerte Leistungsfähigkeit anzuerkennen und sie bewusst in den Alltag einzuplanen.

Marianne Kloke

2.7 Symptome der Haut

Bedeutung und Ursache

Nicht mehr heilende Wunden sind in der Palliativsituation häufig. Sie treten auf als Folge von Druckgeschwüren infolge Wundliegens bei Bettlägerigkeit oder Auszehrung, bei Tumorgeschwüren oder bei Durchblutungsstörungen. Sie verursachen Schmerzen, führen zu Verlust von Körperflüssigkeit und verändern das Erscheinungsbild. Viele dieser chronischen Wunden entwickeln darüber hinaus unbehandelt einen starken Geruch. Nicht alle Kosten für eine kunstgerechte und kosmetisch zufriedenstellende Wundversorgung und Verbandstechnik werden von den Krankenkassen übernommen (Beispiel: Desinfektionsmittel). Hier sind nicht selten zähe Verhandlungen mit den Kostenträgern erforderlich. Aufwändige Wundversorgungen erfordern oft die Verordnung eines (Palliativ-)Fachpflegedienstes. Wenn feststeht, dass das Behandlungsziel nicht die Wundheilung sein kann, so muss alles getan werden, um die Beschwerden, die eine solche Wunde verursacht, so gut als möglich zu lindern.

Behandlung

Zentrales Ziel jeder Wundbehandlung sind die Linderung von akuten (zumeist bei der Wundversorgung auftretenden) als auch chronischen Schmerzen. Wenn örtliche Betäubungsmittel in Form von Gels, Salben, Sprays oder auch Injektionen nicht ausreichen, dann werden Schmerzmittel gegeben. Hierbei ist wichtig, den Verband zu planen; denn ein prophylaktisch für einen schmerzhaften Verbandwechsel eingenommenes Schmerzmittel braucht i. d. R. mindestens eine halbe Stunde, bis es ausreichenden Schutz bietet. Die Verbandmaterialien werden entsprechend den Wundverhältnissen ausgewählt: gering oder stark nässend, infiziert oder blande, leicht oder nicht blutend, riechend oder nicht riechend, oberflächlich oder tief, mit Taschenbildung oder ohne. Hier sind zahlreiche hochkomplizierte Fertigverbände verfügbar. Sie ersetzen aber nicht die Kreativität, die insbesondere bei Verbänden im sichtbaren Bereich wie z. B. im Gesicht, am Hals, am Kopf oder auch an den Gliedmaßen gefordert ist. Eine isolierende Geruchsbildung lässt sich fast immer sehr rasch durch die Einnahme (Infusion) bestimmter Antibiotika ausreichend beherrschen.

> **MERKE:**
> > Auch chronische, nicht mehr heilende Wunden bedürfen einer sorgfältigen Wundbehandlung. Eine Geruchsbildung kann fast immer zurückgedrängt werden.

2.8 Therapeutische Sedierung

2.8.1 Was tun, wenn alles nicht mehr hilft?

Schmerzen und andere körperliche und seelische Symptome können wirksam und fast immer zumindest subjektiv ausreichend behandelt werden. In Ausnahmefällen, die fast immer in einer weitest fortgeschrittenen Erkrankungssituation oder am Lebensende auftreten, kann sich jedoch eine Situation ergeben, in der das Leiden trotz einer kunstgerechten Behandlung für den Patienten unerträglich bleibt. Diese Bedingungen können sich langsam entwickeln (z. B. fortschreitende Luftnot, nicht beherrschbare Halluzinationen, stärkste Schmerzen) oder auch plötzlich eintreten wie z. B. eine akute schwerste Blutung oder ein Erstickungsanfall. Für diesen Fall kann das Bewusstsein so weit mit Medikamenten eingeschränkt werden, dass der Mensch die ihn quälenden Symptome nicht mehr wahrnimmt. Diese besondere Behandlungsmöglichkeit heißt auch palliative Sedierung. Sie kann nur mit Einverständnis des Patienten oder für den Fall, dass er selber nicht mehr entscheiden kann, mit Zustimmung der Person des Vertrauens eingeleitet werden. Eine Ausnahme stellt die akute Notsituation wie z. B. eine akute Verblutung dar. Hier kann das Einverständnis des Patienten als gegeben vorausgesetzt werden.

Eine therapeutische, früher auch palliative oder terminale Sedierung genannt, ist keine besondere Form der Sterbehilfe (Euthanasie), da sie nicht den Tod des Patienten, sondern die Linderung von ansonsten unerträglichem Leid zum Ziel hat. Untersuchungen haben deutliche Hinweise darauf gegeben, dass eine palliative Sedierung auch nicht lebensverkürzend wirkt.

2.8.2 Durchführung einer Sedierung

Eine palliative Sedierung erfordert keinen Aufenthalt auf einer Intensivstation. Die Mehrzahl der Patienten wird diese zwar in einem Krankenhaus erhalten, gerade mit Verbesserung der ambulanten Palliativversorgung wird diese Behandlung aber auch zunehmend zu Hause erfolgen können.

Nachdem die Indikation (= rechtfertigender Behandlungsgrund) eindeutig festgestellt und die Einwilligung des Patienten oder seines Stellvertreters gegeben ist, wird dem Patienten zumeist unter die Haut (subkutan) oder in die Vene ein Beruhigungsmittel gespritzt oder eine Infusion gestartet. Medikamente der ersten Wahl zur Durchführung einer palliativen Sedierung sind Benzodiazepine (Valiumabkömmlinge). Sie werden je nach Bedarf durch andere Substanzen ergänzt. Hierbei wird die Dosis so gewählt, dass die für

Marianne Kloke

den Patienten ausreichende Schlaftiefe erreicht wird. Fast immer wird diese Sedierung nach 24 Stunden oder einem anderen vereinbarten Zeitraum versuchsweise zurückgenommen. Wichtig ist, dass entschieden wird, welche der zuvor eingenommenen Medikamente der Patient unbedingt weiter erhalten sollte und welche einfach verzichtbar sind. Gleichzeitig muss die Krankenbeobachtung ganz besonders sorgfältig und intensiv durchgeführt werden, um mögliche Veränderungen (z. B. Harnverhalt oder Stuhldrang oder Übelkeit) frühzeitig zu erkennen und entsprechend behandeln zu können. Angemessene Lagerungs- und gute Pflegemaßnahmen wie z. B. Mundpflege erhalten ganz besondere Bedeutung.

Eine Einschränkung des Bewusstseins mit Medikamenten bedeutet immer, dass der Betroffene in seiner Entscheidungs- und Denkfähigkeit eingeschränkt ist. Eine Kommunikation mit Worten oder auch Gesten ist zumeist nicht möglich. Dennoch kann er je nach Sedierungstiefe hören, fühlen, schmecken, riechen und zumindest Helligkeitsstufen wahrnehmen. Dieses stellt eine große Chance für Begleiter und Angehörige dar: Sie können vertraute Gerüche in seine Nähe bringen (der Zigarettenrauch, der Kaffeeduft, das Rasierwasser, das Parfüm, der Rosenduft etc.). Sie können ihn streicheln, massieren und so lagern, wie er es am liebsten möchte. Wärme- und Kälteempfinden sind oft erhalten. Das Abspielen von Lieblingsmusik, Erzählungen aus dem Alltag, Vorlesen gekannter Texte führen auch ohne explizites Verständnis zur Veränderung des Atemrhythmus, des Gesichtsausdrucks, der Körperspannung. Sie geben Ausdruck darüber, ob der Patient entspannt ist und sich »wohlfühlt« oder nicht.

MERKE:

> Eine palliative Sedierung stellt eine Behandlungsmaßnahme dar. Es gibt dafür klare Indikations- und Durchführungsvorschriften. Sie ist keine Sterbehilfe. Um diese Behandlungsmöglichkeiten bereits bei Eintritt in die nicht mehr heilbare Krankphase zu wissen, bedeutet für viele Patienten eine sehr große Beruhigung.

Zusammenfassung

Schmerzen und andere körperliche sowie psychische Symptome sind gut behandelbar, auch wenn viele der derzeit allgemein anerkannten Therapieprinzipien/-leitlinien wissenschaftlich schlecht abgesichert sind und auf sehr viel

Erfahrungswissen beruhen. Die Betreuung des Palliativpatienten erfordert ein hohes Maß an Wissen, Können und Fähigkeiten. Die Motivation, dieses zu erwerben, ergibt sich aus der Haltung gegenüber dem Menschen, der am Lebensende auf Fachleute angewiesen ist, die ihn seiner Würde entsprechend begleiten.

2.9 Besonderheiten der Sterbephase

2.9.1 Einleitung

So wie die letzten Lebensmonate oder -wochen ist auch das Sterben Teil des Lebens mit dem Tod des Individuums als Endpunkt (vgl. dazu später Kapitel 5). Palliativmedizin achtet das Leben: Somit wird das Sterben als zum Wesen des Menschen gehörender Prozess bejaht und sein Eintreten weder beschleunigt noch verzögert. Die Individualität des Menschen setzt sich in der Einzigartigkeit des rationalen, emotionalen und spirituellen Umgangs mit der eigenen Krankheit, dem zunehmenden Verfall und dem Sterben fort. Es gibt somit kein »richtiges« oder »gutes« Leiden und Sterben, sondern nur die Einmaligkeit des persönlichen Todes. Der Respekt vor dem Mysterium Leben und mit ihm auch dem Mysterium Sterben gebietet einen wertschätzenden Umgang mit allen Beteiligten besonders auf dieser Zielgeraden des Lebens. Der Patient hat ein Recht auf eine angemessene, seine Autonomie und Würde respektierende Lebens- und zugleich fürsorgliche Sterbebegleitung, die seine Familie und Freunde einbezieht. Der ethische Auftrag an die Begleitenden und Behandelnden kann somit nur lauten, Bedingungen herzustellen, die diesem Anspruch gerecht werden, dabei aber wohl wissend, dass selbst eine perfekte Palliativmedizin Leiden im existenziellen Sinn nicht verhindern kann.

2.9.2 Kennzeichen der letzten Lebensphase

In den letzten Lebenswochen bestimmen nicht mehr einzelne Symptome, sondern komplexe Syndrome das Erkrankungsbild. Sie lassen sich häufig aus dem fortschreitenden Versagen wesentlicher Organe ableiten. Erschwerend kommt ein allgemeiner Kräfteverfall hinzu. Die Dynamik des Erkrankungsprozesses ist enorm und gekennzeichnet durch ein Mit- und Nebeneinander physischer und psychischer Beschwerden mit oftmals erheblichen tageszeitlichen und situativen Schwankungen. Zahlreiche Studien, deren Ziel die

Marianne Kloke

Beurteilung sicherer Anzeichen für den Beginn der Terminal- bzw. Sterbephase war, haben zu mehrdeutigen Ergebnissen geführt. Somit ist schwer zu erkennen, wann die Sterbephase beginnt. Auch ganz erfahrene »Professionelle« sind hier oft einfach ratlos. So ist der größte Kritikpunkt an dem ansonsten seit einem Jahrzehnt sehr bewährten »Liverpool Pathway for the Care of the Dying« – einem in viele Sprachen übersetzten Handlungsfaden für eine umfassende Betreuung und Behandlung des sterbenden Menschen und seiner Angehörigen –, dass er erst dann gestartet werden darf, wenn die Diagnose »sterbend« gestellt wurde. Hier passiert es immer wieder, dass er abgebrochen werden muss, weil die Diagnose eben nicht gestimmt und der Patient sich noch einmal erholt hat. Sowohl die Situation, dass Angehörige erst nach dem Versterben des Patienten informiert werden und sie nicht in der Sterbestunde anwesend waren, als auch die der Fehlinformation stellt für alle Beteiligten eine erhebliche Belastung dar.

Von daher ist es nur normal, dass Professionelle aus den verschiedensten Medizinberufen versucht haben, Prognosefaktoren für den Beginn der Sterbephase auf der Basis ihrer persönlichen Erfahrungen zu definieren. So gibt es eine gemeinsame Schnittmenge von Indizien für das Herannahen des Todes bei Menschen mit einer fortgeschrittenen, progressiven Krankheit mit schlechter Prognose: Der Patient ist zunehmend bettlägerig und extrem geschwächt. Er beklagt immer neue Symptome (z. B. Unruhe, Dyspnoe, Angst, Schmerz) und leidet unter zunehmender Schläfrigkeit mit zeitweiliger Desorientiertheit. Er hat kein Interesse mehr an Essen und Trinken, die Nahrungs- und Flüssigkeitsaufnahme ist reduziert. Die Bedeutung der Umgebung und das Leben ringsherum verschwinden, die Sinne sind in eine andere als die reale Welt gerichtet – eine Situation, die für Angehörige extrem belastend sein kann und als Zurückweisung oder gar Ablehnung fehlinterpretiert und nicht als Teil des Abschiednehmens im Sterbeprozess akzeptiert wird. Die vermehrte Müdigkeit und Teilnahmslosigkeit münden in längere Schlafphasen bis hin zum Bewusstseinsverlust. An körperlichen Symptomen fallen die Reduzierung der Urinausscheidung, kalte Füße, Arme, Hände (schwache Durchblutung) oder übermäßiges Schwitzen auf. Die Körperunterseite, Hände, Knie und/oder Füße sind dunkel livide verfärbt (Marmorierung). Die Haut wird bleich und wächsern, das Mund-Nasen-Dreieck tritt deutlich hervor. Der Puls wird fadenförmig als Ausdruck des Blutdruckabfalls. Der Atemrhythmus verändert sich, es treten immer längere Pausen auf (Cheyne-Stoke'sche Atmung). Der auch beim Gesunden ständig produzierte Schleim kann aus den oberen Luftwegen nicht mehr abtransportiert werden. Es kommt zum terminalen Rasseln, einem sehr lauten Atemgeräusch. Dies lässt sich durch Umlagerung häufig deutlich bessern; es gibt aber auch Medikamente, die die Sekretion von Schleim unterdrücken und so das Rasseln abmildern. Es ist ganz wichtig, dass dieses Rasseln nicht mit Luftnot oder Erstickungsgefühl vergesellschaftet ist, auch wenn es für die Begleitenden oft schwer erträglich ist.

2.9.3 Medizinisch pflegerische Betreuung

Zu Beginn der Sterbephase kommen zunächst einmal die Medikamente auf den Prüfstand: Was dient dem Ziel der Schmerz- und Symptomkontrolle, was ist überflüssig? Die meisten Menschen sind in der Sterbephase schluckunfähig, d. h. die Medikamente werden dann entweder unter die Haut (s. c.) oder bei sicherem Venenzugang (z. B. venösem Portsystem) auch über die Vene gegeben. Einige Medikamente werden auch über die Schleimhäute von Nase und Mundraum oder über den Enddarm aufgenommen. Es ist wichtig, Bedarfsmedikationen bei einer Zunahme von Schmerzen, Übelkeit, Erbrechen, Unruhe, Luftnot und Angst zu haben. Ergibt sich aus dem Krankheitsverlauf noch die Gefahr weiterer Komplikationen wie z. B. die von Krampfanfällen oder Blutungen, so muss auch hierfür eine Notfallanordnung vorhanden sein.

Eine zentrale pflegerische Aufgabe ist in dieser Phase die Mundpflege, sie lindert Durst und Luftnot und sorgt für ein Wohlbefinden. Lagerungsmaßnahmen werden nur so weit durchgeführt, wie sie der Sterbende als angenehm empfindet. Wachsamkeit ist geboten gegenüber dem Auftreten eines Harnverhaltes, hier lindert ein Katheter oftmals Angst und Unruhe unmittelbar. Geschulte Pflegende (und auch angeleitete Angehörige) sind imstande, auch beim kommunikationsunfähigen Patienten die Hinweise auf das Bestehen von Schmerzen und anderen Symptomen zu erkennen. Bei Unsicherheit darf auch eine Probebehandlung durchgeführt werden. Ist der Sterbende danach entspannter, wird die Therapie fortgesetzt. – Die Betreuung der Angehörigen wird zur gleichrangigen Aufgabe in der Sterbephase.

2.9.4 Spirituelle Begleitung

Die spirituellen Bedürfnisse des Sterbenden und seiner Angehörigen zu erkennen ist besonders dann schwierig, wenn man den Menschen erst in der Sterbephase kennen lernt. Der Glücksfall, dass der Sterbende praktizierendes Mitglied einer Religionsgemeinschaft war, ist heute eher selten. Dennoch dürfte sich bei den meisten Menschen die Frage nach der Realität der erkennbaren und einer noch nicht erkennbaren Welt in dieser Situation stellen.

Marianne Kloke

Hier ist es wichtig, die Hoffnungen, aber auch die Befürchtungen und Ängste zu erkennen und ihnen wertschätzend und empathisch zu begegnen. Ein Gespür für Spiritualität des anderen wird nur der entwickeln, der sich seiner eigenen gestellt hat.

2.9.5 Rechte des Sterbenden und ihre Anwendung

In der Sterbephase hat »Wohlfühlen« oberste Priorität. Hieraus ergibt sich, dass hier immer nur individuelle Wege gegangen werden können. Das Sterben eines Menschen bleibt als wichtige Erinnerung zurück bei denen, die weiterleben. Was immer in den letzten Stunden geschieht, kann viele Wunden heilen, aber auch in unerträglicher Erinnerung verbleiben. Die Bedürfnisse des Sterbenden wurden 1975 (Barbus, 1986) in einem Workshop in Michigan (USA) in der Deklaration der Menschenrechte auf den Punkt gebracht. Deshalb soll im Folgenden versucht werden, den Inhalt der einzelnen Paragraphen dieser Deklaration anhand praktischer Beispiele transparent zu machen.

- *Ich habe das Recht, bis zu meinem Tod wie ein lebendiges menschliches Wesen behandelt zu werden.*
Ein junger Mann erlitt mit zwölf Jahren einen Unfall, der sein Großhirn so schwer geschädigt hat, dass seine Großhirnfunktion unwiederbringlich aufgehoben ist und ein so genanntes apallisches Syndrom vorliegt. Er hat so oft Lungenentzündungen gehabt, dass jetzt keine Möglichkeit mehr gesehen wird, diese in welcher Form auch immer angemessen zu behandeln. Ebenso sind die Möglichkeiten der Beatmung erschöpft. Die Sterbephase beginnt. – Auch dieser Mensch erfährt alle liebevolle und kunstgerechte Sterbebegleitung und wird nicht liegen gelassen, bis das Herz stillsteht.

- *Ich habe das Recht, stets noch hoffen zu dürfen – worauf immer sich diese Hoffnung auch richten mag.*
Ein junger Mann plant – trotz wiederholter Aufklärung über das äußerst weit fortgeschrittene Stadium seiner Tumorerkrankung – minutiös eine Bergtour mit seinem Freund. Es ist ausgeschlossen, dass sie je stattfinden kann. Als deutlich wird, dass er sich mit diesem Traum aus einer für ihn nicht erträglichen Realität rettet, wird die Strategie gewechselt. Die Illusion wird nicht verstärkt, sondern die Aufmerksamkeit auf den Aufbau einer zugegebenermaßen kleineren, aber erfüllbaren Hoffnung gelenkt: Es findet ein Nachmittag mit Bildern von gemeinsamen Urlauben statt.

- *Ich habe ein Recht darauf, von Menschen umsorgt zu werden, die sich eine hoffnungsvolle Einstellung zu bewahren vermögen – worauf auch immer sich diese Hoffnung richten mag.*

Ein Patient wird zum ersten Mal Großvater. Sein sehnlichster Wunsch – die Geburt des Enkels zu erleben – erweist sich als unrealistisch. Die Familie schweigt die Schwangerschaft tot. Erst als das Pflegeteam beginnt, über die Wünsche zu reden, die der Opa in spe für seinen Enkel hat, sowie Pläne für die Taufe zu entwerfen und so das Kind für ihn lebendig werden zu lassen, kann er seinen »Abschiedsschmerz« ertragen.

- *Ich habe das Recht, Gefühle und Emotionen anlässlich meines nahenden Todes auf die mir eigene Art und Weise ausdrücken zu dürfen.*

Eine alte Frau, die in ihrem Leben viel Gewalt erlitten hat, schenkt keinem der sie liebevollst Betreuenden auch nur ein freundliches Wort, quittiert alle Bemühungen mit dem Satz »Wenn ich doch schon tot wäre«. Dieses ohne Aggression auszuhalten bedarf des Getragenwerdens durch ein gutes Team.

- *Ich habe das Recht, kontinuierlich medizinisch und pflegerisch versorgt zu werden, auch wenn das Ziel »Heilung« gegen das Ziel »Wohlbefinden« ausgetauscht werden muss.*

Diesem Recht Sterbender wurde 2007 im Paragraphen 37.5 des SGB V der Status eines Rechtsanspruchs verliehen: Jeder Patient mit einer rasch fortschreitenden und zum Tode führenden Erkrankung hat heute das Recht auf eine Spezialisierte Ambulante Palliativversorgung. Es fehlen allerdings Menschen, die bereit sind, sich dieser Aufgabe zu stellen.

- *Ich habe das Recht, nicht allein zu sterben/allein zu sterben.*

Als auf die Frage der Schwester einer Patientin in der Sterbephase, ob sie wohl auch über Nacht bleiben solle, der Pfleger mit ihr zur Patientin geht, um diese selbst zu fragen, löst dies zunächst Erstaunen aus. Die nicht mehr sprechfähige Frau reagiert dann auf die Frage mit Kopfschütteln. – Der Sterbende ist Taktgeber der Sterbebegleitung, nicht der Begleiter.

- *Ich habe das Recht, schmerzfrei zu sein/Schmerzen zu haben.*

Fast jede Patientenverfügung enthält den Passus: »Ich wünsche eine ausreichende Behandlung meiner Schmerzen, selbst wenn dadurch mein Leben verkürzt wird.« Fakt ist jedoch, dass die Wegnahme des Maximalstressors Schmerz Leben erst erträglich macht und oft genug sogar verlängert.

Marianne Kloke

- *Ich habe das Recht, meine Fragen ehrlich beantwortet zu bekommen.*
Nicht selten fragen Menschen in der letzten Lebensphase nach der Länge der noch verbleibenden Lebenszeit. Eine ehrliche Antwort ist in diesem Fall die, die nach den Gründen für die Fragestellung forscht. Die darauf gegebene Antwort wird aller Wahrscheinlichkeit nicht Tage, Stunden oder Wochen im Text haben.

- *Ich habe das Recht, nicht getäuscht zu werden.*
Ein Pfleger bejaht die Frage eines Kranken, der ein großes, übel riechendes Krebsgeschwür hat, nach der Geruchsbildung. Das Ergreifen geeigneter Behandlungsmaßnahmen und der von Wertschätzung gekennzeichnete Umgang konstituieren die umfassende Wahrhaftigkeit der Situation.

- *Ich habe das Recht, von meiner Familie und für meine Familie Hilfen zu bekommen, damit ich meinen Tod annehmen kann.*
Man kommt in das Zimmer eines Sterbenden. Die Familie sitzt im Kreis um ihn herum, tiefes Schweigen, ab und an einmal ein leises Flüstern. Das unerfüllte Warten auf den Tod wird seitens des Pflegers durchbrochen durch die Anleitung der Angehörigen zur Mundpflege, zur Massage, zur Lagerung. Das Aufzeigen der oft noch möglichen non-verbalen Kommunikation (Modulation von Puls und Atmung, Veränderung der Mimik, der Körperspannung auf gewohnte und geliebte sensorische Reize) macht zärtliche Zuwendung möglich. Menschen, die sich so in das Sterben einbeziehen lassen, geben und empfangen Hilfe zugleich.

- *Ich habe das Recht, in Frieden und Würde zu sterben.*
Der Arzt erkennt, dass der soeben in die Notaufnahme gebrachte Patient ein Sterbender ist. Es gibt jedoch nur noch ein freies Einzelzimmer auf der Privatstation, ansonsten steht noch ein Bett in einem Vierbettzimmer oder auf dem Flur zur Verfügung. Entgegen der Anordnung der Geschäftsführung ordnet der Aufnahmearzt die Unterbringung auf der Privatstation an.

- *Ich habe das Recht, meine Individualität zu bewahren und meiner Entscheidungen wegen auch dann nicht verurteilt zu werden, wenn diese in Widerspruch zu den Einstellungen anderer stehen.*
Bei einem jungen Mann mit einem nicht mehr ursächlich behandelbaren Magenkarzinom kommt es wiederholt zu schweren Blutungen aus dem Krebsgeschwür. Trotz mehrfacher Aufklärung über die Aussichtslosigkeit jeder Behandlung erzwingt er die Verbringung auf eine Intensivstation sowie

eine sehr ausgedehnte Operation. Er überlebt diese nur knapp und wird sogar wieder wach, wobei sich die nächste, dann höchstwahrscheinlich tödliche Komplikation schon ankündigt. In der Folgezeit drohen Angehörige mit einer Klage, sobald das Thema Therapiebegrenzung oder Verzicht auf lebensverlängernde Maßnahme aufkommt. Alle sind gläubige Juden, für die der Erhalt des Lebens oberstes religiöses Gebot ist. Für das Behandlungsteam stellt das tagelange Warten auf eine nicht mehr verhinderbare tödliche Komplikation eine Extrembelastung dar.

- *Ich habe das Recht, offen und ausführlich über meine religiösen und/oder spirituellen Erfahrungen zu sprechen, unabhängig davon, was dies für andere bedeutet.*

Ein bis zur Einsicht in die unmittelbare Lebensbedrohung durch eine Lungenfibrose (Lungenversagen) areligiös lebender Türke besteht plötzlich auf strenge Einhaltung religiöser Vorschriften des Korans. Seine Frau und seine beiden Töchter sind vor den Kopf gestoßen und sind absolut ratlos, wie sie mit dem plötzlich so veränderten Mann und Vater umgehen sollen. Hier ist der vorurteilsfreie Ausgleich zwischen den verschiedenen Parteien innerhalb der Familie erforderlich. Sein Ziel ist es, dem Mann ein Sterben in der Geborgenheit der Familie zu ermöglichen und die Angehörigen vor dem Vorwurf zu schützen, sie stünden seinem guten Weiterleben im Wege.

- *Ich habe das Recht, zu erwarten, dass die Unverletzlichkeit des menschlichen Körpers nach dem Tod respektiert wird.*

Da stirbt ein Mensch mit drei Drainagen im Bauch, einem Schlauch in der Nase, einem Blasenkatheter und einem zentralvenösen Katheter an der Halsseite. Nachdem er verstorben ist, werden alle Leitungen entfernt, mit einem Verband versehen, und der Verstorbene wird so, wie er und die Angehörigen es wollten, angekleidet aufgebahrt.

- *Ich habe das Recht, von fürsorglichen, empfindsamen und klugen Menschen umsorgt zu werden, die sich bemühen, meine Bedürfnisse zu verstehen, und die fähig sind, innere Befriedigung daraus zu gewinnen, dass sie mir helfen, meinem Tod entgegenzusehen.*

Diese letzte Deklaration formuliert einen wichtigen gesellschaftspolitischen Auftrag, dem sich eine humane Gesellschaft nicht entziehen darf: Es gilt, ein Klima zu schaffen, in dem Menschen leben können, die sich denen zuwenden, die ganz und gar ihrer Hilfe bedürfen. Hier muss in die Aus- und Weiterbildung investiert werden. Wenn Mitglieder dieser Berufe überproporti-

Marianne Kloke

onal häufig an einem Burnout-Syndrom erkranken, dann ist das auch ein Zeichen einer verweigerten umfassenden sozialen Anerkennung und Unterstützung. Sie wird nur dann gewährt werden, wenn wir nicht mehr schwere Erkrankung, Sterben und Tod aus unserem Bewusstsein verdrängen, sondern das Wissen zulassen, dass Sterben auf jeden von uns zukommt.

Zusammenfassung und Schluss

Sterben gehört ausnahmslos zu jedem Leben unabdingbar dazu. Aufgabe der Palliativmedizin ist es, den Patienten in diesem Lebensabschnitt nicht zu verlassen, sondern ihm beizustehen. Dieses geschieht durch Beachtung und Eingehen auf seine physischen, psychischen, sozialen und spirituellen Bedürfnisse. Hierzu sind Wissen, Können und Fähigkeiten unverzichtbare Bausteine, deren Fundament aber die Achtung vor dem menschlichen Leben und der ihm innewohnenden Unverletzlichkeit ist. Mit Sterbenden können wir mitleben, aber nicht mitgehen. Unsere Begleitung können wir den Angehörigen anbieten. Die Ehrfurcht vor dem je eigenen Sterbeprozess gebietet eine Auseinandersetzung der Lebenden mit dem Tod, denn Abschiednehmen beginnt im Leben.

3. Supervision – Besonderheiten in der Arbeit mit Ehrenamtlichen im ambulanten Hospizdienst

| Cornelia Jakob-Krieger |

Einleitung

Die Begegnung und Auseinandersetzung mit schwerstkranken und sterbenden Menschen berühren ein zutiefst existenziell-menschliches Lebensthema, das mit all seinen Facetten hochkomplex ist. Die Komplexität wird gespeist von breiten Gefühlsspektren, von den Auswirkungen der biografischen Entwicklungswege auf Fühl-, Denk- und Handlungsmuster der betroffenen Menschen – hier meine ich sowohl die Sterbenden als auch die ehrenamtlichen Sterbebegleiter/innen, von den sich wandelnden gesellschaftlichen Normen/Konventionen, bezogen auf den Umgang mit Sterben und Tod.

Für die auf diesem Feld ehrenamtlich Tätigen kommen die in Deutschland sehr unterschiedlichen Strukturen der jeweiligen Hospizdienste, denen sie angehören, und deren Auswirkungen auf Abläufe, Erwartungshaltungen, Umgang mit Transparenz, Klarheit bzw. Unklarheit von Rollen und Aufgaben hinzu.

Seit knapp zehn Jahren bin ich als Supervisorin im Bereich Hospiz und Palliative Care tätig. In dieser Zeit habe ich einen fundamentalen Wandel und seine Folgen auf die Arbeit aller in ambulanten Hospizdiensten tätigen Menschen (hauptamtlich und ehrenamtlich) erlebt. Durch die Arbeit vieler engagierter Menschen, die sich für ein menschenwürdiges Sterben eingesetzt haben, ist aus einer reinen Bürgerbewegung ein gesetzlich geschützter und unterstützter Arbeitsbereich geworden. Das hat auch dazu geführt, dass sich die Dienste Regeln, Qualitätssicherungs- und Qualitätsmanagementanforderungen stellen und ihnen genügen müssen, die nicht immer mit dem Bürgerbewegungen innewohnenden Freigeist, d. h. der eigenen Bestimmung, was hier passt und was nicht, was im Sinne der eigenen Vorstellungen über die ehrenamtliche Tätigkeit richtig bzw. falsch ist, übereinstimmt.

Das ist aus meiner Sicht – grob umrissen – das Spannungsfeld, in dem wir uns bewegen und das reichlich Stoff für Supervisionsbedarf bietet.

3.1 Wie kann Supervision in diesem Feld aussehen?

Ausgehen möchte ich von einer kurz gefassten Beschreibung der Theorie-Konzepte, die für mich in meiner supervisorischen Arbeit grundlegend sind. Mit einem ausführlichen Praxisbeispiel und der anschließenden Zusammenführung von Theorie und Praxis hoffe ich, meine Arbeit lebendig und verständlich darzulegen.

3.1.1 Integrative Supervision – theoretischer Hintergrund

Ausgebildet in Integrativer Supervision (H. G. Petzold, 2007), sind für mich folgende fünf Kernkonzepte handlungsleitend:
- der »Komplexe Leibbegriff« (Petzold, 2003)
- die Intersubjektive Ko-respondenz (Petzold, 2003)
- die hermeneutische Spirale (wahrnehmen, erfassen, verstehen, erklären) des Erkenntnisgewinns als Grundmodell im Metakonzept der Mehrperspektivität (Petzold, 2007; Jakob-Krieger et al., 2004)
- das »Komplexe Lernen«
- das Tetradische (4-Phasen-) System als Phasenmodell für den supervisorischen Prozess.

3.1.2 Der komplexe Leibbegriff

Der etwas altertümlich wirkende Begriff *Leib* (H. G. Petzold, 2003) steht im Mittelpunkt des Integrativen Ansatzes. Er umfasst weit mehr als den *materiellen Körper*, der als solcher die organismische Basis des Leibes bildet. Der *Leib*, das Leib-Subjekt, ist der Mensch mit seinen Regungen, Empfindungen, Gefühlen, Gedanken, mit seinem Glauben, seinem Willen und seinen Handlungen, eingebettet in seine Lebenswelt, in ständigem wechselseitigen Austausch mit ihr. Der Mensch als Leib-Subjekt ist mit seinem Leib und in seinem Leib auf die Welt gerichtet: »être-au-monde« (Merleau-Ponty, 1945/66) und in der Welt verankert.

Der Mensch ist nicht allein zu denken! Er wird Mensch durch die Mitmenschen, ist immer ein *Koexistierender*, d. h. ein im Miteinander Lebender und ein *Korrespondierender*, d. h. ein im Austausch mit seiner Umwelt (mit den lebenden Wesen und den Dingen) Stehender, von Beginn seiner Existenz an und in seiner Entwicklung und Lebensqualität genau darauf angewiesen.

Wesentlich ist in diesem Zusammenhang der Begriff der *Konvivialität*. Konvivialität bedeutet eine Verbundenheit im Miteinander, ein Beziehungsraum, in dem jeder so sein kann, wie er ist, in dem es Vertrautheit und die Sicherheit gibt, dass der Schutz der Integrität des anderen gewährleistet ist, und in dem in der Form des Umgangs menschliche Qualitäten wie Takt, Würde, Aufrichtigkeit, Herzlichkeit, Freundschaft, Mitgefühl, Trost, Verantwortung zum Ausdruck kommen.

Alle Erfahrungen, die der jeweilige Mensch im Verlauf seiner Lebensspanne macht, werden in die immunologischen, neuronalen und cerebralen Speicher aufgenommen und bilden auf diese Weise das *Leibgedächtnis*. Das bedeutet, dass der Leib, das Leibsubjekt, Informationen aufnimmt, verarbeitet und auf seine besondere Art, nämlich kontextuell, speichert. D. h., dass die kognitiven, emotionalen, motivationalen und volitiven (am eigenen Willen ausgerichteten) Inhalte von Lebenserfahrungen in ihrem erlebten Kontext von Atmosphären, Bildern, Szenen, Szenenfolgen, Worten mit ihren zugehörigen leiblichen Phänomenen (sensumotorischer, propriozeptiver, autonomer Art) und den sie begleitenden emotionalen Bewertungen (valuations), kognitiven Einschätzungen (appraisals) und den jeweiligen subjektiven, sinngebenden Bedeutungen festgehalten werden. Der auf diese Weise »informierte Leib« (Petzold, 2003) gleicht jede aktuelle »Information«, Lebenserfahrung, auf dem Hintergrund der vorgängigen, im Leibgedächtnis vorhandenen »Informationen«, Lebenserfahrungen, ab, im Sinne der emotionalen Bewertung und kognitiven Einschätzung, die dann in eine dementsprechende Handlung umgesetzt werden.

3.1.3 Die Intersubjektive Ko-respondenz

Das Konzept der *Intersubjektiven Ko-respondenz* schließt konsequent an die Ausführungen zum »komplexen Leibbegriff« an. Es bezieht sich u. a. auf die Intersubjektivitätstheorie Gabriel Marcels (Petzold, 2003, Bd. II/1). *Intersubjektivität* bedeutet hier die »Zugehörigkeit zwischen Menschen im wechselseitigen Respekt ihrer Würde« (W. Schuch, 2000, 156). Dies impliziert das bewusste gegenseitige Anerkennen der Andersheit des anderen, dass der andere anders wahrnimmt, denkt, fühlt, bewertet als ich und möglicherweise auch etwas anderes will.

Auf dem Boden einer solchen »inneren Haltung« von gegenseitiger Wertschätzung kann für alle Beteiligten eine die Entwicklung fördernde, sinnstiftende Begegnung und ein Sich-Austauschen, ein Miteinander- und Voneinander-Lernen von Menschen stattfinden = *Ko-respondenz,* die zu konstruktivem Zusammenleben, Zusammenarbeiten, Zusammensein führt. Es geht um die Begegnung von Menschen, die sich im *intersubjektiven Ko-*

respondenzprozess (Petzold, 2003) wahrnehmen, erfassen, verstehen und erklären.

3.1.4 Die hermeneutische Spirale

Die Anwendung der hermeneutischen Spirale: *wahrnehmen – erfassen – verstehen – erklären* von geteilter Lebenswelt als Grundprinzip supervisorischen Handelns in der Integrativen Supervision ist gerichtet auf die Personen im Bezug. Es geht um (Petzold, 2003, Bd. II/1, 167):

- *Fremdwahrnehmung, Selbstwahrnehmung*
  wahrgenommen werden, sich wahrnehmen, einander wahrnehmen, miteinander wahrnehmen
- *Empathie, Selbstempathie*
  erfasst werden, sich erfassen, einander erfassen, miteinander erfassen
- *Verständnis, Selbstverständnis*
  verstanden werden, sich verstehen, einander verstehen, miteinander verstehen
- *Klarheit in Bezug auf sich selbst, andere und anderes*
  etwas erklärt bekommen, sich etwas erklären, einander etwas erklären, miteinander etwas erklären.

Vom Wahrnehmen zum Erfassen, zum Verstehen, zum Erklären schreiten Erkenntnisprozesse ko-respondierend (im Austausch miteinander) und ko-kreativ (im gemeinsamen schöpferischen Schaffen) voran als Prozesse zwischen Mensch/Subjekt und Mitmensch/Mitsubjekt (*intersubjektiv*) in einem bestimmten Lebenszusammenhang/Kontext und in einem bestimmten Zeitraum/Kontinuum über einen Gegenstand (Thema).

Klar Wahrgenommenes öffnet sich zum Erfassen, Verstehen, Erklären hin. Wieder und wieder Erklärtes und Verstandenes schärft das Erfassen und erweitert, vertieft die Fähigkeit des Wahrnehmens. D. h., der hermeneutische Prozess bewegt sich in beide Richtungen. Das erfasste, verstandene, erklärte Wahrgenommene eröffnet neue oder andere Blickwinkel auf die Wirklichkeit, die Lebenswelt, das phänomenale Feld, eröffnet neue Möglichkeiten des Handelns, sodass ein erneutes Wahrnehmen, Erfassen, Verstehen, Erklären notwendig wird.

Dieses Modell bietet eine strukturierte Möglichkeit, über Differenzierungs-, Strukturierungs- und Integrationsprozesse in intersubjektiver Ko-respondenz Themen, Probleme, Konflikte, Krisen einer Lösung, einer Neuorientierung zuzuführen.

3.1.5 Komplexes Lernen

Der Begriff des *Komplexen Lernens*, wie Petzold ihn im Integrativen Ansatz vertritt, meint ein geistig/kognitives, seelisch/emotionales, körperlich/soma-tomotorisches, volitives und soziales/ökologisches Lernen. Dieser mehrdimensionale Vorgang kann Veränderungen auf verschiedenen Ebenen bewirken: auf der Ebene der körperlichen, der psychischen, der sozial-interaktionalen und auf der Ebene der kognitiven Struktur. Jede Ebene lernt über spezifische Lernarten, die, sich ergänzend, zusammenwirken in einem komplexen Lernprozess. Um nachhaltiges Lernen, Umlernen im Sinne von Verändern zu erreichen, sollten im Lernangebot rationale Einsicht, emotionale Berührtheit, leiblich konkretes Erleben und soziale Interaktion miteinander verbunden sein. In dieser Konstellation kann komplexes Erfahrungslernen stattfinden, das von Menschen als »persönlich bedeutsames« Lernen, als Erfahrung von »vitaler Evidenz« erlebt wird. Auf diese Weise können vorhandene Kompetenzen (Fähigkeiten) und Performanzen (Fertigkeiten) verändert und/oder erweitert werden. Die Ziele und Inhalte werden dabei von allen am Prozess des Lehrens und Lernens Beteiligten in *intersubjektiver Ko-respondenz* gemeinsam erarbeitet.

Ein wesentlicher Aspekt ist, dass Lernen auch immer vom jeweiligen Kontext bzw. der aktuellen Umgebung mitbestimmt wird. Eine aktuelle Umgebung stellt auffordernde und begrenzende Handlungsmöglichkeiten bereit. Vom Individuum (wie auch von Gruppen, Organisationen, Institutionen) fordern diese Möglichkeiten als Antwort umweltangemessene Handlungsvollzüge, d. h. gegebenenfalls die Entwicklung von Fertigkeiten (Performanzen), mit den spezifischen Umweltanforderungen umgehen zu können. Performanz-orientiertes Lernen bedeutet die notwendige Veränderung dysfunktionaler Handlungsvollzüge und/oder die Erweiterung im Sinne der Weiterentwicklung vorhandener Handlungspotenziale. Da die Anforderungen der Umwelt und die der Bewältigung dienenden Handlungsvollzüge der Lebewesen aufeinander bezogen sind, ist eine Verbesserung von Performanzen nur möglich, wenn entweder die Wahrnehmung von bisher nicht erkannten bzw. nicht erschlossenen Umweltangeboten erweitert wird oder/und die Umwelt beeinflusst bzw. dahingehend verändert wird, dass sie durch Bereitstellung neuer Angebote das Lernen, die Entwicklung neuer Verhaltensmuster, neuer Kompetenzen und Performanzen ermöglicht.

Wollen wir durch Erkenntnisprozesse gewonnene neue Verhaltensmöglichkeiten, -vorstellungen, neue Kompetenzen in Handlung umsetzen, und zwar dann, wenn sie gebraucht werden, sollen sie also zu verfügbaren Per-

Cornelia Jakob-Krieger

formanzen werden, geschieht das durch *Üben*. Durch das Üben »schleifen« sich neue Muster »ein«, werden neue neuronale Verbindungen geschaffen, die dazu führen, dass uns diese neuen Verhaltensmöglichkeiten als Verhaltensmuster auch abrufbar zur Verfügung stehen, also Bestand haben. Hier ist nicht das rein funktionale Üben gemeint im Sinne einer mehrfachen Wiederholung eines isolierten Handlungsablaufes. Wir sprechen vom »kontextbezogenen« Üben, das In-Szene-Setzen eines Handlungsvollzuges im Sinne des oben beschriebenen Erfahrungslernens.

3.1.6 Das Tetradische System

Das Tetradische System beschreibt modellhaft den Verlauf eines Ko-respondenzprozesses in vier Phasen:
- *Initialphase*: Einführung, Zielsetzung, Themenbestimmung
- *Aktionsphase*: Stimulierung, Exploration, Vertiefung
- *Integrationsphase*: Durcharbeiten, Reflektieren, Integrieren
- *Neuorientierungsphase*: Erproben, Veränderungen, neue Handlungsentwürfe

Diese Phasen verlaufen in der Realität nicht voneinander abgegrenzt linear hintereinander, sondern sind auf unterschiedlichste Weise ineinander bzw. miteinander verschränkt. Welche Inhalte in welcher Weise in diesem Prozess miteinander gestaltet und bearbeitet werden, hängt u. a. vom jeweiligen Kontext (z. B. Arbeitsfeld, Auftraggeber, Rahmenbedingungen, Institution, Organisation), dem Supervisionsauftrag und den an der Supervision beteiligten Menschen ab.

3.1.7 Ein Praxisbeispiel

Das nun folgende Praxisbeispiel habe ich bewusst so detailliert und kleinschrittig beschrieben, um einen praxisnahen und lebendigen Einblick in die Arbeit zu geben. Die Gruppe der Ehrenamtlichen ist in der Regel so heterogen – bezogen auf Schulbildung, Berufsausbildung, Erfahrungen im Arbeitsleben, Alter, Lebenserfahrung usw. –, dass ich, um dieser Vielfalt gerecht zu werden, in der Supervision die Form einer offenen Gesprächshaltung, Gesprächsführung anbiete, in der möglichst jeder Teilnehmer seinen Platz finden, sich ausdrücken und sich gehört und verstanden fühlen kann.

In der Gruppensupervision stellt eine Teilnehmerin eine für sie sehr schwierige Begleitungssituation dar. Sie geht einmal in der Woche für eineinhalb Stunden zu einer alten Dame, die bettlägerig in einem Seniorenheim lebt. Die alte Dame freut sich auf ihren Besuch. Die Ehrenamtliche mag die alte Dame auch und möchte die Begleitung nicht aufgeben. Ihr Problem: Die alte Dame ist Gebissträgerin, und aufgrund der alters- und krankheitsbedingten Kieferknochenrückbildung sitzt ihr Gebiss nicht mehr fest, so dass es bei jeder Mund- und Gesichtsmuskelbewegung aufeinanderfällt und klappert. Dieses permanente Geräusch verursacht der Ehrenamtlichen massive Kopfschmerzen, schon während sie noch bei der Sterbenden weilt, bis in die folgende Nacht hinein. Sie sieht sich in dem Konflikt, einerseits die Begleitung nicht aufgeben zu wollen/können – die Sterbende freut sich auf ihren Besuch –, andrerseits die eigenen Kopfschmerzen nicht mehr ertragen zu können. Sie weiß sich keinen Rat. Ich frage sie, was sie daran hindert, der alten Dame zu erzählen, dass sie Kopfschmerzen von dem Gebissklappern bekommt, und sie zu fragen, ob es möglich sei, zumindest zeitweise das Gebiss herauszulassen. Nein, das gehe gar nicht, meint die Ehrenamtliche. Die Sterbende wolle ihr Gebiss ja tragen, weil sie sich dann ansehnlicher für ihren Besuch fühle als mit einem gebisslosen, eingefallenen Mund, das sei ihr sonst bestimmt peinlich. Ich frage sie, ob die alte Dame ihr das gesagt habe. Nein, aber das könne sie sich ja selbst denken.

Ich frage die Ehrenamtliche, ob sie bereit sei, sich in ihrer Vorstellung in die Situation zu begeben, in der während des Besuchs die durch das Klappern ausgelösten Schmerzen anfangen. Sie nimmt das Angebot an, und recht schnell zeigt sich eine Veränderung in ihrer Mimik, Haltung und Gestik: Sie runzelt die Stirn, spannt die Kiefer-, Nacken-, Schultermuskulatur an und rutscht unruhig auf dem Stuhl hin und her. Sie stellt auf mein Nachfragen hin fest, dass sie in dieser Verfassung nicht wirklich in Kontakt mit der Sterbenden sein kann, sondern nur noch versucht, die eineinhalb Stunden durchzuhalten. Ich beziehe die Gruppe mit ein, frage, ob den anderen Teilnehmern Ideen kommen, wie sich die Situation entspannen, regulieren ließe. Es kommen Anregungen wie z. B., die Zeit des Besuches zu kürzen oder sich durch Haltungsänderungen zu entspannen. Damit kann sich die betroffene Ehrenamtliche keine wirklich hilfreiche Veränderung ihrer Situation vorstellen. Keiner äußert den Gedanken, mit der Sterbenden über die Situation zu sprechen. Auf mein Nachfragen hin sind alle der Meinung, dass man einen sterbenden Menschen nicht um etwas bitten darf, was der eigenen Befindlichkeit dienen könnte.

Um der Ehrenamtlichen die Möglichkeit zu eröffnen, die Situation aus der Perspektive der Sterbenden zu erfassen, lade ich sie zu einem Rollenspiel ein. Ich übernehme ihre Rolle und sie begibt sich in die Situation der alten

Cornelia Jakob-Krieger

Dame: Sie liegt halb sitzend in ihrem Bett und nimmt wahr, dass die nette Begleiterin vom Hospiz, auf deren Besuch sie sich jede Woche sehr freut, im Verlauf der gemeinsamen Zeit immer angespannter wird, anfängt, unruhig auf ihrem Stuhl herumzurutschen, und einen sehr angestrengten Gesichtsausdruck bekommt. Nachdem wir die Szene wieder aufgelöst haben, gebe ich ihr folgende Fragen an die Hand: Wie wirkt das Verhalten der Ehrenamtlichen auf sie in der Rolle der alten Dame? Welche Gedanken, welche Gefühle, welche Wünsche entstehen in ihr? Und lade sie ein, diese auszusprechen.

Das Erste, was sie äußert, ist ihre Bestürzung. Sie ist bestürzt über die Empfindungen und Gedanken, die sie in der Rolle der alten Dame erlebt hat; ist sofort bei ihrer eigenen Antwort darauf: Das habe sie doch nicht gewollt … Ich bitte sie, uns, der Gruppe und mir, zuerst einmal zu erzählen, wie es ihr denn in der Rolle ergangen sei. Sie berichtet, dass sie sich sehr verunsichert gefühlt habe. Fragen seien ihr in den Sinn gekommen: Mag meine Besucherin mich? Kommt sie wirklich gern? Was ist mit ihr? Warum ist sie so unruhig? Geht es ihr nicht gut? Sie habe sich in der Rolle der alten Dame gar nicht entspannen und den Besuch genießen können. Die Ehrenamtliche gerät wieder in ihre Bestürzung. Das ginge doch gar nicht! Es sei doch ihre Aufgabe, der Sterbenden dienlich zu sein, zu deren besserer Befindlichkeit beizutragen. Und nun habe ihr die Erfahrung, sich in die Situation der Sterbenden hineinzuversetzen, gezeigt, dass sie durch ihr Verhalten die alte Dame belastet habe!

Im ersten Schritt beruhige ich die Ehrenamtliche, sage ihr, dass ihr Erleben in der Rolle eine mögliche Art sein kann, in der die alte Dame die Situation erlebt haben könnte, wir das aber nicht wissen. Dieses Rollenspiel bilde nicht eins zu eins die Wirklichkeit ab, sondern öffne ihr und uns allen den Blick darauf, dass durch ihr Verhalten, auch ohne dass sie darüber gesprochen habe, Informationen bei der Sterbenden ankommen. Die Sterbende nehme ihre Besucherin wahr, deren Unruhe, Anspannung, habe aber keine Erklärung dafür – nur ihre eigenen Interpretationen, und das könne zu Verunsicherung und auch anderen misslichen Gefühlen bei der alten Dame führen.

Die Gruppe hat den ganzen Prozess aufmerksam und engagiert begleitet. Viele kennen ja aus eigener Erfahrung ähnliche Konflikte. Jetzt kommen einige Äußerungen aus der Runde, dass es wohl hilfreich sein könne, mit der alten Dame über die Situation zu sprechen. Denn das Rollenspiel habe doch gezeigt, dass eine Klärung auch für die Sterbende entlastend sein könne. Die betroffene Ehrenamtliche sieht das wohl auch so, kann sich allerdings nicht vorstellen, wie sie dieses Gespräch führen könnte. Sie hat eine große Scheu davor, die Sterbende durch eine unpassende Wortwahl zu kränken. Ich biete der Ehrenamtlichen und der Gruppe an, diese Gesprächssituation gemeinsam durchzuspielen. Jeder kann die eigenen Ideen beisteuern, sodass die Betroffene sicherlich etwas finden wird, was sie für sich auch umsetzen kann. Wir erarbeiten gemeinsam, dass die Ehrenamtliche der Sterbenden von ihrer Scheu erzählen kann, sie auf ihr nicht mehr passendes Gebiss anzusprechen, da sie sie ja nicht verletzen wolle – sie aber mittlerweile sehe, dass sie durch ihre zunehmende Anspannung im Aushalten ihrer Kopfschmerzen bestimmt keine angenehme Besucherin für die alte Dame sei. Und mit dieser Gesprächseinstimmung könne sie ihre Frage/Bitte vorbringen, ob die Sterbende vielleicht zeitweise auf ihr Gebiss verzichten könne. – So vorzugehen kann die Ehrenamtliche sich vorstellen. Sie fühlt sich verstanden und gestärkt.

In der darauf folgenden Supervisionssitzung sind alle schon sehr gespannt darauf, wie es ihr mit der Umsetzung des Supervisionsergebnisses ergangen sei. Sie berichtet schmunzelnd, dass sie natürlich sehr aufgeregt gewesen sei, das Gespräch aber doch gewagt habe. Ihr Schmunzeln vertieft sich, als sie erzählt, dass entgegen all ihren Befürchtungen die alte Dame sehr erleichtert und froh reagiert habe. Diese habe tatsächlich ihr Gebiss nur angezogen, weil sie gedacht habe, für die Besucherin einen ansehnlicheren Anblick zu bieten. Für sie selbst sei das Tragen eher lästig und mitunter auch unangenehm. Sie habe alles Mögliche versucht, das Gebiss wieder ans Haften zu bringen. Es sei nichts davon gelungen, und deshalb trage sie es am liebsten nicht, noch nicht einmal beim Essen. Im Austausch über dieses Thema bzw. darüber, wie es den beiden Frauen mit der Situation ergangen ist, sei zwischen der Sterbenden und ihr eine auf gegenseitigem Verständnis basierende heitere Stimmung entstanden, und sie hätten sich voller Vorfreude auf den nächsten Besuch voneinander verabschiedet.

Die Ehrenamtliche bedankt sich für die hilfreiche Unterstützung. Die Gruppe zeigt sich ihrerseits auch ermutigt, selbst schwierige Situationen nicht unbedingt schweigend auszuhalten, sondern in einem durch Empathie getragenen Gesprächsangebot mit dem jeweils anderen eine Lösung, einen Weg zu suchen.

3.1.8 Bezug zur Theorie

Die Grobstruktur dieser Supervisionssitzung entspricht dem Modell des oben beschriebenen *Tetradischen Systems*.

- *Initialphase:* Die Teilnehmerin beschreibt die Situation in der Begleitung einer Sterbenden (Einführung), ihr Problem in dieser Situation und bittet um Unterstützung für sich, einen konstruktiven Umgang, eine Lösung zu finden, die ihr ermöglicht, die Begleitung fortzuführen (Themenbestimmung, Zielsetzung).

- *Aktionsphase:* In dieser Phase biete ich der Ehrenamtlichen durch meine Fragen und das Angebot, in ihrer Vorstellung in die Szene zu gehen und auf ihre leiblichen Befindlichkeiten und Reaktionen zu achten, diese zu spüren, wahrzunehmen, in einem ersten Schritt die Möglichkeit, von ihrer Beschreibung der Situation zu einem vertieften Wahrnehmen und Erfassen ihrer selbst in der Situation zu kommen. Das kann ihr die Tür zu einem Verstehen öffnen, das auf ihrem konkreten Selbst-Erleben in der Situation basiert und nicht auf ihren biografisch eingeschliffenen Bewertungsmustern, die sie auf immer die gleichen Handlungsmuster festlegen. In diesen ersten Interventionen sind die Inhalte des Leibkonzeptes, des Intersubjektiven Ko-respondenzmodells, der hermeneutischen Spirale und des Komplexen Lernens schon leitend und ziehen sich durch den gesamten Prozess:

Leibkonzept – zum Beispiel der Bezug auf ihr leibliches Befinden als Antwort auf den Reiz von außen, das Gebissklappern,

Intersubjektives Ko-respondenzmodell – dass ich sie ernst nehme mit ihrem Erleben, ohne es zu bewerten, und mit ihr in den Austausch über ihr Erleben gehe,

Hermeneutische Spirale – wahrnehmen, erfassen, verstehen, erklären,

Komplexes Lernen – das Angebot, in die Szene zu gehen, ermöglicht das leiblich konkrete Erleben, die emotionale Berührtheit, die rationale Einsicht und die soziale Interaktion und kann somit als persönlich bedeutsames Lernen erlebt werden.

Die Gruppe hier einzubeziehen hat mehrere wichtige Aspekte. Zum einen kann es für die betroffene Ehrenamtliche eine Entlastung bedeuten, dass der Fokus der Aufmerksamkeit wandert. Es ist ja auch anstrengend für den Einzelnen, sich so offen und intensiv an eigenen Themen arbeitend vor der Gruppe zu zeigen. Und es geht darum, dass die Gruppe sich als am Prozess beteiligt erleben kann: im Sinne des dadurch gestärkten Gemeinschaftsgefühls (siehe auch: *Konvivialität* unter Abschnitt 3.1.2), des Solidaritätserlebens und des Erlebens der eigenen Kompetenz.

Da die Ideen aus der Gruppe noch keine wirkliche Lösung bieten und ein weiteres, von allen vehement vertretenes Bewertungsmuster, das die Handlungsmöglichkeiten sehr einschränkt, zum Ausdruck kommt (Sterbende dürfen nicht um etwas gebeten werden, was die Person des Begleiters betrifft: »Wir sind ja für die Sterbenden da und nicht umgekehrt«), biete ich ein Rollenspiel an, um die Perspektive der Sterbenden in einem sich annähernden Erleben mit einzubeziehen. Das bedeutet einen weiteren Schwung in der hermeneutischen Spirale, dieses Mal das empathische Wahrnehmen, Erfassen, Verstehen, Erklären des anderen. Im Rollenspiel kann die ehrenamtliche Begleiterin annähernd erfahren, wie es der alten Dame in der Situation gehen könnte. Und das eröffnet ihr, nachdem sie von ihren sich selbst verurteilenden Bewertungsmustern Abstand nehmen konnte, eine neue Perspektive. Wie das vorhergehende Angebot der »Selbstverkörperung« in der erlebten Situation so ermöglicht auch das Rollenspiel »persönlich bedeutsames Lernen« (siehe 3.1.4).

Die Inhalte der Aktionsphase – Stimulierung, Exploration und Vertiefung – sind in diesem Prozess vielfältig miteinander verschränkt.

• *Integrationsphase:* Die im Rollenspiel erlebte Erfahrung wird gemeinsam mit der Gruppe durchgearbeitet, reflektiert und schließlich dahingehend aufgenommen, einbezogen, verarbeitet, integriert, dass die Idee, mit der alten Dame zu sprechen, doch ein möglicher Weg sein kann.

• *Neuorientierungsphase:* Da die ehrenamtliche Begleiterin das Ergebnis der Supervision gern umsetzen möchte, sich dem aber nicht gewachsen fühlt, proben wir auch hier szenisch die Gesprächssituation in der Gruppe mit der Unterstützung aller Anwesenden. Es kommt immer wieder zu neuen Anregungen, erneutem Ausprobieren, bis die Betroffene sich die Umsetzung vorstellen kann. Das Verändern und Erproben hin zu neuen Handlungsentwürfen hat damit schon in der Gruppe stattgefunden, sozusagen als Generalprobe, und reicht über die Umsetzung in der Praxis bis in die nächste Supervisionssitzung. In dieser führt der Bericht der Ehrenamtlichen über ihren Folgebesuch bei der Sterbenden in eine erneute Runde des gemeinsamen Wahrnehmens, Erfassens, Verstehens und Erklärens der neuen Situation, einmündend in die Erkenntnis für alle, dass schwierige Situationen eher durch offenes, empathisches Miteinander-Sprechen als durch schweigendes Aushalten gelöst werden können.

In allen vier Phasen sind die ersten vier im Theorieteil vorgestellten Konzepte (3.1.2 – 3.1.6) mit ihren impliziten Werten von Wertschätzung, Mitmenschlichkeit und grundsätzlichem Wohlwollen tragend für den supervisorischen Prozess und die daran beteiligten Menschen und handlungsleitend für mich als Supervisorin.

Cornelia Jakob-Krieger

3.2 Was kann (oder sollte) Supervision für die Ehrenamtlichen im ambulanten Hospizdienst leisten?

Heute gibt es in Deutschland meines Wissens nach nur noch wenige ambulante Hospizdienste, die ihre ehrenamtlichen Mitarbeiter ohne einen vorherigen so genannten Befähigungskurs in den aktiven Dienst zur Begleitung Schwerstkranker und Sterbender übernehmen. In diesen Befähigungskursen werden den Teilnehmerinnen und Teilnehmern Kenntnisse über medizinische, pflegerische, soziale und kommunikative Themen vermittelt, die für die zukünftige Arbeit wichtig und hilfreich sind. Die Vermittlung geschieht sowohl theoretisch als auch praxisorientiert, d. h. mit Übungssequenzen. Für die Inhalte einschließlich der Didaktik und Methodik dieser Kurse gibt es ausgearbeitete Konzepte (z. B.: M. Müller/W. Heinemann: Handreichung für Multiplikatoren. Konzept für die Befähigung Ehrenamtlicher, ALPHA Rheinland, Bonn 1996). Darüber hinaus bieten die Dienste zur Unterstützung der Ehrenamtlichen für deren Arbeit fortlaufende Praxisbegleitung (diese obligatorisch und in der Regel von der zuständigen, hauptamtlich tätigen Koordinatorin des Dienstes) und häufig zusätzlich Supervision durch eine von außen kommende Supervisorin (w/m), sowohl als Einzel- wie auch als Gruppensupervision.

In den Supervisionsgruppen erlebe ich immer wieder den Bedarf, die in den Befähigungskursen erworbenen Kenntnisse zu vertiefen und zu erweitern. Dieser Bedarf wird von den Ehrenamtlichen selbst geäußert bzw. ich sehe anhand der in der Supervision vorgestellten Begleitungen die Notwendigkeit dazu.

Supervision ist hier weit mehr als eine tätigkeitsbezogene Beratung, die auch als Instrument der Qualitätssicherung dient. Sie sollte die Ehrenamtlichen in ihrer verantwortungsvollen Tätigkeit im besten Sinne begleiten und unterstützen. Das heißt:

- Aufmerksam und zugewandt die Unsicherheiten, die Fragestellungen der Ehrenamtlichen aufnehmen, ohne dass die Supervisorin diese von vornherein mit eigenen Bewertungsmaßstäben belegt.
- Selbst einen Beziehungsraum anbieten und für dessen Einhaltung in der Gruppe Sorge tragen, der den Teilnehmern Wohlwollen und Respekt gewährt, sodass sie sich mit ihren Sorgen, Fragen und Unsicherheiten ohne Scheu oder gar Angst zeigen können – einen Raum, in dem den Ehrenamtlichen Verständnis und Wertschätzung für ihre Dienstleistung in ihrem jeweilig individuellen Lebenskontext entgegengebracht wird. Das ist auch deshalb wichtig, da Enttäuschungen und Überforderungserleben der Eh-

renamtlichen oft erst verstanden und dann angemessen bearbeitet werden können, wenn sich deren individuelle Lebenserfahrungen und die daraus entstandenen Bewertungsmuster zeigen bzw. herausgearbeitet werden können. Dazu sind Vertrauen zur Gruppe und zur Supervisorin die Voraussetzung. Es geht also auch um konkrete Hilfen und Unterstützung im Prozess des Sich-selbst-Verstehens in Situationen und auf diesem Boden andere oder neue Handlungsmöglichkeiten zu eröffnen, zu erarbeiten (siehe Praxisbeispiel). Das führt nahtlos zum nächsten Punkt:

- Auch den Aspekt der Persönlichkeitsentwicklung im Blick haben. Durch die Begleitung Sterbender sind die Begleiter unausweichlich mit eigenen Lebensthemen konfrontiert, mal mehr, mal weniger. Diese gemeinsam in der Gruppe auszuloten, den Umgang mit den eigenen Sorgen, Ängsten, Enttäuschungen, Vorurteilen zu erleichtern und zu verändern im Sinne der Erweiterung und Um- bzw. Neubewertung kann – über die Unterstützung und Qualifizierung für die hospizliche Arbeit hinausgehend – zu Entlastung und Kompetenzerweiterung in der eigenen Lebensgestaltung führen.

- Eine angemessene Form (verständliche Sprache, nicht zu viel, nicht zu wenig) der Theorievermittlung zu den jeweiligen Themen (soweit sie den Wissensständen des Supervisors entspricht). Denn Wissen erhöht das Vermögen zur Selbstwirksamkeit. Das Erleben von Selbstwirksamkeit stärkt und senkt das Stresserleben und beugt damit dem Erleben von Überforderung vor.

- Das Rollenthema immer wieder aufgreifen und gemeinsam mit der Gruppe die Grenzen und Möglichkeiten in der Rolle als ehrenamtliche Sterbebegleiterin betrachten und diskutieren; fördern und unterstützen, sich in die Rolle hineinzufinden und sich in der Rolle zu entwickeln; Hilfestellung dabei geben, die Rolle im Tätigkeitsfeld mit der eigenen Person im jeweiligen Lebenskontext in Einklang zu bringen.

- Damit im Zusammenhang die Themen Motivation und Selbstfürsorge sehen: Welche Vorstellungen und Bewertungsmuster stecken in diesen beiden Themen: Ich will etwas für andere tun, will mich nützlich machen, will Gutes tun usw. Was darf ich in diesem Zusammenhang für mich selbst tun? Wichtige Aspekte zu diesen Themen sind Selbstwahrnehmung, Selbstakzeptanz, Selbstwertschätzung, Selbstverständnis. Was ist ideologisch verbrämt und schränkt eine wirklichkeitsgerechte Handhabung der ehrenamtlichen Tätigkeit und einen angemessenen (im selbstfürsorglichen Sinne) Umgang mit sich selbst und im fremdfürsorglichen Sinne mit den schwerstkranken und sterbenden Menschen ein?

Cornelia Jakob-Krieger

- Einen aufmerksamen Blick auf die Frage richten: Wann und wodurch kann wohlgemeinte Fürsorge unversehens in eine Entmündigung der Schwerstkranken und Sterbenden gleiten?
- Die Ehrenamtlichen in ihrer Kommunikationsfähigkeit unterstützen und fördern. Gelingende Kommunikation ist nicht so selbstverständlich, wie wir es vielleicht gerne annehmen möchten. Gerade in Bereichen – hier meine ich die Hospiz- und Palliative Care-Arbeit im Besonderen (vgl. Kapitel 1: *Gelingendes Begleiten am Lebensende*) –, in denen es um die Beziehung zwischen Menschen geht, um den Austausch von Gefühlen, Bedürfnissen, Befindlichkeiten und deren angemessener Beantwortung, fällt uns das konkrete Sprechen schwer, reden wir gerne in Allgemeinplätzen, lassen uns von unseren eigenen Bewertungen und Einschätzungen leiten, was – wie das Praxisbeispiel zeigt – häufig zu Missverständnissen führt. Das Thema Kommunikation ist so gut wie in jeder in der Supervision vorgestellten Begleitung von zentraler Wichtigkeit.

3.3 Weiterbildungen als Ergebnis von Supervision

Zu den Besonderheiten meiner supervisorischen Arbeit in diesem Feld gehört die Entwicklung von Weiterbildungen, ausgelöst durch die Themen, die sich im Rahmen der Supervision herauskristallisieren und in dem vorgegebenen Zeitrahmen der Supervisionssitzungen oft nicht wirklich befriedigend für die Teilnehmer ausgelotet, vertiefend bearbeitet werden können. Die Initiative ging von der Supervisionsgruppe ehrenamtlicher Mitarbeiterinnen und Mitarbeiter des ambulanten Hospizdienstes am Alfried Krupp Krankenhaus, Essen, aus.

Die in der Supervision in kleinen Sequenzen erlebten, die Anspannung regulierenden Selbsterfahrungsangebote über Atmung, Haltungsveränderungen, Bewegung, die Erfahrungsangebote zu Nähe- und Distanzregulation, die Rollenspiele und das anschließende Erörtern der Wirkung von Positionieren im Raum, Körperhaltung, Atmung, Ansprache, Wortwahl, Ausdruck von innerer Haltung in die äußere Haltung, deren Zusammenhänge und vieles mehr führte bei den Ehrenamtlichen zu dem Bedürfnis, sich diesen Themen, diesen Erfahrungen mit mehr Zeit und Ruhe widmen zu können. So entwickelten die Koordinatorin dieses Dienstes und ich gemeinsam ein Konzept für Wochenendweiterbildungen zu den von den Ehrenamtlichen gewünschten, die Arbeit förderlichen Themen. An diesen Wochenenden können die ehrenamtlichen Mitarbeiterinnen und Mitarbeiter sich über kleine Theoriesequenzen, Selbsterfahrungsangebote, in Klein- und Gesamt-gruppenarbeit mit einem Thema wie z. B. »Gelingende Kommunikation« oder »Selbstfürsorge« oder »Abschiedlich leben« oder »Die Bedeutung von Familiensystemen in der ambulanten Sterbebegleitung« in Ruhe auseinan-dersetzen.

Zu dem Konzept gehört auch die Zusammenarbeit mit einer erfahrenen Tanzpädagogin, die das jeweilige Thema in ihren Meditativen Tanz-Angebo-ten aufgreift und so auf einer leiblichen Selbsterfahrungsebene eine das Thema vertiefende Erfahrung ermöglicht. Zwischen den Wochenendseminaren und dem Supervisionsprozess hat sich eine für alle fruchtbare Wechselwirkung entwickelt. Die Erfahrungen und Erkenntnisse aus den Wochenenden be-fruchten und beleben die Supervision, und aus den Supervisionssitzungen entstehen immer wieder neue Wissens- bzw. Erfahrungswünsche.

Dank

Für die Lernerfahrungen und Entwicklungsprozesse, die mir die Arbeit im Rahmen von Hospiz und Palliative Care, die Begegnungen mit den Men-schen, die in diesem Bereich arbeiten, und die Begegnungen mit den Schwerstkranken und Sterbenden ermöglicht haben, bin ich tief dankbar. Sie erinnern mich immer wieder daran, in diesem Augenblick, hier und jetzt, mit meiner ganzen Person da zu sein und auf diese Weise an der Fülle des Lebens teilzuhaben.

Cornelia Jakob-Krieger

4. Balintarbeit – eine Heimat für Ärzte, warum nicht auch für Ehrenamtliche?

| Ernst Richard Petzold |

Einführung

Balintarbeit? Was ist das? Eine Bewegung, eine Selbsthilfegruppe, ein Zeichen für neue Solidarität und Mitmenschlichkeit? Etwas ketzerisch und provokativ stellte ich diese Fragen bei einem internationalen Balintkongress in Ascona, an dem viele Studenten aus aller Welt teilnahmen, aber auch Ärzte und Krankenschwestern. Ob Ehrenamtliche ebenfalls im Plenum saßen, weiß ich nicht, wohl aber, dass meine Fragen zu einer hitzigen Diskussion führten.

Während sich viele die Köpfe heiß redeten, sah ich aus den Fenstern des Saales und sah, wie sich die Blätter der Palmen im Wind und Sonnenlicht bewegten. Melitta Mitscherlich, eine damals sehr bekannte Psychoanalytikerin, beendete die Diskussion mit einer klaren Antwort: Balintarbeit ist keine Bewegung, aber sehr bewegend. Ascona aber und der Monte verità wurden das südliche Zentrum der Balintarbeit und mir eine Heimat (1). Das ist der Balintarbeit mit Ärztinnen und Ärzten, mit Studentinnen und Studenten, mit Schwestern und Pflegern und später auch mit Patienten und ihren Familienangehörigen zu verdanken. Oft sprachen wir in den Gruppen über die Begleitung von Sterbenden. Die Begleitung der Angehörigen am Lebensende wurde erst in den letzten Jahren zu einem wichtigen Thema. Einen wesentlichen Anteil an dieser Entwicklung hatten die Preisarbeiten, die von Studentinnen und Studenten für den so genannten Ascona-Balint-Preis eingereicht wurden (2).

Sehr anregend sind die Publikationen von A. Drees, dem Inaugurator der »prismatischen Balintgruppenarbeit« (3); u. a. beschrieb er die prismatische Balintarbeit aus seiner Erfahrung bei der Sterbebegleitung in Klinik, Hospiz und Familie. Was geschieht mit den Begleitern? Was tun sie? Was erleben und empfinden sie? Nach der Implantation einer psychosomatischen Klinik in das Aachener Universitätsklinikum (1991) erarbeiteten wir ebendort ein Konzept der »integrierten Balintarbeit« für die Zusammenarbeit verschiedener medizinischer Berufe in einer Gruppe (4).

Bei einer Einführung in die Balintarbeit für Mitglieder einer Essener Hospizgruppe (2011) wurde gefragt: Was verdrängen wir? Wie gehen wir als Ehrenamtliche mit der Teilhabe am Abschiednehmen und an der Trauerarbeit um? Wie können wir lernen, uns so auszudrücken, wie wir, die Begleitung Sterbender, empfinden? Wir stellten fest: Sterbebegleitung und auch ihre Aufarbeitung durch Ehrenamtliche ist ein neuer Schritt. Dabei wurde gefragt, ob ein neues Konzept notwendig sei. Das mag sich in der Zukunft erweisen. Wichtig sind die Grundhaltung und eine offene Aufmerksamkeit für all das, was wir bei der Begleitung Sterbender wahrnehmen und erfahren.

Auch wenn in wissenschaftlichen Studien über diese Zusammenhänge bisher wenig geforscht wurde, so gibt es doch ein breites Erfahrungswissen, das in der Balintarbeit ausgetauscht wird. Und es gibt ein psychodynamisches Wissen über unbewusste Vorgänge, das seit den Anfängen der Psychoanalyse vor über hundert Jahren intensiv untersucht wurde. Einen kurzgefassten Überblick findet der interessierte Leser in dem Buch von Frau Dr. H. Otten, der Postpräsidentin der Internationalen Balint Gesellschaft und der langjährigen Geschäftsführerin der Deutschen Balint Gesellschaft (5). Persönlich sehe ich die Balintarbeit heute als Teil der »Psychodynamik komplexer Systeme«, also als Teil eines umfassenden Konzepts einer Anthropologischen Medizin, zu deren Wegbereitern Viktor von Weizsäcker (s. später: Kapitel 9) gehörte, aber eben auch Michael Balint. Wer war dieser Mann?

4.1 Michael Balint

Mihaly Maurice Bergsmann, Balints ursprünglicher Name, war Psychoanalytiker und Begleiter praktischer Ärzte, die in der Zeit nach dem Zweiten Weltkrieg in England ihr psychologisches Wissen aufbessern wollten. Dies fehlte ihnen bei der Behandlung ihrer Patienten. Von Begleitung war eigentlich noch gar nicht die Rede. Balint wurde am 3.12.1896 in Budapest geboren. Sein Vater war praktischer Arzt, aber kein Wissenschaftler, seine Mutter war eine einfache Frau. Seine beruflichen Perspektiven waren Allgemeinmedizin, Biochemie und Psychoanalyse, letztere bei S. Ferenczi, einem der engsten Schüler und Mitarbeiter Freuds. Balint prägten aber auch die Erfahrungen eines Emigranten aus Ungarn. Während er in dem Berlin der frühen zwanziger Jahre noch zur Weiterbildung weilte, verließ er Budapest kurz vor dem Zweiten Weltkrieg, um nach Manchester (England) zu emigrieren. Nach dem Krieg siedelte er nach London um. In Balint verkörperte sich die multikulturelle Perspektive eines Weltbürgers.

Ernst Richard Petzold

»Abschied und Neubeginn« – dies hat M. Balint selbst immer wieder erlebt und gründlich zu erforschen versucht. Da waren die eigenen Kriegserfahrungen im Ersten Weltkrieg, dann der frühe Tod seiner ersten Frau, der Verlust seiner Eltern, die im Holocaust umkamen. Im Abschied und Neubeginn liegen die Wurzeln der heutigen Balintarbeit. Dazu kann man durchaus auch das Abschiednehmen von alten Denk- und Beziehungsmustern rechnen und die Einstellung eines Neuanfangs in den Beziehungen zu anderen Menschen.

Zentral geht es um das Gespräch, um eine offene Kommunikation. *»Dort, wo Nicht-Sprache ist, soll Sprache werden«*, sagen wir oft in der Psychotherapie. Im Sterbeprozess ist das anders, da ist sehr viel Nicht-Sprache, der Beginn eines großen Schweigens, das es zu respektieren gilt. Wir stehen in einem gewaltigen Spannungsbogen zwischen Sprechen-Wollen und respektvollem Schweigen. Balint fragte sich, ob er mit seinem psychoanalytischen Wissen allgemeinmedizinisch tätigen Ärzten helfen könne, ihr Verständnis von ihren Patienten etwas zu verbessern. Der Erfolg gab ihm Recht. Aus der Frage und den sich daraus ergebenden Antworten (Gruppenarbeit) ergab sich das, was man nach Balints Tod (1970) »Balintgruppen« nannte.

Wir fragten uns: Warum wird die Balintarbeit bisher in der Gesellschaft außer bei Ärzten so wenig beachtet? Warum gibt es keine Balintgruppen für Ehrenamtliche? Warum gibt es keine Balintgruppenleiter für Sterbebegleiter? Wir fragten auch nach der Kompetenz ehrenamtlicher Begleiter. Wie können sie sich selbst in dem jeweils anderen erkennen? Wie können sie die mitunter sehr »schweren Gefühle« wie Ängste oder Ärger, Wut oder Verzweiflung aushalten? Sie kennen zu lernen heißt aber auch, sie respektieren zu lernen, denn sie haben eine ganz wichtige Funktion für das Zusammenleben von Menschen.

4.2 Gott in der Vorlesung

4.2.1 Ganzheit von Körper und Seele

Gerne zitiere ich einen kleinen Jungen, der seine Mutter fragte, was nach seinem Tode sein würde. »Deine Seele wird zum Himmel gehen«, antwortete die Mutter, »und dein Körper in die Erde.« – »Mami«, sagte der Junge, »wenn du nichts dagegen hast, würde ich mein Zeug lieber noch etwas zusammenhalten.« Mir gefiel diese Geschichte aus mehreren Gründen, u. a. wegen des Dialogs zwischen Sohn und Mutter. Hier gehen die Fragen von dem Kind aus. Das Kind ist neugierig. Aber die Antwort der Mutter macht deutlich, wie schnell Erwachsene Körper und Seele trennen und in zwei Teile aufspalten, um dann die Seele zu vernachlässigen. Dass aber Körper und Seele zusammengehören und eine Ganzheit bilden, weiß jeder, der sich auf die Begleitung von Sterbenden eingelassen hat.

4.2.2 Es kann aber auch anders sein

Eine etwa fünfzigjährige, selbst als Onkologin tätige Ärztin erkrankte an einer hochakuten Leukämie. Sie war Witwe und hatte mehrere Kinder, z.T. noch in der Schule und Ausbildung. Sie schwebte in größter Lebensgefahr und war sehr mutlos, als wir über ihre Diagnose sprachen. Ihr Arzt sagte ihr: »Mädchen, du stehst an der Grube. Wir wollen alles tun, dir zu helfen. Aber du allein musst es jetzt wollen. Du musst dein Herz in deine Hände nehmen und weit, weit über die Grube werfen.« Das war stark und hat sie tief getroffen. Sie erzählte mir dies, als ich sie auf der Intensivstation besuchte. Danach habe ich sie noch über ein Jahr ambulant psychotherapeutisch begleitet. Sie hatte es zusammen mit ihrem Arzt geschafft. Sie war noch einmal davongekommen. Aber sie sagte auch ganz eindeutig: Nur mit Gottes Hilfe. Das war vor jetzt 30 Jahren, in der die Behandlung mit der Knochenmarkstransplantation bei einem Blutkrebs noch in ihren Anfängen war und sie das Sterben ihrer Mitpatienten genauso miterleben konnte wie das Sterben ihrer Patienten auf ihrer Station während ihrer ärztlichen Tätigkeit. Sie war die erste Patientin, die in meiner psychosomatischen Vorlesung von ihren Gotteserfahrungen hatte sprechen können. »Zum ersten Mal in einer Vorlesung etwas von Gott gehört«, sagte einer der Studenten. Diese Erfahrungen sind in der Regel kein Gegenstand einer medizinischen Vorlesung. Auch Beten gehört nicht zum ärztlichen Unterrichtsstoff. Das mag ein Ergebnis der Säkularisierung sein und der Entchristianisierung, auf die K. Körber in seinem Beitrag (s. Kapitel 5: *Sind wir auf dem Weg zu einer neuen Sterbekultur?*) aufmerksam macht.

Aber es gibt Ausnahmen: In einer studentischen Ascona-Balint-Preisarbeit schrieb ein Student aus Übersee über seine erste Begegnung mit einem Patienten – einem sterbenden jungen Mann. Der Begleiter, ein Seelsorger, empfing den Studenten am Klinikeingang und begleitete ihn zu dem Sterbenden. Dort aber ließ er ihn kurz allein. Es war, als ob man »in einem Kahn aufs weite Meer hinausgestoßen wurde«. Der Student beschrieb, wie nach dem Tod alle Anwesenden – also die ganze Familie, der Kaplan und eben auch der Student – miteinander beteten. In den vielen Ascona-Balint-Preis-

Ernst Richard Petzold

arbeiten von Studenten der letzten 30 Jahre wurde sehr selten ein Gebet erwähnt (2). Was aber wird aus uns, wenn wir das Beten verlernen?

4.3 Sterben?

»Wie macht man das?«, fragte H. E. Bock, der Altmeister der Inneren Medizin in der BRD in der zweiten Hälfte des vorigen Jahrhunderts (95 J.), als ihm einer seiner Schüler (70 J.) den Tod eines anderen Schülers der zweiten Generation (70 J.) anzeigte.

Sterben kann plötzlich geschehen, z. B. durch einen Herzinfarkt oder nach einer langen schweren Krankheit, durch einen Unfall oder auch durch einen Suizid. Die wenigsten sind auf das plötzliche Geschehen vorbereitet. Die Aufgabe der Helfenden liegt bei der Unterstützung der Hinterbliebenen, u. a. in der Hilfe bei der Trauerarbeit. Ganz anders ist die Situation bei einer lang anhaltenden, chronischen und lebensbedrohenden Krankheit, beispielsweise bei einem Tumorgeschehen. Hier ist die Begleitung eines Menschen gefordert, der möglicherweise noch viele Fragen an das Leben hat, aber oft auch schon an die Familienangehörigen, die Rat suchen: Wie können wir mit dem Kranken am besten umgehen?

Viel hat sich seit der Hippokratischen Empfehlung geändert, ein Arzt solle sich lieber nicht auf den Sterbenden einlassen, sondern schnell weitergehen. »Asklepios ging, wenn Thanatos kam«, schreibt der Tübinger Philosoph O. Höffe, 2004 (dt.: Der Arzt ging, wenn der Tod kam). Der Philosoph ist es, der darauf hinweist, dass neben den körperlichen Schmerzen auch seelische Leiden zu lindern seien: Angst, Depression, Unruhe, Vereinsamung, Resignation und Depression. Statt die Sterbenden an Infusionen hängen zu lassen, dränge sich die Begleitung Sterbender auf. Das erfordert Zeit und einen persönlichen Einsatz, der nicht mit Geld zu bezahlen ist.

Das Problem ist nicht neu

Von Schmerzen, Ängsten und der Bedeutung der Arzt-Patient-Beziehung wusste der früh verstorbene schwäbische Dichter Wilhelm Hauff viel. 1822 schrieb er in einer Novelle »Die Sängerin«: »Mademoiselle Bianti«, erwiderte der Arzt, »ein Arzt hat an manchem Bett mehr zu tun, als nur den Puls an der Linken zu fühlen, Wunden zu verbinden und Mixturen zu verschreiben. Glauben Sie mir, wenn man so allein bei einem Kranken sitzt, wenn man den inneren Puls der Seele unruhig pochen hört, wenn man Wunden verbinden möchte, die niemand sieht, da wird auf wunderbare Weise der Arzt zum Freund, und der geheimnisvolle Zusammenhang zwischen Körper und Seele scheint auch in diesem Verhältnis auffallend zu wirken« (7).

Was hat sich nicht alles seit der Zeit Hauffs geändert! Der Kranke und der pflegebedürftige Patient mögen andere Sorgen und Nöte haben als die damalige Sängerin. Und auch der Arzt hat in der heutigen Zeit mehr zu tun, als am Bett des Kranken zu sitzen und dann noch den »inneren Puls« zu fühlen, Wunden zu verbinden, die niemand sehen kann, und Mixturen zu verschreiben; aber diese Aufgaben hat er auch und nicht zuletzt, wenn es um seelisches Leiden geht, das niemand sehen kann. Allerdings können gut ausgebildete ehrenamtliche Helfer von heute ihm bei dieser Aufgabe helfen.

4.4 Struktur und Methoden der Balintarbeit

»Mich erinnerte diese Balintarbeit an die Arbeit mit Träumen«, sagte ein Psychoanalytiker nach der Teilnahme an einer Balintgroßgruppe, in der neben Ärztinnen und Ärzten Psychologen und Kreativ-Therapeuten saßen. Auch ehemalige Patienten waren in diesem Kreis. Sie hatten sich seit mehreren Jahren regelmäßig in einer »Gesundheitsgruppe« unter der Leitung von Prof. W. Schüffel, einem psychosomatischen Hochschullehrer, getroffen und sich gegenseitig Mut und Hoffnung auch in verzweifelten Situationen zugesprochen (8, 9).

Prof. Schüffel saß im Außenkreis und hatte dank der Äußerungen der Gruppenteilnehmer die vielfältigen Perspektiven wahrgenommen, die ähnlich wie bei Traumarbeiten Möglichkeitsräume eröffnen können. Mit »Möglichkeitsräumen« meine ich Lösungen von Beziehungsstörungen, von Belastungen, die aus nicht eindeutig definierten Rollen entstehen können. Die Klärung vor- und unbewusster Dynamiken in zwischenmenschlichen Beziehungen aber ist das Ziel der Balintarbeit und durchaus vergleichbar mit professioneller Traumarbeit, auf die sich ein Psychotherapeut oder auch ein Seelsorger mit seinem Patienten einlassen mag.

Das folgende Phasenschema gibt eine Grundorientierung über den Gruppenverlauf (10). Die erste Phase beginnt mit der Vorstellung der Gruppenteilnehmer. In der Regel nehmen acht bis zehn Personen an einer Gruppe teil. Ich pflege sie alle nach ihren Erwartungen und Wünschen zu fragen. Anschließend stellt einer der Teilnehmer eine Arzt-Patient-Beziehung vor.

Phasen und Themen einer Balint-Gruppensitzung

(1) Vorstellungsphase oder Aufwärmphase (warming up)
    a. Vorstellung der Teilnehmer
    b. Vorstellung des Patienten durch den Behandelnden

(2) Informationsphase
    Fragen zur Sache und zum besseren Verständnis

(3) Phantasiephase/Spekulation

(4) Verstehen des psychodynamischen Prozesses
    a. Hypothesenbildungen und Einordnung der Spekulationen
    b. Reflexionen

(5) Text und Kontext (»Gesamtdiagnose«)
    a. Beziehungsdiagnostik – und – Beziehungstherapie
    b. Bedeutungen und Begrenzungen
    c. Mustererkennungen und Verhaltensveränderungen

(6) Feedbackphase

Nach dem Bericht des Referenten kann man durch Rückfragen klären, was während des Berichts offen geblieben ist. Wir nennen solche Fragen »Sachfragen«; allerdings wies Balint wiederholt darauf hin, dass hinter solchen Fragen Hypothesen stünden, die sich der Fragende schon gebildet habe, und dass es viel wichtiger sei, auf diese Hypothesen einzugehen. Anschließend an diese (eher kurze) Fragerunde kommt die »Phantasie- oder Spekulationsphase«. In dieser Phase nimmt sich der Referent mit seinem Stuhl etwas aus dem Kreis und hört sich still das an, was andere über das denken, was er vorgetragen hat und – vor allem auch – was sie gefühlt haben, während er vorgetragen hat. Das ist für viele, die das zum ersten Mal erleben, ungewöhnlich und braucht deswegen auch etwas Geduld mit sich selbst und mit anderen.

Oft sind es Gefühle, die uns den Weg zu vor- und unbewussten Inhalten weisen, also zu dem, was wir gerne verdrängen. Der Leiter ermuntert die Gruppenteilnehmer, Mut zu haben, auch und gerade zu den eigenen Gefühlen sowie einfach und frei zu phantasieren, wie man es ja auch beim Beginn einer Traumarbeit tut. Balint sagte: »Think fresh!« und meinte damit frisches und vielleicht auch freches Denken. Das allerdings ergänzte er streng mit: »Vorsichtig handeln!«

An diese Phase schließt sich – durchaus anspruchsvoll – der Versuch einer Gesamtdiagnose an, die neben dem somatischen Teil auch die psychischen und sozialen Aspekte erfassen will. Welche Bedeutungen haben z. B. die Symptome? Haben sie neben ihren körperlichen Zeichen und psychischen Hinweisen einen verdeckten sozialen Konflikt? Welche Bedeutung haben die Grenzen unserer Möglichkeiten? Diese Fragen sind Teile der Gesamtdiagnose.

Eine optimale Beendigung einer Gruppensitzung ergibt sich aus einer Feedbackrunde der Teilnehmer, des Referenten und des Gruppenleiters. Bei kontinuierlich arbeitenden Balintgruppen kann man das Feedback in einer der nächsten Sitzungen geben.

»Freches, frisches Denken«

Beispielhaft für das »freche, frische Denken«, das Balint vorgeschlagen hatte, waren die Bemerkungen einer Kollegin, die sich in einer Balintgruppensitzung mit den verdrängten Anteilen einer vorgestellten Patientin identifizierte. Sie hatte auf ihre Körpergefühle geachtet und auf ihr Befinden. Sie sagte, sie sei verwirrt und sprachlos. Sie suchte nach Worten für eine angemessene Rückmeldung. Welche Übertragungs- und Gegenübertragungsgefühle hatte sie empfunden und wahrgenommen? Sie überging den Gruppenprozess und sprach den Referenten direkt an. Gefragt, was ihr helfen könnte, mit der Verwirrung fertig zu werden, sagte sie das, was sie durch die Identifizierung mit der vorgestellten Patientin empfunden hatte. Sie sagte, helfen würde ihr, wenn der Referent die Verantwortung für seine verdrängten Gefühle (seine Gegenübertragungsgefühle) selbst übernehmen würde und sich nicht hinter einer jahrelang anhaltenden Unfähigkeit der Patientin verstecken würde, die eigenen Gefühle auszudrücken. Diese Bemerkung traf den Referenten wie ein Blitz. »Flash« hätte M. Balint gesagt. Er meinte das Phänomen, das immer wieder auftaucht, wenn eine Situation wie durch einen Blitz erhellt wird.

4.5 Zur Weiterentwicklung der Balintarbeit

Nach Balints Tod schrieb seine Frau, Enid Balint, dass ihre Forschung gezeigt habe, »dass die heutige Medizin auf Naturwissenschaft gegründet ist und ihre Daten durch objektivierende, nicht-teilnehmende Beobachtung gesammelt werden. Aber trotz unglaublicher Erfolge hat diese Art zu denken ihre Grenzen, die wir, im Ganzen gesehen, als Krankheitsorientierte Medizin bezeichnen. Sie sagt, dass jede Überschreitung dieser Grenze bei der Entwicklung einer Patientenzentrierten Medizin eine neue Kategorie der Beobachtung realisieren sollte, nämlich die ›teilnehmende Beobachtung‹. Wir (Ärzte) haben neben der äußerlichen, naturwissenschaftlichen, distanzierten Beobachtung eine innere Beobachtungsgabe, nämlich die der Introjektion, Identifikation und Reflektion. Das sind die Werkzeuge, an denen wir auch und gerade in der Balintarbeit gebunden sind« (11).

Anhand von drei Geschichten aus der eigenen Balintarbeit will ich jetzt einige Aspekte beschreiben, die sich am Lebensende abspielen. Die Geschichten befassen sich mit Abschied und Neubeginn. Diese Geschichten erzählen, wie sich aus schwierigen Situationen Fragen ergeben, für deren Bewältigung es keine Rezepte gibt. Wie kann man mit derartigen Situationen umgehen? Beginnt man mit einer Verhaltenstherapie? Möglich ist das schon. Entscheidend aber ist nicht das Verhalten, sondern die persönliche Einstellung oder Haltung einer tragfähigen Beziehung in der letzten Lebensphase. Das gilt in einer sich verändernden Welt auch für Helfer oder Begleiter von Sterbenden.

Die erste Geschichte steht auch für den Neubeginn, für Leben und Sterben und wieder Leben.

4.5.1 Frau A. – »Ich möchte sie am liebsten schütteln!«

Es war vor 40 Jahren, als W. Loch, ein bekannter Psychoanalytiker, einen schönen, aber für Anfänger wie mich schwer verständlichen theoretischen Vortrag über die psychoanalytischen Hintergründe der Balintarbeit hielt, uns dann aber in die praktische Gruppenarbeit einführte. Er begann gleich mit der für uns, den Kollegen der psychiatrischen Klinik, doch etwas überraschenden Frage: Wer möchte einen Fall vorstellen? Langes Schweigen. Als jüngster Arzt in der Gruppe streckte ich den Finger und bekam das Wort. Ich stellte meine Beziehung zu einer hochsuizidalen Patientin vor, die meine noch ganz junge ärztliche Kompetenz ad absurdum (also an ihre Grenzen) geführt hatte; denn sie war bald nach der Aufnahme und nach einer unzureichenden Medikation aus der Klinik geflohen und in den großen Fluss gesprungen, der neben der Klinik floss. Sie konnte von der Polizei gerettet werden, aber der Umgang mit ihr fiel mir, dem zuständigen Stationsarzt, schwer.

Ich hatte Schuldgefühle, weil ich sicher nicht ganz zu Unrecht fürchtete, etwas falsch gemacht zu haben. Mit diesen Schuldgefühlen fühlte ich mich ziemlich allein gelassen. Dass ich mich da schon unbewusst in dem psychodynamischen Geflecht von Übertragung und Gegenübertragung verwickelt hatte, wusste ich nicht. Diese Begriffe und ihre Bedeutung lernte ich erst im

Laufe der späteren ärztlichen Weiterbildung kennen. Sie gehörten keineswegs zu dem, was ein Medizinstudent damals in seiner Ausbildung lernte. Die Möglichkeiten der Selbsterfahrung, die zur Professionalisierung eines jeden Arztes gehören sollten, der mit Patienten umgehen will – und nicht nur mit einer bestimmten Krankheit, öffneten sich erst im Laufe der folgenden Jahre.

Die Patientin, ich selbst und natürlich auch die Klinik hatten mich einfach überfordert. Es gab aber auch andere Gründe. Ich hatte Angst z. B. vor Beschämung. Ich hatte nur geringe Erfahrung im Umgang mit psychiatrisch Erkrankten und keine Erfahrungen mit suizidalen Patienten. Das große Wort von der »Arzt-Patient-Beziehung« lag noch in weiter Ferne. Meine Vorstellung führte zu vielen Fragen der Teilnehmer in der Balintgruppe, die mich beinahe erdrückten; aber jetzt nach über 40 Jahren kann ich mich nur noch an die Frage des Gruppenleiters erinnern: Was würden Sie denn am liebsten tun? Und an meine spontane Antwort: Am liebsten würde ich sie schütteln! In der Frage allein lag so etwas wie eine Befreiung, die lange nachwirkte. Die Erlaubnis, dem nachzugehen, zu spüren, was es heißt, in einer festgefahrenen Situation eigene Gefühle wahrzunehmen, war lösungsorientiert. Nein, ich schüttelte die Frau nicht, aber ich fand einen Ansatz, in dem ich mich auf sie einstellen konnte. Ihre Wortlosigkeit hatte sich mit der meinen verbunden. Neben dem beiderseitigen Gefühl der Ohnmacht, der Hilf- und Hoffnungslosigkeit aber begann die Erlaubnis zu wirken: Du darfst auch Fehler machen. Eine Erlaubnis, die ich dann auch an Frau A. weitergeben konnte. Der Patientin und ihrem Arzt öffneten sich neue und kaum mehr für möglich gehaltene Perspektiven.

In den folgenden Jahren – ich arbeitete längst in einer anderen Klinik – bekam ich fast regelmäßig von dem damaligen Vizechef dieser Klinik, der an dieser Balintgruppe teilgenommen hatte, Informationen über den weiteren Verlauf. Frau A. konnte nach der überwundenen Krise und dank der medikamentösen Milderung ihrer schweren Depression wieder nach Hause entlassen werden und dort auch dank der Hilfe einer kompetenten Sozialarbeiterin ihren Haushalt mit dem Mann und den beiden kleinen Kindern versorgen.

In Deutschland sterben pro Jahr etwa 10.000 Menschen an den Folgen eines Suizids (DÄB, Aug. 2010).

Ernst Richard Petzold

4.5.2 Frau O. – teilnehmende Fragen

Eine zweite Geschichte verdanke ich Frau Dr. S. Altmeyer, einer jungen Kollegin meiner ersten Balintgruppe in Aachen. Sie nennt ihre Patientin Frau O. und schreibt:

»Als ich Frau O. zum ersten Mal begegnete, arbeitete ich seit zwei Monaten auf einer neurologischen Station. Ich hatte die Aufgabe, sie als Patientin aufzunehmen. Ihr Hausarzt hatte sie erstmals im Vorjahr wegen einer motorischen Polyneuropathie unklarer Genese eingewiesen; der Grund der diesmaligen Einweisung war eine Zunahme der Beinschwäche. Ich hatte es mit einer kleinen, adipösen 58-jährigen Frau zu tun, die einen recht ungepflegten Eindruck machte. Sie redete viel, antwortete weitschweifig und unpräzise auf meine Fragen, und es fiel mir zunehmend schwer, geduldig zu sein. Die körperliche Untersuchung gestaltete sich sehr langwierig. Frau O. schien viele meiner Anweisungen nicht zu verstehen. Offensichtlich hatte sie Lähmungen im Bereich beider Beine und weniger an den Armen und Händen. Das Ausmaß dieser Lähmungen war schwer zu beurteilen. Sie blieb vier Wochen stationär und verließ wenig gebessert mit unveränderter Diagnose die Station. Sie war anstrengend und bei keinem von uns beliebt. Sie war sehr unselbstständig. Die Schwestern stöhnten oft über ihr häufiges Klingeln. In Bezug auf ihre Erkrankung war sie merkwürdig gleichgültig. Es schien ihr keine Sorge zu machen, dass die Lähmungen zugenommen hatten. Sie plapperte meist mit gleichbleibendem Gesichtsausdruck. Ab und zu beschwerte sie sich über die Schwestern, die mehr von ihr verlangten, als diesen zu tun möglich war.

Ein halbes Jahr später musste sie wegen zunehmender Atemnot erneut aufgenommen werden. Bei einer Röntgenuntersuchung kam es zu einem Atemstillstand. Notfallmäßig wurde sie intubiert (künstlich beatmet). Sie kam auf die Intensivstation. Dort lag sie sechs Wochen. Die Versuche der Entwöhnung von dem Beatmungsgerät misslangen. Es wurde deutlich, dass sie nie wieder selbstständig würde atmen können. Die Verdachtsdiagnose »Amyotrophe Lateralsklerose«, eine lebensgefährliche degenerative Erkrankung des Nervensystems, für die es noch kein Heilmittel gab, konnte nicht mehr verworfen werden.

Die Patientin wurde zurück auf unsere Station verlegt, bekam ein eigenes, extra ausgerüstetes Zimmer. Man dachte an wenige Wochen Aufenthalt, danach Verlegung in ein Pflegeheim. Die Belastung für das Pflegepersonal war recht groß. Da die Frau ziemlich schwerhörig war, musste man sehr laut mit ihr sprechen, sie selbst konnte nur noch flüstern.

Schon bald nach der Verlegung suchte man mit Hilfe der Sozialarbeiter nach Alternativmöglichkeiten, also einen Platz in einem Pflegeheim oder nach einer Betreuung zu Hause durch einen ambulanten Pflegedienst. Dabei wurde deutlich: Die Kosten für eine Betreuung zu Hause überstiegen den Krankenhaussatz um ein Mehrfaches. Die Platzverhältnisse daheim waren absolut ungeeignet. Auch die Suche nach einem Pflegeplatz blieb erfolglos. Die Auseinandersetzung mit dem medizinischen Dienst der Krankenkassen erforderte von den behandelnden Kollegen mehr Energie als die Behandlung der Patientin.

Die Kollegin berichtete nun, wie sie die Behandlung erlebte. Keiner wusste, was er z. B. bei den Visiten eigentlich sagen sollte. Sie selbst wollte etwas ändern, vertiefte sich in die Krankengeschichte, fand heraus, dass die Frau kein Hörgerät bekommen konnte, weil ein solches nur in der Praxis eines zuständigen HNO-Arztes angepasst werden konnte.

Von der Nachtschwester erfuhr die Ärztin: ›Es war nicht unsere erste Patientin mit einer infausten Prognose, an den Umgang mit dem Beatmungsgerät konnten wir uns besser gewöhnen als an den Umgang mit ihr. Keiner mochte sie. Das war für mich selbst neu, eine Haltung, die ich bei mir nicht kannte. Woher diese Antipathie? Zum einen sicherlich aus dem Ärger, um nicht zu sagen aus der Wut, wenn eine von 32 überwiegend internistisch kranken Patienten, die von einer Schwester und einer Helferin in der Nacht zu versorgen waren, sage und schreibe 45-mal in der Nacht klingelt, damit der Vorhang einen Zentimeter nach links oder nach rechts geschoben wird, weil sie etwas trinken wollte, der Zeh juckte, der Nachttisch nicht bequem stand ... Das war auch nach zehn Monaten unverändert. Eigentlich klingelte sie, um nicht allein sein zu müssen, und natürlich tat sie uns leid. Unsere Versicherung, dass wir jede Stunde einmal bei ihr vorbeischauen würden, beeinflussten ihr Verhalten nicht. Sobald man aus der Tür war, klingelte sie schon wieder. Einmal habe ich nur einfach bei ihr gesessen, ohne etwas zu reden, doch nach fünf Minuten schickte sie mich aus dem Zimmer – sie konnte meine untätige Anwesenheit nicht ertragen. Einmal fragte ich sie, ob sie mit mir über das Thema Sterben sprechen wollte, doch sie sagte, sie könne mich nicht hören. Sie äußerte sich nie, dass sie Angst habe, fragte nie, wie es weitergehen sollte, so als ob sie sich keine Gedanken über ihre Zukunft machen würde.‹ So weit die Nachtschwester.«

Fast ein Jahr nach der Aufnahme auf die Station berichtete die Ärztin im Rahmen einer Balintgruppe über die Patientin: »Die Gruppe bestand aus zehn Teilnehmern und dem Leiter. Wir trafen uns einmal pro Monat, um theoretisches und praktisches Wissen auszutauschen. Ich hatte die Gruppe bisher

Ernst Richard Petzold

als anregend und entlastend erlebt und erhoffte mir diesmal ebenfalls neue Anregungen wegen dieser festgefahrenen Situation, die ich hier schilderte, wurde aber noch während meines Berichts von den Fragen der anderen unterbrochen. Niemand schien sich die Situation richtig vorstellen zu können, von allen Seiten begegnete mir Fassungslosigkeit. Warum wir die Frau nicht besser mobilisieren würden? Warum kein Spezialstuhl? Warum kein Hörgerät? Warum keine anderen Kommunikationshilfen? Warum kein Mehrbettzimmer? Das Fragenbombardement dauerte lange – über eine halbe Stunde. Ich fühlte mich hilflos und schuldig. Da griff der Gruppenleiter ein. Er fragte: ›Was ist der Sinn, was ist der Zweck dieser Befragung?‹ Er löste damit den endgültigen Zusammenbruch meiner Fassung aus. Die Entschuldigungen und Tröstungsversuche der anderen änderten nichts daran. In der Nacht gingen mir viele Dinge durch den Kopf, eine wahre Flut von offenen Fragen. Alles hat sich verändert. Ich weiß nur, dass ich Frau O. nicht verstehe.

Am nächsten Morgen setzte ich mich während der Visite zu ihr ans Bett, nahm ihre Hand und fragte sie: ›Frau O., woran denken Sie eigentlich?‹ Sie antwortete, trotz Flüstersprache, klar für mich verständlich: ›Wie es weitergehen soll?‹ Die Schwester, die mich begleitete, und ich, wir sahen uns völlig überrascht an. Damit, dass Frau O. in ihrer vermeintlichen Stupidität über ihre Zukunft nachdachte, hatten wir wahrlich nicht gerechnet. So erwiderte ich nur: ›Das ist eine sehr wichtige Frage. Darüber müssen wir wirklich miteinander sprechen!‹ Wir verließen den Raum. Am nächsten Tag unterhielt ich mich fast eine Stunde lang mit Frau O. Ich versuchte, sie zu verstehen, und begann meinerseits mit einem Bombardement von Fragen – ob es ihr hier gefalle oder ob sie lieber in ein Pflegeheim wolle, in ein anderes Zimmer, zu anderen Patienten, ob sie irgendwelche besonderen Wünsche habe, Bilder, Fotos, Tiere, Musik, Blumen … Nein, alles sei gut so, wie es ist … Ob es etwas gebe, was sie sich wünsche … dass sie hier bleiben könne. Was ihr guttue … Besuch, das sei etwas, was ihr gefalle. Sehr schön wäre es, wenn ihre beiden kleinen Enkelkinder, die sie seit über einem Jahr nicht mehr gesehen habe, sie besuchen könnten.

Ich nahm mir in den kommenden Wochen täglich Zeit für Frau O., und diesem Gespräch folgten viele andere. Ich erfuhr, dass sie doch froh wäre, wenn sie ein Hörgerät bekommen könnte. Ich kontaktierte einen anderen HNO-Arzt, und nur wenige Tage später wurde ihr ein Hörgerät angepasst, und zwar in ihrem Zimmer. Gespräche mit ihr wurden einfacher. Ich fragte sie, warum sie eigentlich nie lache. Sie antwortete, sie glaube, sie könne gar nicht mehr lachen. Die Gesichtsmuskeln gehorchten ihr gar nicht mehr. Wir verabredeten als ein Zeichen für Lachen das Heben der rechten Hand.

Neben unseren Gesprächen gab es jetzt Gespräche mit der Pfarrerin, dem jüngeren Sohn, der sie täglich besuchte und bisher nur wegen seiner Minderbegabung aufgefallen war. Es gab Gespräche mit dem älteren Sohn, der verheiratet und mehrfacher Vater war, aber weiter entfernt wohnte. Es gelang mir, ihn zu überreden, seine Kinder mitzubringen, auch wenn seine Frau dagegen sei. Ich plante weitere Gespräche mit dem Ehemann, mit der Schwester. Allmählich begann ich zu glauben, dass Frau O. sich bei uns wohlfühlte.

Vier Wochen waren seit der Balintgruppe vergangen. Bei den morgendlichen Visiten freute ich mich auf den Besuch bei Frau O. Ich setzte mich zu ihr, hielt ihre linke Hand. Wir wechselten einige Worte, lächelten uns zu. Unser Zeichen hatten wir inzwischen wegen der weiteren Zunahme der Lähmung aufgeben müssen, aber ich konnte inzwischen ihren Augen ansehen, wenn sie lachen wollten. Ich glaube, dass es für uns beide schöne Begegnungen waren. Dann ging alles sehr schnell. Die Lähmungen griffen auf die Rachen und Schlundmuskulatur über. Eine PEG-Sonde (eine perkutane enterale Magensonde, die durch die Haut direkt auf den kürzesten Weg in den Magen geführt wird) für die künstliche Ernährung wurde gelegt. Ein Spannungspneumothorax (Kollaps der Lungenflügel) wurde mit einer Drainage durch die Anästhesisten aufgefangen; die Lunge entfaltete sich, aber Frau O. erholte sich nicht mehr von dieser Komplikation. Sie starb wenige Tage später.«

Diese Geschichte mag verdeutlichen, was in einer Balintgruppe angestoßen werden kann. Die Reaktion der Gruppe auf die Schilderung der Ärztin war Unverständnis und sogar aggressiv – ähnlich dem, was auch die Beziehung der Kollegin zur Patientin gekennzeichnet hatte. Das hatte zwar zu mehr Aktivität geführt, aber die Gesamtsituation nicht verbessert. Die Balintgruppe spiegelte (wiederholte) das Geschehen. Durch das Fragenbombardement der Teilnehmer erlebte die Kollegin etwas, was dem Gefühl der Hilflosigkeit der Patientin ähnlich war. Eine Klärung brachte erst die Frage des Gruppenleiters: »Was ist der Sinn, was ist der Zweck dieser Befragung?« Durch die Verständnislosigkeit und Aggression der Gruppe kam die Ärztin in einen inneren Kontakt mit dem Problem der Patientin. Sie erlebte nach langen Monaten zum ersten Mal die verdrängte Trauer über die hoffnungslose Lage von Frau O. Sie erkannte fast blitzartig, dass ihr etwas für die ärztliche Tätigkeit essenziell Wichtiges bei Frau O. entgangen war. Es war ihr nicht gelungen, Frau O. zu verstehen. Dann aber stellte sie teilnehmende und klärende Fragen und erlebte die Öffnung der Patientin, sodass eine fruchtbare Kommunikation zwischen ihnen möglich wurde.

Ernst Richard Petzold

1934 schrieb Michael Balint: »Ferenczi (sein ungarischer Lehrer der Psychoanalyse) hatte niemals vergessen, dass die Psychoanalyse tatsächlich von einem Kranken erfunden worden war und dass das Verdienst seines Arztes darin bestand, zu akzeptieren, vom Kranken geleitet zu werden, und bereit zu sein, von ihm eine neue Art des Heilens zu erlernen« (12).

4.5.3 »Begleitung auf dem letzten Weg«

W. Gahbler, ein Kollege unserer Aachener Balintgruppe, schrieb vor einigen Jahren im Balint Journal 5/2004 unter dem Titel »*Begleitung auf dem letzten Weg*« über einige Aspekte der Arzt-Patient-Beziehung. Der palliativmedizinisch tätige Arzt wisse das Ende des Weges, den Tod, aber selbst der aufgeklärte Patient habe oft ganz andere Vorstellungen von seinem Krankheitszustand, glaube beispielsweise bei der Verlegung in ein Hospiz, es gehe darum, die Nebenwirkungen der Chemotherapie zu behandeln. Aber auch Gahbler schreibt: »Selbst wenn der ›Begleiter‹ vielleicht besser über das Ende des Weges informiert ist als der ›Gehende‹, ist es keineswegs vorherzusehen, welchen Weg er mit dem ›Gehenden‹ einschlagen wird.« In den Gesprächen mit seinen Patienten höre er oft die Fragen: »Wie wird es sein, wenn ich sterbe?« Und immer wieder: »Wann werde ich sterben?« – »Wie viel Zeit habe ich noch?«

Er sagt: »Das ärztliche Wissen und die Erfahrungen aus der Begleitung anderer Sterbender können allenfalls Hinweise geben, was den ›Gehenden‹ und seinen ›Begleiter‹ auf diesem Wege möglicherweise erwarten wird. Der ›Vorsprung‹ meines Wissens kann eben nicht bedeuten, dass ich den Weg bestimme.« In dem an diese Einleitung anschließenden Bericht macht er dann deutlich, wie verschlungen und keineswegs zielgerichtet der Weg für Gehende und Begleiter sein kann.

Gahbler stellt kurz die Krankengeschichte und die Diagnose einer 53-jährigen Patientin vor. Rektumkarzinom war die Erstdiagnose vier Jahre zuvor, Chemotherapie die Behandlung. Diese aber konnte weder den Befall der Lymphknoten noch der Lungenmetastasen verhindern. Auf eigenen Wunsch wurde die Patientin nach Hause verlegt. Dort wollte sie sterben. Mit Hilfe des Hausarztes und der Familie (Tochter, 19 J., und Sohn, 17 J.) wurde ein ausgeklügelter Plan erstellt. Der Ehemann sei zehn Jahre zuvor verstorben. Freunde der Familie und ambulante Hospizhelferinnen beteiligten sich an der Versorgung (Begleitung). Der Sohn versuchte, sich zu distanzieren. Vier Wochen später trat eine Verschlechterung auf, sie wurde zunehmend schläfriger, war kaum noch ansprechbar, sodass der Hausarzt eine

Versorgung zu Hause kaum noch für möglich hielt, die Familie aber dem Wunsch der Mutter trotzdem entsprechen wollte.

Der Palliativmediziner und Autor dieses Berichts sah die Chancen der Verstärkung des ambulanten Pflegedienstes und befürwortete deswegen den Verbleib in häuslicher Umgebung. Der Zustand der Patientin besserte sich völlig überraschend. Sie erinnerte sich sogar, was sie zwischenzeitlich erlebt hatte, u. a. auch ein Gefühl, sie befinde sich außerhalb des Körpers und sehe sich von oben liegend. Sie erwähnt auch die für sie schreckliche Vorstellung, ihr Sohn sei zwischenzeitlich verstorben. Sie wolle das alles ganz gewiss nicht wieder erleben. Der Arzt besprach mit ihr die Möglichkeit einer psychologischen Betreuung, denn er kannte seine Grenzen. Er kannte aber auch eine Psychologin, die sich auf die häusliche Betreuung einlassen konnte. Die Patientin stimmte zu. Hier wurde die Frage bearbeitet: »Will ich leben? – Will ich sterben?« Die Hilfe der Psychologin war sicher auch eine Entlastung für die 19-jährige Tochter. Fast fünf Wochen später starb diese Frau.

Der Arzt fragt, warum das im Grunde doch lang ersehnte Sterben für diese Patientin so schwierig war – eine Frage, die man wohl nicht beantworten kann. Aber auch für die Begleiter war dieser Weg verschlungen, mit Richtungswechseln, mit Auf und Ab. Es war ein schwieriger Weg. Er sagt: Die Belastungen, denen der Gehende und die Begleiter unterworfen werden, sind unvorhersehbar. Sie seien nur mit Geduld und Respekt vor dem »Gehenden« zu ertragen. Wir wissen weder das Tempo noch den Weg, wir wissen nicht wozu die Umwege, die Richtungswechsel, die Sackgassen (13).

»Wir wissen aber«, hätte meine Bemerkung als Balintgruppenleiter – weit über die Grenzen dieser Rolle hinausgehend – sein können, »dass wir im Leben wie im Sterben in Gottes Hand sind.« – »Leben wir, so leben wir dem Herrn, sterben wir, so sterben wir dem Herrn. Ob wir leben oder sterben, wir sind des Herrn« (Römerbrief 14,8).

Gahbler macht sehr schön deutlich, wie ein Palliativmediziner in der Zusammenarbeit mit anderen Berufen wie ambulante Hospizhelferinnen, mit Familie und Freundeskreis, aber auch mit dem Hausarzt und vor allem auch mit der Patientin anders umgeht, als wir das gewohnt sind. Als Begleiter hält er mit allem Respekt vor der »Gehenden«, soweit es ihm möglich war, die Zügel in der Hand, auch wenn ihm der Weg selbst keineswegs bekannt ist. Als Arzt bespricht er diese Beziehung in seiner Balintgruppe.

Für ehrenamtliche Helfer wie auch für Pflegende gilt normalerweise Supervision als Mittel der Wahl (vgl. auch den Beitrag von C. Jakob-Krieger in diesem Buch, Kapitel 3: *Supervision – Besonderheiten in der Arbeit mit Ehrenamtlichen im ambulanten Hospizdienst*).

Ernst Richard Petzold

In den unzähligen Klein- und Großgruppen, an denen ich teilnahm, wurden immer wieder Sterbebegleitungen vorgestellt, die Not der Patienten, der Angehörigen, aber auch die der vorstellenden Ärztinnen und Ärzte. Dabei kamen oft neben der Not und dem Leid auch Ärger, mitunter Wut, Zweifel und Verzweiflung und Trauer zu Wort und auch das Potenzial, das hinter den Fragen steht: Was lässt unser Leben eigentlich gelingen? Wie können wir das Geheimnis der Gesundheit klären?

4.6 Balintarbeit – drei Verständnis-Positionen

»Was verstehen Sie unter Balintarbeit?«, fragte ich vor einigen Jahren die Mitglieder der Deutschen Balint-Gesellschaft. Die Beantwortung und Auswertung dieser Frage mit Hilfe eines semantischen Differenzials, einer einfachen statistischen Methode, ergab drei unterschiedliche Positionen:

1. Balints Formel, diese Arbeit sei »Training cum Research in Relationship« zeigte die stärkste Rechtsverschiebung, was als eine große Zustimmung verstanden wurde.
2. »Patientenzentrierte Selbsterfahrung« entsprach der offiziellen Definition der Bundesärztekammer in den 90er Jahren des vorigen Jahrhunderts. – (Hier fanden sich auch einige Zweifel in Form von Kreuzen auf der Skala zur Mitte hin: »trifft nicht zu«.)
3. »Herrschaftsfreier Raum« ging am stärksten über die gesamte Bandbreite von »trifft nicht zu« bis hin zu »genau«.

4.6.1 Training verbunden mit Beziehungsforschung

Nach M. Balint wird die Arzt-Patient-Beziehung durch die Krankheit gestiftet: *Der Arzt, sein Patient und die Krankheit* (14) hieß Balints epochales Buch (1957, dt. 1961, 10. Aufl. 2000). Seine Schüler und Nachfolger brachten Jahre später auch die Gruppe ins Gespräch: *The Doctor, the Patient and the Group – Balint revisted* (15) titelten sie; dt.: *Der Arzt, der Patient und die Gruppe – Balint ist zurückgekehrt*). Balints zusammenfassende Formel war: »Training cum Research in Relationship« (»Training verbunden mit Beziehungsforschung«). Gemeint war Lernen, Üben und Forschen – ein Leben lang. Balint selbst wollte nie eine »Schule« gründen. Schulenbildungen haben neben allen Vorteilen oft auch den Nachteil, dass sie etwas festschreiben und dann dogmatisch werden, nicht zuletzt auch aus ökonomischen Gründen.

Der Verdacht liegt wie bei jeder Verschulung nahe, dass es nicht mehr um die Suche nach der Wahrheit geht, sondern um Besitz und Rechthaben. Ein Problem, das die Balintarbeit mit vielen anderen gemein hat, auch und gerade mit Kirche und Religion (vgl. auch E. R. Petzold in Kapitel 9: *Leben und Sterben – Kirche, Religion, Spiritualität und unsichtbare Bindungen*).

4.6.2 Patientenzentrierte Selbsterfahrung

Dieser Begriff besagt nichts anderes, als dass ich durch meine Arbeit mit einem Patienten durchaus sehr viel auch über mich selbst erfahren kann.

4.6.3 Herrschaftsfreier Raum

Die dritte Definition des herrschaftsfreien Raums beschreibt den Wunsch des Autors, schulenunabhängig und ohne Scheuklappen die jeweilige Arzt-Patient-Beziehung in gegenseitigem Respekt und Vertrauen der Gruppenteilnehmer untersuchen zu können. – Diese Definition liegt mir persönlich am meisten am Herzen. Sie öffnet Spielräume, diese Arbeit auch in anderen als den genannten Bereichen zu erproben.

Der Kommentar eines Kollegen: »Gerade diese Art der Arbeit empfinde ich als das Angenehme und als das Reizvolle der Balintarbeit. Ich brauche nicht mehr zu tun, als den Fall zu schildern. Einen großen Teil der Arbeit macht die Gruppe. Ich kann zuhören und wahrnehmen, was von all diesen Gedanken und Phantasien mich anspricht, mich berührt. Die Gruppe ermöglicht mir ja, weitaus mehr wahrzunehmen, als ich allein wahrnehmen kann.

Die Arbeit in der Gruppe zeigt mir oft, wie ich bewusst oder unbewusst mit dem Patienten umgegangen bin. Sie gibt mir auch die Entlastung, dass mein Verhalten o. k. war, aber auch, dass ein anderes Verhalten, das ich mir selbst gar nicht erlauben würde, ebenso o. k. ist, z. B. dass ich Ansprüche der Patienten zurückweisen kann« (W. Gahbler, 2011).

4.7 Balint – Anthropologische Medizin – Evidence Based Medicine

So wie viele Allgemeinärzte in England, aber auch in Deutschland, Frankreich, den Vereinigten Staaten und vielen anderen Ländern gelernt haben, psychodynamisches Wissen mit ihrer ärztlichen Arbeit zu verbinden, um beispielsweise ihre Patienten besser zu verstehen, haben wir in der Psycho-

　　　　　　　　　　　　　　　Ernst Richard Petzold

somatik gelernt, wie durch Balintarbeit die Anthropologische Medizin und Evidence Based Medicine (EBM) auf breiter Basis umgesetzt werden kann.

Auf diesen Entwicklungsprozess und die Erweiterung des psychoanalytischen Denkens ging die Psychoanalytikerin und erste Biografin Balints Michelle Moreau Ricauds ein. Sie stellt Evidence Based Medicine (EBM) und Emotion based Medicine (EbM) einander gegenüber. Sie zitiert aus einem Beitrag Freuds in der Revue Juvie, Genf, 1925: »Die Ärzte wurden darin erzogen, nur Anatomie, Physik und Chemie zu respektieren. Sie wurden nicht darauf vorbereitet, psychologische Aspekte zu berücksichtigen, weshalb sie diesen dann auch entweder indifferent oder sogar mit Antipathie begegneten.« Eine Änderung brachten nach Freud, der sich selbst ja eine große Zurückhaltung (»the coldness of a surgeon«) auferlegt hatte, die Arbeiten Ferenczis, Groddecks und eben auch Balints. Michelle Moreau stellte fest: Die Übersetzung von Balints Buch (von 1957) ins Französische 1960 – also Jahre vor der deutschen Übersetzung – hatte großen Einfluss auf die Studentenbewegung 1968 in Frankreich und wesentlichen Anteil an der Veränderung des Medizinstudiums in der westlichen Welt. Balint selbst war während der Studentenrevolution im Mai 1968 in Paris (16).

Ärztliche Qualitätszirkel und auch Evidence Based Medicine können gute Ergänzungen zur Balintgruppenarbeit sein, aber sicher auch Psychotherapie oder Seelsorge. Bei Einführung der Evidence Based Medicine nannte David Sackett, ein kanadischer Kollege, auf den dieses Konzept der frühen 90er Jahre des vorigen Jahrhunderts zurückgeht, vier Punkte, die für eine gute ärztliche Medizin absolut notwendig seien:

(1) Die Beherrschung der primären ärztlichen Tugenden: Anamnese und klinischer Status.
(2) Die Bereitschaft, ein Berufsleben lang selbstständig zu lernen und sich fortzubilden – wenn nicht, wird das Wissen schnell veralten.
(3) Die Bewahrung der ärztlichen Demut, sonst fällt der Arzt vermeintlichen Höhenflügen oder Fortschritten in der Medizin zum Opfer.
(4) Der Arzt soll vor allem mit Begeisterung, aber auch mit Respektlosigkeit an die Sache herangehen, denn ohne diese würde ihm der Spaß entgehen, eine Freude, die mit dem Innehalten und der Geisteshaltung der Evidence basierten Medizin verbunden ist.

Ohne Qualitätssicherung verliert heutzutage jede medizinische Behandlung oder Methode ihre gesellschaftliche Anschlussfähigkeit. Anschlussfähigkeit aber erfordert eine strukturelle Kopplung an das Gesundheitssystem. Dahinter verbergen sich zentrale Fragen und Probleme der Zusammenarbeit von Ehrenamtlichen und Professionellen in der Sterbebegleitung. Die Qualitätssicherung dient der strukturellen Kopplung. Wir sind davon überzeugt, dass strukturelle Kopplungen »Möglichkeitsüberschüsse« erzeugen können. Diese werden in psychischen und sozialen Systemen durch das Medium »Sinn« vorgegeben. »Sinn« definierte der vor einigen Jahren verstorbene Bielefelder Philosoph N. Luhmann kurz und bündig als re-entry (Selbstreferenz = Rückbezüglichkeit). Die Sinnsuche ist nie abgeschlossen, sondern ein sich ständig erneuernder Prozess. Dieser wird auch durch das »ungelebte Leben« (V. v. Weizsäcker) vorangetrieben, durch die Aufgaben, die jeder Einzelne von uns in seinem jeweiligen Leben zu erfüllen hat. Diese Aufgaben kommen aus der Vergangenheit. In der Mehrgenerationenperspektive bzw. in einer voll ausgeleuchteten Familientherapie lässt sich das oft bis ins dritte oder vierte Glied zurückverfolgen.

In Deutschland war es M. Stubbe, Gründungsmitglied der Deutschen Balint Gesellschaft und Vizepräsidentin der Internationalen Balint Gesellschaft, die mir kurz vor ihrem Tod (2010), gleichsam wie ein Vermächtnis, schrieb, dass Balints Methode, Gruppen zu leiten, sich oft veränderte. Nach den Aussagen seiner Schüler (die er dann doch hatte, obwohl er es nicht wollte), tat er das aus theoretischen Gründen, vielleicht aber auch, weil er praktisch selbst sehr freizügig mit Regeln umging.

M. Stubbe betonte die oft notwendige Entängstigung von Anfängern bei der Einführung in die Balintarbeit. Sie betonte den Schutz des Referenten, die Hier-und-Jetzt-Situation der Beziehung, das Ermöglichen von Phantasien. Sie schrieb: »Kein Dozieren, kein Zurückweisen! Emotionale Störungen in der Gruppe müssen wir erkennen und ansprechen.« Sie zitierte W. Stucke, den ersten Vorsitzenden der Deutschen Balint Gesellschaft (DBG) nach der Wiedervereinigung 1990: »Wenn dies beachtet wird, hat jede Gruppe, jeder Gruppenleiter, jede Gruppenleiterin Freiheit für seinen/ihren ganz persönlichen Stil.« Zum Schluss erwähnt M. Stubbe, dass die Methode, den Referenten zeitweise aus dem Gespräch zu nehmen, also ihn zu bitten, sich während der Phantasiephase nicht aktiv an dem Gruppengespräch zu beteiligen, wohl nur in Deutschland gepflegt wird.

4.8 »Balintarbeit – eine Art Heimat, eine Art Urlaub«

Mit bestimmten Konfliktsituationen befassten sich in den vergangenen Jahren mehrere Arbeiten aus Israel. Benyamin Maoz (17) fragte, ob Balintarbeit gut sei, um die »Batterien« wieder aufzufrischen? Er fand heraus, dass die Gruppen für viele Teilnehmer eine Art Heimat seien, in der man sich aufgehoben fühle und subjektive Erfahrungen sammeln könne, die gut für das eigene Wohlbefinden seien. Das aber sei durch Außenstehende kaum zu evaluieren (B. Maoz, 2005). Ein anderer Kollege verglich die obligatorische Balintarbeit in Tel Aviv mit Gruppen freiwilliger Teilnehmer. Die meisten Gruppenteilnehmer erkannten: »Die Balintgruppe war nicht nur unterstützend, sondern hatte auch etwas von dem, was man ein Digestiv System für Emotionen nennen könnte« (18; A. Matalon 2005). Ähnlich äußerte sich eine Gynäkologin in unserer Aachener Balintgruppe. Wiederholt sagte sie: »Die Balintgruppe ist Urlaub für meine Seele.«

In einem anderen israelischen Beitrag ging es um Kreativität und den Ausdruck starker Gefühle wie Liebe, Freude oder auch Ärger bei der Fallpräsentation. Die kreative Lösung entsteht meist erst nach der Diskussion in der Gruppe. Man kann es erkennen, wenn z. B. nach der Gruppeninteraktion eine neue Geschichte für die des Vortragenden generiert wird. Betont aber sei: Eine Geschichte ist kein Vorschlag, es besser zu machen! Sie erzählt einfach eine Alternative (19; St. Rabin, 2005).

Die Antwort also auf die Frage »Wo steht die Balintarbeit – heute?« ist ziemlich komplex. Jeder, der einmal in einer Balintgruppe saß, sie also selber und von innen her kennen gelernt hat, würde wohl sagen: Die Balintgruppe selbst ist ein komplexes System, in dem ein unmittelbarer Kontakt zwischen Bedürftigen und Helfenden entsteht. Andere könnten mit Fug und Recht darauf verweisen, dass Balintarbeit als eine Art Modul in der Weiterbildungsordnung auftaucht, attraktiv für jedermann sei, für jeden Arzt, für jede Ärztin, für jeden Ehrenamtlichen.

Balintarbeit ist keine Selbsterfahrungsgruppe, auch wenn sie mit Selbsterfahrung verbunden ist. Aufgabe und Ziel ist das Gespräch, die Begegnung, die Beziehung mit einem kranken oder eben auch mit einem sterbenden Menschen, der auf fremde Hilfe und auf Zuspruch angewiesen ist.

Wenn man dies für die ehrenamtlichen Mitarbeiter der Hospizbewegung einführen möchte, dann zweckmäßigerweise auf dem Hintergrund der Entwicklung in unserem Gesundheitssystem, in dem die Merkantilisierung der Spezialberufe (Ärzte, Schwestern ...), die Profitorientierung zu einem Zeitmanagement geführt hat, das dem Heilberuf selbst nicht mehr ganz gerecht wird (vgl. auch den Beitrag von K. Körber, Kapitel 5: *Sind wir auf dem Weg zu einer neuen Sterbekultur?*).

4.9 Abschied und Neubeginn

Eingangs erinnerten wir uns an Michael Balint selbst und an sein Wort vom »Abschied und Neubeginn«. Wir erinnerten auch an eine Einführung in die Balintgruppenarbeit für ehrenamtliche Mitarbeiter einer Essener Hospizgruppe und stellten fest: Sterbebegleitung und ihre Aufarbeitung durch Ehrenamtliche bedürfen eigener Regeln. Die mündliche Tradition ist die Stärke der Sterbebegleitung durch Ehrenamtliche. Mit drei beispielhaften Arzt-Patienten-Geschichten haben wir beschrieben, wie diese Arbeit funktionieren kann.

»Etwa 96 % der alten Menschen in Deutschland werden hausärztlich versorgt«, sagte unlängst Prof. Dr. med. F. Gerlach, der Präsident der Deutschen Gesellschaft für Allgemeinmedizin (20; Gerlach, DÄB 2012). Schließen aber möchten wir mit den Bemerkungen eines älteren Hausarztes anlässlich einer Internationalen Balinttagung in Ascona – Thema: Der Hausarzt als Begleiter.

Dr. P. Friedli, ein Berner Kollege, betonte:

»Der weit verbreiteten Ansicht, dass man zum Begleiter geboren sein müsse, kann ich nicht zustimmen. Begleitung ist eine erlernbare Kunst, doch von einem bestimmten Punkt an muss sich jeder Einzelne aus der Erfahrung weiterbilden und aus ihr Gewinn ziehen ...«

»Der Lehrer kann seinem Schüler zwar beibringen, die Noten einer Begleitung leidlich schön zu spielen, aber zur wahren Kunst des Begleitens und Ensemblespielens wird der Pianist, der sich damit befasst, nur durch eigenes Erleben, durch Geduld und Ausdauer gelangen. ...«

»Ich betrachte die Kunst des Begleitens nicht als Sprungbrett zu würdigeren Dingen. Die Arbeit des Begleitens schließt in sich selbst genügend Werte ein. Dieser Titel ›Begleiter‹ bedeutet für viele ein Mal, das den Träger als Mitglied einer leicht minderwertigen Kaste zeichnet« (Zitat von Gerald Moore, Pianist, der den großen Sänger Dietrich Fischer-Dieskau begleitet hat).

»Wenn Sie den Pianisten durch den Hausarzt und den Lehrer durch die Klinik ersetzen, dann haben Sie die Situation des Hausarztes als Begleiter. Mit den Pedalen, den Fingerübungen und den Etüden klappt es – wir haben eine solide Ausbildung genossen, und für die ersten Jahre hat die Klinik genügend Notenmaterial bereitgestellt.

Doch in der Phase eigenen Erlebens, da muss der junge Mediziner sich den Gesetzen frei gewählter Einsamkeit halt fügen, die Zähne zusammenbeißen und die Arbeit kosten. Hier geht es ohne schmerzliche Erfahrung nicht ab – Sie kennen das alle.«

Ernst Richard Petzold

Als alter Praktiker stellt der oben erwähnte Arzt fest:

»Ich habe fast nur noch Langzeitpatienten. Da war einmal der Umgang mit den ›normalen Kranken‹, der übliche Service. … Das Angebot war vielfältig und man konnte das Gelernte anwenden. Mit diesen Menschen bin ich alt geworden. Sie haben ihren Stil erkannt und möchten da nichts ändern. Auch wenn sich vieles verändert, es bleiben viele unheilbaren Leiden. Die Aufgabe ist klar: Stützen und begleiten, lindern und aufrichten und primum nil nocere!«

5. Sind wir auf dem Weg zu einer neuen Sterbekultur?

| Klaus Körber |

5.1 »Oh Herr, gib jedem seinen eignen Tod« – Statt einer Einleitung

Im Titel dieses Abschnitts zitiere ich einen Vers aus Rainer Maria Rilkes »Stundenbuch« (1972). Es dürfte einer der bekanntesten Verse des Dichters sein. Er wird bei unzähligen Trauerfeiern und in Traueranzeigen zitiert; wir finden ihn in der Ratgeberliteratur für den Umgang mit Sterben und Tod sowie im Internet; er taucht aber auch in der Fachliteratur sowie in Fortbildungen für Sterbebegleitung, Altenpflege und Hospizarbeit immer wieder auf. Was fasziniert Menschen heute an diesem 1905 erstmals veröffentlichten Gedicht?

> *Oh Herr, gib jedem seinen eignen Tod.*
> *Ein Sterben, das aus jenem Leben geht,*
> *darin er Liebe hatte, Sinn und Not.*

Wenn ich als Sozialwissenschaftler die oben gestellte Frage zu beantworten versuche, dann stoße ich zuallererst auf soziologische Begriffe wie Individualisierung, Biografie und Subjektorientierung. Damit sind gesellschaftliche Entwicklungen und Orientierungsmuster angesprochen, die als Kennzeichen einer fortschreitenden Modernisierung gelten, die sich mittlerweile in allen Lebensbereichen durchgesetzt und längst auch den Umgang mit Sterben und Tod ergriffen hat. Rilke spricht diesen komplexen sozialen Sachverhalt in verdichteter poetischer Sprache sehr viel schöner aus und damit viele Menschen unmittelbar an. Diese erstaunliche Modernität ist einer der Gründe für die Faszination, so meine These, die immer noch von seinen Versen ausgeht.

Sterben und Tod sind für eine wachsende Zahl der Menschen in modernen individualisierten Gesellschaften nicht mehr wie früher ein kollektives Geschehen, das in Familien, in nachbarschaftliche und religiöse Gemeinschaften eingebettet ist, sondern sie werden als Ereignisse erlebt und interpretiert, die letztendlich nur den Sterbenden selbst etwas angehen. Ebendiese Erfahrungs- und Deutungsmuster bestätigt Rilke. Der »eigne Tod« ist ein radikal subjektbezogenes Ereignis in der Biografie eines Individuums. Im Gedicht wird er als das Ergebnis eines erfüllten Lebens beschrieben, das *allein* für den Sterbenden bedeutungsvoll ist. Von Gemeinschaften, die in traditionellen gesellschaftlichen Verhältnissen mit ihren altvertrauten Bräuchen und religiösen Ritualen Leben, Sterben und Tod des Einzelnen gestaltet und begleitet haben, ist nicht die Rede.

In anderen Versen des Gedichtzyklus »Das Buch von der Armut und vom Tod«, in dessen Zentrum das zitierte Gedicht steht, spricht Rilke noch deutlicher seine Einsicht aus, dass Leben und Sterben des Individuums einen unauflöslichen biografischen Zusammenhang bilden, der im Tod zur Vollendung gelangen, aber auch scheitern kann. Für die Vollendung wählt er den Ausdruck der »große Tod«. Dagegen setzt Rilke den »kleinen Tod«: das normale Sterben der allermeisten Menschen, das qualvoll, einsam und würdelos sei, weil an seinem Ende ein fremdbestimmter, nicht der selbst gestaltete »eigne« Tod stehe. Den kleinen Tod verortet er in den »Hospitälern« und den dunklen Zimmern der »großen Städte«. Der Dichter sagt in diesem Gedichtzyklus nirgendwo konkreter, wer oder was die Menschen an ihrem »eignen« Tod hindert. Nur an wenigen Stellen werden gesellschaftliche Widersacher des Einzelnen und seines eigenen Lebens und Todes vage benannt.

Aber mein Thema soll nicht Rilkes Zivilisationskritik sein, sondern die Frage: Warum greifen so viele Menschen, wenn sie sich mit Sterben und Tod auseinandersetzen, heutzutage noch auf diese Verse zurück? Meine Antwort: Ich vermute, was sie daran so anspricht, ist eine eigentümliche Zwiespältigkeit, die in den Versen steckt. Auf der einen Seite ist Rilke hochmodern. Er spricht den einzelnen sterbenden Menschen als Subjekt an; er rückt das subjektive Sterben und den subjektiven Tod in den Blickpunkt. Er definiert beides als Selbstverhältnis: als eine Beziehung des Ichs zu sich selbst und zu seiner Biografie. Nur dieser subjektiv-selbstbezügliche Tod gilt Rilke als erstrebenswert. Damit bestätigt er eine weit verbreitete Wunsch-Vorstellung: Das moderne Individuum möchte selbst in der allerletzten Grenzsituation seines Lebens eine mit sich und seiner Biografie identische Person bleiben, die auch noch für ihren Tod selbst verantwortlich zeichnet. Das steht im Einklang mit den heute vorherrschenden sozialen Konstruktionsmustern für Biografie und Subjektentwicklung. Wenn ein Individuum selbst noch in der Sterbephase nach persönlicher Identität und Autonomie strebt, dann folgt es eben jenen sozialen Normen, die in Gesellschaften wie der unseren schon zuvor sein gesamtes Leben bestimmt und reguliert haben. Was im Hinblick auf selbstbestimmtes und menschenwürdiges Sterben aktuell diskutiert und praktisch erprobt wird, schließt unmittelbar daran an. Es ist nicht verwunderlich, dass Rilkes Verse über den »eignen Tod« auch im Kontext der Debatte über selbstbestimmtes Sterben häufig zitiert werden.

Dem stehen auf der anderen Seite in Rilkes »Stundenbuch« Bilder des organischen Wachsens und Reifens gegenüber sowie die Vorstellung einer kosmischen Naturordnung, in die Leben und Sterben jedes einzelnen Menschen eingebettet sind. In jedem Menschen reift der »große Tod« seit Kindertagen Jahr um Jahr als »Frucht« heran. Diese Ordnung umfasst sowohl die diesseitig-physische wie auch die jenseitig-metaphysische Welt. Derartige Vorstellungen und Metaphern entsprechen – soziologisch und kulturhistorisch betrachtet – nicht der modernen Kultur der »großen Städte«, sie verweisen vielmehr auf vormoderne, traditionell ländlich bestimmte Gesellschaftsverhältnisse. Erst recht scheint Rilkes gelassene Erwartungshaltung dem heutigen Lebensgefühl geradezu entgegengesetzt. Er-warten, dass der eigene Tod im Leben heranreift, erscheint als unvereinbar mit den aktuellen Tendenzen zur »Beschleunigung des Lebenstempos« (Rosa 2006, 198ff). Hyperaktivität, Multitasking und »kurzfristiger Erlebnisgewinn« (Rosa 2006, 213ff) hat der Zeitsoziologe Hartmut Rosa als Kennzeichen unserer gegenwärtigen Situation in der »spätmodernen Beschleunigungsgesellschaft« ausgemacht. Als unvereinbar erscheint dies indessen nur auf den ersten Blick. Bei genauerem Hinschauen drängt sich die Vermutung auf, gerade wegen der unaufhörlichen sozialen Beschleunigung, die sich in der Alltagserfahrung von ständig wachsendem Zeitdruck, Stress und »rasender Zeit« niederschlägt, wächst in immer mehr Menschen heute eine Sehnsucht nach gelassenem Abwarten-Können.

Auch wenn der Dichter den »eignen Tod« als Gabe, als Geschenk erbittet von einem anderen, den er mit »Oh Herr« anspricht, scheint er modernen rationalistischen und aktivistischen Grundeinstellungen zu widersprechen. Denn denen zufolge will das Individuum die Umstände seines eigenen Todes möglichst *selbst* vorausbestimmen und planmäßig regeln, aber auch hier lohnt sich ein zweites Hinschauen. In Rilkes »Herr«, der namenlos und geschichtslos daherkommt, ist kaum der biblische Herrgott der jüdisch-christlichen Tradition zu erkennen. Dieser »Herr« symbolisiert vielmehr eine im Diesseits verankerte pantheistische Gottesvorstellung. Sie steht im Zentrum einer privatisierten Religiosität außerhalb der Kirchen (vgl. Oláh, 2010). Diese neue Form der Religiosität, auf die ich am Ende dieses Beitrags noch einmal eingehen werde, breitet sich erst seit wenigen Jahren aus. Rilke hat sie schon um die vorletzte Jahrhundertwende vorweggenommen. Auch von daher erklärt sich die Faszination seiner Verse heute.

Klaus Körber

Noch einmal: Ich vermute, gerade dieses scheinbar paradoxe Nebeneinander von hochmodernen individualistischen Grundeinstellungen und religiösen Überzeugungen, in denen sich Traditionelles und Modernes mischen, ist es, was fasziniert. In der säkularisierten Moderne des 20. Jahrhunderts galt vielen Menschen beides noch als miteinander unvereinbar. Heutzutage jedoch scheint ebendieses Sowohl-als-auch einen besonderen Reiz auszuüben. Dieser zwiespältigen Haltung kommen Rilkes Dichtungen offensichtlich entgegen. Denn der Dichter bestätigt, individualistische, subjektbezogene Einstellungen, die im modernen Alltagsleben gelten und für die meisten Menschen heute bereits ihr Leben lang gegolten haben, behalten für das sterbende Individuum bis in den Tod hinein ihre Geltung. Das hilft, die existenziellen Grenzerfahrungen, die Sterben auslöst, an die Normalität des bisher gelebten Alltagslebens anzuschließen. Und das kann »existenzielle Gewissheit« (vgl. dazu meinen Beitrag Kapitel 6 in diesem Band, S. 158) auch in tiefster Verunsicherung bewahren helfen. Dennoch wird es nie gelingen, die Zumutungen in dieser Ausnahmesituation an der Grenze des Todes gänzlich zu verdrängen oder gar zu überwinden. Hier hilft offenkundig Rilkes poetische Konstruktion eines Sinnzusammenhangs zwischen Leben, Sterben und Tod, in dem das sterbende Individuum noch im Tod Subjekt bleibt und nicht zum Objekt und Opfer gesellschaftlicher oder metaphysischer Mächte gemacht wird, sich gleichzeitig aber eingebettet fühlt in ein überindividuelles großes Ganzes. Diese poetische Sinnkonstruktion verspricht Hoffnung und Trost. Rilke deutet schon zu Beginn des 20. Jahrhunderts, als der Siegeszug der säkularen medizin-, wissenschafts- und technikgläubigen Moderne die traditionelle, religiös bestimmte Sterbekultur endgültig aus dem öffentlichen Leben zu verdrängen beginnt, prophetisch auf eine postmoderne neue Sterbekultur hin.

5.2 »Der Tod ist immer gleich, doch jeder stirbt seinen eigenen Tod«

In der Moderne hat der standardisierte, objektive Tod den subjektiven »eignen Tod« verdrängt.
Die Begriffe *subjektives* Sterben und *subjektiver* Tod, die ich hier verwende, beziehen sich auf die »subjektive Welt«. So nenne ich in Anlehnung an Habermas (vgl. Habermas, 1981, 84 und 114ff) die einzigartige Innen- oder Eigenwelt der Sterbenden, in die einzig sie selbst Einblick haben und über die nur sie uns anderen authentisch Auskunft zu geben vermögen. Allein sie können uns erzählen, wie sie ihr eigenes Sterben erleben; wie sie sich fühlen und was sie sich wünschen angesichts des nahen Todes; welche Bedeutung

sie im Rückblick ihrem Leben und ihrer Biografie zusprechen; ob es ihnen gelingt, in Sterben und Tod noch einen Sinn zu sehen, oder ob sie gleichgültig und apathisch den Tod auf sich zukommen lassen oder gar verzweifelt und verbittert auf das schwarze Loch des Nichts starren, in das sie demnächst hineinzustürzen fürchten.

Wir Außenstehenden erfahren davon, wenn wir als Begleiter oder Begleiterinnen den Erzählungen eines Sterbenden unvoreingenommen zuhören oder wenn wir aufmerksam lesen, was er oder sie in Tagebüchern bzw. in autobiografischen Texten aus ihrer letzten Lebensphase selbst aufgeschrieben haben. Allein oder zusammen mit anderen. Ein weithin bekanntes Beispiel dafür sind die »Diktate über Sterben und Tod« von Peter Noll (Noll, 2009), ein Buch, das er mit Unterstützung seines Freundes Max Frisch verfasst hat. Auf ähnliche Weise ist das Buch »Das Ende ist mein Anfang« (Terzani, 2007) entstanden, das auf Interviews basiert, die der Sohn Folco mit seinem sterbenden Vater Tiziano Terzani geführt hat. Das jüngste Beispiel ist das letzte Buch des französischen Neurologen und Bestsellerautors von Anti-Krebs-Büchern David Servan-Schreiber »Man sagt sich mehr als einmal Lebewohl« (Servan-Schreiber, 2012), in dem er in seiner Doppelrolle als Arzt und Patient wahrhaftig und ungeschönt von seinem Hadern und Wünschen angesichts des herannahenden eigenen Krebstods erzählt. Weil nur die Sterbenden selbst einen »privilegierten Zugang« (Habermas, 1981, 84) zu ihrer subjektiven Welt haben, die sie mit niemandem teilen, darum sind derartige Aussagen und Aufzeichnungen über das eigene Sterben, gewonnen aus der Binnenperspektive des unmittelbar Betroffenen, so unersetzlich wertvoll. Niemand – sei er Angehöriger, Arzt oder Pflegerin –, der das Sterben eines anderen lediglich von außen beobachten und sich bestenfalls empathisch einfühlen kann, vermag wahrhaftig zu sagen, was dieser in seiner Sterbephase innerlich erlebt, fühlt und wünscht.

Gleichwohl können sich Angehörige und Freunde oder andere Begleiter zum Medium und Sprachrohr eines Sterbenden machen, wenn sie seine Erzählungen oder auch nur einzelne verstreute Aussagen während der Sterbephase möglichst wortgetreu und wahrheitsgemäß aufschreiben, sammeln und weitergeben. Das können Ärzte tun, so wie es Elisabeth Kübler-Ross (Kübler-Ross, 2001) vorgemacht hat. Oder Schriftsteller: Ein besonders schönes Beispiel ist das jüngst vom Deutschen Hospiz- und Palliativ-Verband ausgezeichnete Buch »Der alte König in seinem Exil« (Geiger, 2010), in dem Arno Geiger einfühlsam vom langen und langsamen Sterben seines dementen Vaters erzählt.

Schließlich gibt es noch einen anderen Zugang zur *subjektiven Welt* der Lebenden wie der Sterbenden. Diesen Zugang eröffnen uns Künstler, allen

Klaus Körber

voran Dichter und Schriftsteller, wenn sie vermöge ihrer Empathie und Imaginationskraft Gebilde, Gestalten, Gedichte und Geschichten erschaffen, in denen sie uns Außenstehenden die subjektiven Erlebnisse und Gefühle Sterbender oder deren Suche nach Sinn so nahe bringen, dass wir sie mit- und nachempfinden können und verstehen lernen. Dafür gibt es in der bildenden Kunst und Musik, vor allem aber in der Weltliteratur zahlreiche Beispiele. Eines der berühmtesten ist der Roman »Uhr ohne Zeiger« von Carson McCullers, dessen erster Satz teils ähnlich klingt und ähnlich oft zitiert wird wie der obige Vers von Rilke: *»Der Tod ist immer gleich, doch jeder Mensch stirbt seinen eigenen Tod«* (McCullers, 2007, 7).

In der modernen Industriegesellschaft des 20. Jahrhunderts stand im Vordergrund der Wahrnehmung und Reflexion jedoch nicht der *subjektive* Tod, wie ihn das Individuum innerlich selbst erlebt, sondern der *objektive*, von außen beobachtbare und kontrollierbare Tod des Körpers. Wenn von Sterben und Tod öffentlich die Rede ist, wird sogar heute noch zumeist nicht über die unbegreifbare Vielfalt der »*eignen*« Tode unzähliger Individuen gesprochen. Es geht vielmehr bloß um das physische Sterben und jenen Tod, der, wie Carson McCullers schreibt, »immer gleich« ist, weil von ebendieser Vielfalt abstrahiert wird. Denn diese abstrakte Immer-Gleichheit ist Voraussetzung für objektivierende wissenschaftliche Definitionen und Beobachtungen sowie für eine standardisierte medizinisch-technische Kontrolle und Behandlung der Sterbenden und die bürokratische Verwaltung ihres Todes.

Für Behandlung und Verwaltung von Sterben und Tod sind vor allen anderen die Professionen der Mediziner und Juristen zuständig. *Mediziner* beobachten auf der Basis naturwissenschaftlichen Wissens mit wissenschaftlich-technischen Methoden und Messgeräten die Vorgänge des physischen Sterbens und diagnostizieren den Tod des Körpers bzw. zentraler Organe wie Gehirn und Herz. Im professionell eingeübten, methodisch distanzierten Blick aus der objektivierenden wissenschaftlichen Beobachterperspektive von außen, die sich von der Binnenperspektive Betroffener prinzipiell unterscheidet, wird so das sterbende Subjekt zum Objekt. *Juristen* konstruieren den gesetzlichen Rahmen, in den alle Handlungen eingebunden sind, die dazu dienen, das Sterben zu überwachen, den Tod als objektive Tatsache festzustellen und amtlich zu bescheinigen. Und sie kontrollieren die Einhaltung dieser gesetzlichen und bürokratischen Rahmenregelungen. Die gegenwärtig gültigen Todesdefinitionen beruhen auf sozialen Übereinkommen zwischen Medizinern; aber sie sind für die Gesellschaft erst dadurch verbindlich geworden, dass sie juristisch kodifiziert und per Gesetz verallgemeinert worden sind. Das lässt sich besonders deutlich an der umstrittenen Durchsetzung des Hirntod-Konzepts (vgl. Oduncu, 2010; Jonas, 1974 und 1987) nachweisen. Darum können wir, obwohl Ausdrücke wie Körper- oder Organtod dies nahelegen, selbst beim physischen Tod nicht von einem natürlichen Sachverhalt ausgehen. Wir haben es vielmehr mit einer sozialen Konstruktion zu tun (zum Begriff »soziale Konstruktion« vgl. Berger/Luckmann, 1980; Knorr-Cetina, 1984).

Seit dem 19. Jahrhundert gilt in westlichen Gesellschaften das naturwissenschaftliche Paradigma als so genannte »Masterkonstruktion« (Feldmann, 2010a, 19), d.h. als allgemein anerkannte Modellvorstellung und gesellschaftlich dominantes Konstruktionsmuster, nach dem gerade im Hinblick auf Leben und Gesundheit, Sterben und Tod Wirklichkeit definiert und interpretiert wird. Bis heute wird das Alltagsbewusstsein der meisten modernen Menschen von der Vorstellung beherrscht, allein der objektive, naturwissenschaftlich definierte und medizinisch diagnostizierte physische Tod sei der tatsächliche Tod. Nur das physische Sterben wird von ihnen als der Ernstfall wirklichen Sterbens anerkannt. Dem subjektiven Sterben werden im Allgemeinen nicht dieselbe Realitätsbedeutung, dieselbe gesellschaftliche Relevanz und existenzielle Dringlichkeit zugesprochen. Die Rede vom subjektiven Tod halten viele bloß für eine dichterische Metapher oder für philosophische bzw. religiöse Spekulation.

Wir sollten deshalb Ärzten oder Angehörigen nicht gleich mit moralischen Vorwürfen begegnen, wenn sie glauben, sie brauchten authentische Äußerungen eines Sterbenden, die sich auf sein subjektives Sterben beziehen, nicht ganz ernst zu nehmen. Wenn sie solche Äußerungen als unrealistisch abtun oder als irrelevant überhören, wie es immer noch häufig geschieht, folgen sie lediglich einem gesellschaftlich immer noch vorherrschenden »reduktionistischen« Verständnis vom wirklichen Sterben und wirklichen Tod. Solange derart eindimensionale Wirklichkeitsdefinitionen nicht nachdrücklich problematisiert und durch andere ersetzt oder zumindest ergänzt werden, so lange beherrschen sie das Bewusstsein und steuern das Verhalten. Wer danach handelt, verhält sich sozial korrekt und rational; er hat in der Regel ein gutes Gewissen. Gerade dies schmerzt Sterbende freilich umso mehr, weil ihnen in der Übergangssituation zwischen Leben und Tod, in der sie ohnehin schon leiden und zutiefst verunsichert sind, obendrein auch noch die respektvolle Anerkennung als voll zurechnungsfähige, ernst zu nehmende Subjekte verweigert wird.

5.3 »Sterben wird in der Neuzeit aus der Merkwelt der Lebenden immer weiter herausgedrängt«

Der »gute Tod« in Gemeinschaft und Begleitung in traditionellen Gesellschaften – die Einsamkeit der Sterbenden in der Moderne
Es ist historisch noch nicht sehr lange her, dass der ehemals umfassende Begriff des Todes auf den engen Begriff des naturwissenschaftlich definierten Körpertods reduziert worden und das Sterben medizinischen, juristischen und bürokratischen Kontrollen unterworfen worden ist. Die Thanatologie, die interdisziplinäre Wissenschaft vom Tode, sieht in dieser Form der Kontrolle des Todes den entscheidenden Unterschied zwischen der modernen Gesellschaft im 20. Jahrhundert und traditionellen Gesellschaften mit traditionellen Sterbekulturen (vgl. Feldmann, 2010a, 14). Jahrhundertelang wurde in unserer westlich-abendländischen Kultur der Diskurs über Sterben und Tod vor allem von Theologen und Philosophen geführt. Im Mittelpunkt standen Theorien über den Tod der individuellen Seele bzw. des individuellen Geistes. Deren Übergang in ein ganz anderes Leben war das zentrale Thema, nicht jedoch die Kontrolle über den sterbenden bzw. den toten Körper (vgl. dazu Kellehear, 2007).

In der alltäglichen Lebenspraxis stand die Sorge um den »richtigen« oder »guten« Tod im Vordergrund. Dieser Tod war stets ein sozialer Tod in Gemeinschaft und in Begleitung. Die meisten Menschen blieben bis zu ihrem letzten Atemzug eingebettet in die soziale Welt all jener zwischenmenschlichen Beziehungen, die ihnen in ihrem Alltag ein Leben lang vertraut gewesen waren. Angehörige, Nachbarn und Gemeindepfarrer begleiteten sie beim Sterben. Noch über den physischen Tod hinaus wussten sie sich eingebunden in dieselbe soziale und religiöse Welt: in die Erinnerungs- und Erzählgemeinschaft ihrer Angehörigen, Nachkommen und Nachbarn; in die über viele Generationen reichende Gemeinschaft ihrer Familie; in die Glaubensgemeinschaft derer, die im Tod Erlösung erhofften oder Verdammnis befürchteten. Innerhalb dieser sozialen Welt gab es eine gemeinsame Sterbekultur. Für Sterben, Tod und Trauer galten von allen akzeptierte religiöse Vorstellungen über den »guten Tod« sowie dementsprechende soziale Normen für das »richtige Sterben«.

Die normativen und religiösen Ansprüche waren in vertraute Traditionen, Rituale und Symbole eingelassen. Der Umgang damit wurde in Familie und Verwandtschaft sowie in Nachbarschaften und religiösen Gemeinden immer wieder gemeinsam erlebt und eingeübt und so an die nachwachsende Generation weitergegeben. Jeder wusste daher aufgrund derartiger Überlieferungen und seiner alltäglichen Erfahrung, wie man »richtig« stirbt oder was ein »guter Tod« ist.

In einer festgefügten, über große Zeiträume hin beständigen gesellschaftlichen Ordnung hatte dieser verpflichtende sozial-religiöse Bezugsrahmen für Sterben und Tod lange Bestand. Mit dem Aufbruch in die Moderne im 19. Jahrhundert, vollends erst im 20. Jahrhundert setzten sich der aufgeklärte Glaube an naturwissenschaftlichen Fortschritt und medizinisch-technische Machbarkeit sowie ökonomische und bürokratische Rationalisierungsprozesse in allen Lebensbereichen, auch im Umgang mit Sterben und Tod, gesellschaftsweit durch. Im Verlauf dieses Modernisierungsprozesses wurden die sozialen und religiösen Normen der traditionellen Sterbekultur mehr und mehr zurückgedrängt und durch das heute gültige medizinisch-juristische Regelwerk ersetzt. Je mehr dieses sich herausgebildet hat und gesamtgesellschaftlich verbindlich gemacht worden ist, desto weiter sind die zuvor über lange Zeiten eingeübten Gebräuche und Rituale des sozialen Sterbens, die eine fortdauernde Gemeinschaft zwischen Sterbenden und Lebenden verbürgten, an den Rand der Lebenswelt und des Alltagsbewusstseins verdrängt worden.

Walter Benjamin vermutet in seinem 1936 verfassten Essay »Der Erzähler«, in den »hygienischen und sozialen, privaten und öffentlichen Veranstaltungen«, die zu dieser Verdrängung beigetragen haben, sei »vielleicht« sogar ein »unterbewusster Hauptzweck« der bürgerlichen Gesellschaft im 19. Jahrhundert verwirklicht worden. Nämlich: »den Leuten die Möglichkeit zu verschaffen, sich dem Anblick von Sterbenden zu entziehen« (Benjamin, 1977, 395). Ich bezweifle zwar, dass dies ein Hauptzweck der Modernisierung war; aber es erscheint mir unzweifelhaft, dass es eines ihrer Hauptergebnisse ist, das bis heute nachwirkt. »Sterben, einstmals ein öffentlicher Vorgang im Leben des Einzelnen und ein höchst exemplarischer, (…) *sterben wird im Verlauf der Neuzeit aus der Merkwelt der Lebenden immer weiter herausgedrängt*« (Benjamin, ebd.).

Das geschieht heute noch, wenn Sterbende aus dem alltäglichen Lebenszusammenhang zu Hause ausgegliedert und in spezialisierte, nach bürokratischen oder betriebswirtschaftlichen Prinzipien organisierte Institutionen wie Krankenhäuser bzw. Alten- oder Pflegeheime verlegt werden. »Ehemals kein Haus, kaum ein Zimmer, in dem nicht schon einmal jemand gestorben war«, heißt es bei Benjamin weiter. »Heute sind die Bürger in Räumen, welche rein vom Sterben geblieben sind, Trockenwohner der Ewigkeit …« (Benjamin, ebd.). Damit verschwinden vielfältige Gelegenheiten subjektiven Miterlebens und unmittelbarer Erfahrung von Sterben und Tod aus dem

Alltagsleben aller. Zugleich nehmen die Möglichkeiten ab, solche Erfahrungen kommunikativ mit vertrauten anderen gemeinsam zu verarbeiten und die eigenen bestürzenden Erlebnisse und schmerzhaften Empfindungen in die kollektiven Erfahrungs- und Deutungszusammenhänge etwa einer familiären Erinnerungsgeschichte einzubetten. Religiöse Gemeinschaften, die in der Vormoderne Sterbende sowie alle anderen am Sterbeprozess Beteiligten bis ans Ende begleitet und ihnen noch darüber hinaus Sinn, Trost und Hoffnung gewährt haben, verlieren spätestens im 20. Jahrhundert erheblich an Bedeutung und damit an gesellschaftlichem Einfluss. Dadurch haben freilich gerade diejenigen, die den unheroischen Tod zu Hause, im Krankenhaus oder im Heim sterben, zugleich ihre Fürsprecher eingebüßt, die ihnen seinerzeit noch öffentliche Aufmerksamkeit und Anerkennung – zumindest auf lokaler Ebene – gesichert haben.

Gegen Ende dieses jahrhundertlangen Modernisierungsprozesses ist das Wissen über die soziale Bedeutung des Todes ebenso wie das Wissen über die hilfreiche soziale Einbettung des Sterbens weitgehend in Vergessenheit geraten. Um die Sterbenden ist es stiller und einsamer geworden; die Kreise der Begleiter und Anteil-Nehmenden wurden immer enger und intimer. Die Furcht, am Lebensende verlassen und einsam den Todesängsten ausgeliefert zu sein, hat sich ausgebreitet (vgl. Elias, 1982). Mit paradoxen Konsequenzen: Sterben und Tod sind zwar inzwischen für die meisten modernen Menschen zu individualisierten und privatisierten Ereignissen geworden. Eigentlich haben sie den Anspruch, solche Ereignisse selbst zu gestalten. Aber aus Angst, diese Aufgabe allein nicht bewältigen zu können, haben sich viele daran gewöhnt, wichtige Entscheidungen am Lebensende sowie die Verantwortung dafür bereitwillig an Ärzte und Institutionen wie Krankenhäuser und Heime abzutreten.

Erst in den letzten Jahren zeichnet sich ein erneuter kultureller Wandel ab, bei Sterbenden und den ihnen Nahestehenden ebenso wie bei Ärzten, Pflegerinnen und anderen Professionellen, aber auch in Medien und Öffentlichkeit. Veröffentlichungen und Debatten über soziales Sterben und sozialen Tod nehmen zu. In der Praxis vollzieht sich unübersehbar ein Perspektiven- und Paradigmenwechsel, seitdem die Hospizbewegung ihr Konzept – soziales Sterben in vertrauter Gemeinschaft mit überwiegend ehrenamtlichen Begleitern – erfolgreich in die Tat umgesetzt hat und seitdem sie dafür bei immer mehr Menschen auf Zustimmung trifft. Es mehren sich die Anzeichen dafür, dass erneut entsteht, was es schon einmal gab: eine eigenständige Kultur des Sterbens.

5.4 »Der Tod hat keine eigenständige Bedeutung mehr«

Zur paradoxen Institutionalisierung von Sterben und Tod im modernen Gesundheitssystem

Walter Benjamin kritisiert die Verdrängung des sozialen Todes aus der Alltagswelt. Bezugspunkt seiner Kritik ist die traditionelle Kultur des Sterbens, die im Alltagsleben und im Alltagsbewusstsein der Menschen über lange Zeit fest verankert war. In dem Maße, in dem der Umgang mit Sterben und Tod aus den Laienhänden der Angehörigen und Nachbarn in die professionelle Zuständigkeit und Verantwortung von Ärzten und staatlichen Bürokratien sowie aus den Wohnhäusern in Krankenhäuser und Heime verlagert wurde, in dem Maße sind das Sterben und die Sterbenden aus der Alltagswelt verschwunden. Und mit ihnen die eingelebten Sitten, Gewohnheiten und Gewissheiten. Die naturwissenschaftlichen Erkenntnisse und Methoden, die technischen Apparate und ökonomischen Kalkulationen, die seitdem den Umgang mit Sterbenden maßgeblich bestimmen, haben die traditionelle Sterbekultur mehr und mehr beiseite gedrängt und schließlich verkümmern lassen. Sterben ist auf naturwissenschaftlich objektivierbare sowie medizinisch behandelbare Vorgänge reduziert worden. Das subjektive Sterben, die eigenen Bedürfnisse und Erfahrungen der Sterbenden, sowie das soziale Sterben in Gemeinschaft und Begleitung wurden fast vollständig ausgeblendet und verdrängt. Sterben und Tod sind nach Maßgabe biologisch-medizinischer Todeskonzepte (vgl. Erbguth, 2010, 40ff) zugerichtet worden; in derart reduzierter Gestalt konnten sie in das moderne Gesundheitssystem integriert werden.

Moderne Gesellschaften sind ausdifferenziert in mehrere relativ selbstständige soziale Systeme, in denen arbeitsteilig wichtige gesellschaftliche Funktionen und Aufgaben nach jeweils eigenen systemspezifischen Regeln und Codes kommuniziert und bearbeitet werden (vgl. Luhmann, 1984 und 1997). Für Sterben und Tod gibt es bis heute jedoch kein eigenständiges System. Der Umgang mit Sterben und Sterbenden ist während der Modernisierung im 19. und 20. Jahrhundert nicht als selbstständiges soziales Handlungsfeld mit eigenständiger kultureller Bedeutung anerkannt und institutionalisiert worden. Wesentliche Vorgänge und Aufgaben während des Sterbens sind vielmehr in ein System integriert worden, dessen Werte und Zielsetzungen, Aufgabenbeschreibungen und Normen geradezu entgegengesetzt sind: nämlich in das Gesundheitssystem.

Die seelsorgerliche Begleitung von Sterbenden und Trauernden verblieb dagegen im System Religion und Kirche; daneben ist eine neue Dienstleistungsbranche für nicht-kirchliche spirituelle Begleitung und Betreuung ent-

Klaus Körber

standen. Bestattungen und Trauerfeiern werden heute von Akteuren gestaltet, die ganz verschiedenen organisatorischen Zusammenhängen angehören und sich an sehr unterschiedlichen, wenn nicht gar gegensätzlichen kulturellen Normen und Glaubensüberzeugungen orientieren. Die Zuständigkeit für das Friedhofswesen ist zersplittert zwischen Kirchen und Religionsgemeinschaften, kommunalen Verwaltungen und – beispielsweise im Falle der Friedwälder – privaten Grundstücks- und Dienstleistungsanbietern. Zwischen all diesen Institutionen, Organisationen und Einzelakteuren gibt es Arbeits- und Kooperationsbeziehungen, aber kaum übergreifende kulturelle Gemeinsamkeiten.

»*Der Tod hat keine eigenständige Bedeutung mehr*«, so kommentiert Gronemeyer (Gronemeyer, 2008, 56) das Ergebnis dieser gesellschaftshistorischen Entwicklung. Im Gesundheitssystem geht es selbstverständlich darum, Gesundheit und Leben zu erhalten. Dem Tod kann hier kein bedeutender Platz eingeräumt werden, denn er ist unvereinbar mit der Strukturlogik dieses Systems. Sterben ist daher zu einem marginalisierten Störfall am Rande des Systems geworden. Es wird umdefiniert in eine behandlungsbedürftige, vorgeblich heilbare Krankheit. Im Gesundheitssystem gibt es ursprünglich keine eigenständige, institutionell anerkannte Sterberolle. Deshalb wird auch die *Rolle des Sterbenden* umdefiniert: in eine Kranken- bzw. Patientenrolle. Denn nur solche Rollen verhalten sich komplementär und passgenau zu den professionellen Rollen der Ärzte und des Pflegepersonals. Vor allem Ärzte orientieren ihr professionelles Handeln gemäß der Logik dieses Systems – und wie es das Genfer Gelöbnis des Weltärztebundes, eine moderne Version des Hippokratischen Eids (vgl. Bundesärztekammer, o. J.), von ihnen fordert – nahezu ausschließlich am systemspezifischen Zentralwert Gesundheit und den entsprechenden institutionellen Normen und professionellen Rollenerwartungen: Sie bemühen sich, Krankheiten zu heilen und die Folgen körperlicher und psychischer Defekte zu behandeln. Viele von ihnen versuchen auch heute noch, Sterben und Tod so lange wie möglich zu leugnen und zu vermeiden, weil sie der Strukturlogik des Gesundheitssystems und der Handlungslogik des Heilerberufs ganz und gar widersprechen.

Die *paradoxe Institutionalisierung* von Sterben und Tod in einem sozialen System, das auf das Gegenteil, nämlich auf Gesundheit, somit auf Lebenserhaltung und Heilung (cure) programmiert ist, hat unbeabsichtigte problematische Folgen: In der Wahrnehmung und im Verhalten aller Beteiligten und Betroffenen – nicht nur bei Ärzten und Pflegern, sondern auch bei den Sterbenden selbst und bei ihren Bezugspersonen – kommt es immer wieder zu Verunsicherung und Konflikten, ausgelöst durch unvereinbare Selbst-

Wahrnehmungen und höchst ambivalente Gefühle. Psychologen sprechen hier von emotionalen bzw. kognitiven Dissonanzen (Festinger, 1957). Die in der Moderne ohnehin schon vorhandene Tendenz zu Verdrängung und Vermeidungsverhalten im Umgang mit Sterben und Tod wird dadurch noch verstärkt. Wenn der objektive Tod des Körpers sich medizinisch schon nicht mehr vermeiden lässt, versuchen daher manche Ärzte auch heute noch, Sterbenden das Recht auf ihren subjektiven »eignen Tod« und ein soziales Sterben in Gemeinschaft zu verweigern. Das geschieht in der Regel nicht bewusst und absichtlich. Sondern: Eher automatisch-routinemäßig werden Medikamente verabreicht, die Betroffene in einen Zustand nahezu bewusstlosen Dahindämmerns versetzen (Sedierung). Oder: Eher paternalistisch-wohlmeinend mit der Begründung, die Patienten schonen zu wollen, wird ihnen die Wahrheit über ihr bevorstehendes Ende verschwiegen und damit in ihnen die Erwartung geweckt, die Ärzte könnten sie doch noch retten.

Rilkes Klage über den enteigneten »kleinen Tod« in den »Hospitälern« ist darum auch heute noch allzu oft berechtigt. Aber ebendieser »kleine Tod« wird nicht selten von den Sterbenden selbst oder von ihren Angehörigen akzeptiert, wenn nicht sogar gewünscht. In der Hoffnung, dass die von vielen modernen Menschen so gern für »allmächtig« gehaltene Medizin ihr institutionelles Versprechen, den Körper immer wieder reparieren und das physische Leben unendlich verlängern zu können, tatsächlich einlöst. Ganz am Ende kann freilich die Enttäuschung darüber, dass jenes Versprechen schließlich doch niemals einzuhalten ist, in Verbitterung, Wut und Verzweiflung umschlagen. So werden paradoxerweise Ängste vor Sterben und Tod, die gerade vermieden werden sollten, letztendlich sogar noch verstärkt. Die hehren Zielsetzungen Gesundheit, Heilung, Lebenserhaltung erweisen sich angesichts der unentrinnbaren Macht des Todes als absurd. Der Tod ist weder eine heilbare Krankheit noch ein reparabler körperlicher Defekt.

5.5 »Die Aufgabe des Arztes ist es, manchmal zu heilen, häufig zu lindern, immer zu trösten«

Kultureller Wandel im Gesundheitssystem und neue Sterbekultur
Ängste vor einsamem, standardisiertem Sterben in Krankenhäusern und Heimen haben während der letzten Jahre in der Gesamtbevölkerung augenscheinlich zugenommen, ebenso Ängste vor der unabsehbaren Verlängerung eines vermeintlich nur noch physischen Überlebens durch die so genannte »Apparatemedizin«. Jedenfalls werden solche Ängste heute – verbreitet und

Klaus Körber

verstärkt durch die modernen Kommunikationsmedien – häufiger, rascher und lauter geäußert als früher. Permanente medizinische Fremdkontrolle, die das subjektive Erleben und Entscheiden über den Verlauf des eigenen Sterbens massiv einschränken, wird von zunehmend mehr Menschen in unserer Gesellschaft abgelehnt. Mangelnde Würdigung und Wertschätzung, gar Missachtung Sterbender, die in ihrer allerletzten Lebensphase nicht mehr als autonom entscheidungs- und handlungsfähige Subjekte anerkannt werden, erleiden viele Betroffene als schmerzhafte Entwertung ihrer Person und Lebensleistung. Sie interpretieren und kritisieren eine derartige Behandlung als menschenunwürdig. Ängste, Ablehnung und Kritik münden in zwei zentrale Forderungen: »selbstbestimmt sterben« und »menschenwürdig sterben«.

Hinter der Kritik stecken der Mut, oft auch die Wut autonomer Bürger und Bürgerinnen, die in unserer individualisierten Gesellschaft heute sichtlich selbstbewusster und selbstbestimmter agieren als die Angehörigen früherer Generationen. Sie begehren immer häufiger gegen Fremdbestimmung in allen Bereichen ihrer Lebenswelt auf; folglich tun sie dies auch, wenn es um das eigene Sterben geht. Freilich ist es noch eine Minderheit, die sich heute schon entschieden dafür einsetzt. Aber sie macht sich in Öffentlichkeit und Medien inzwischen unüberhörbar und unübersehbar als Trendsetter bemerkbar und nutzt die Möglichkeiten einer offenen, demokratischen Bürgergesellschaft. Der Trend hin zu mehr individueller Selbstbestimmung im Umgang mit Sterben und Tod wird sich in unserer Gesellschaft nicht mehr umkehren lassen. Gleichzeitig entwickeln sich parallel dazu gesellschaftliche Strömungen und Reformbewegungen, die sich nicht allein auf das Interesse an individueller Selbstbestimmung stützen, sondern mehr noch darauf, dass eine stetig wachsende Zahl von Menschen wünscht, in der Übergangsphase vom Leben in den Tod wieder stärker sozial eingebunden und intensiv begleitet zu werden. Auch dieser Trend wird sich nicht mehr stoppen lassen. Zumal praktikable Alternativen zu fremdbestimmtem, institutionalisiertem Sterben in Krankenhäusern und Heimen längst vorhanden sind.

Bürgergesellschaftliche Bewegungen wie die Right-to-die-Bewegung einerseits, die Hospizbewegung andererseits haben alternative Formen des Sterbens bereits erfolgreich durchgesetzt. Die *Right-to-die-Bewegung*, die sich lediglich auf das liberale Prinzip individueller Selbstbestimmung beruft, hat maßgeblich dazu beigetragen, in Nachbarländern der Bundesrepublik ebenso wie in einigen Bundesstaaten bzw. Provinzen in den USA und Kanada das Recht auf Euthanasie einzuführen (zum Begriff »Euthanasie« an Stelle des bislang gebräuchlichen Begriffs »aktive Sterbehilfe« vgl. Nationaler Ethikrat 2006 sowie K. Strasser in diesem Band, Kapitel 7). So umstritten ihr Programm und ihre Praxis auch immer sein mögen, die Bewegung stützt sich auf starke Zustimmung in der Bevölkerung (vgl. DGHS, 2007; Feldmann, 2005; Institut f. Demoskopie, 2001 u. 2008). In dieser Zustimmung versammelt sich vermutlich auch diffuser Protest gegen Mediziner und staatliche Bürokraten, denen vorgeworfen wird, einer Kaste von »Thanatokraten« (Ziegler, 2000, 89) anzugehören, die über den Tod der anderen in der Gesellschaft herrsche und verfüge nach medizinischen Normen und Regeln, die sie sich selbst gegeben hätten ohne Einverständnis der Betroffenen und die nur sie selbst kontrollierten. Dazu muss man wissen: Der Vorwurf der »Thanatokratie« stammt aus der Debatte um den Hirntod, der selbst unter Medizinern (vgl. Truog, 1997; Geißler, 2008) und Neurowissenschaftlern (vgl. Roth/Dicke, 1995) höchst umstritten ist.

Wenn praktikable Alternativen zur Sterbehilfe angeboten werden, wie es in Palliativmedizin, neuerer Schmerztherapie und Hospizarbeit derzeit geschieht, dann wird sich das Protestpotenzial wahrscheinlich abschwächen und zum Teil auch umlenken lassen. Auch die inzwischen erfolgte Anerkennung des in Patientenverfügungen oder durch Bevollmächtigte geäußerten Willens der Sterbenden durch Gesetz und höchstrichterliche Rechtsprechung wird dazu beitragen (s. dazu Kapitel 7, S. 209ff). Aber vollständig zum Schweigen bringen lassen werden sich in den individualistisch-liberalen Gesellschaften des Westens weder der Protest noch der lautstarke Ruf nach uneingeschränkter individueller Selbstbestimmung am Ende des Lebens.

Die *Hospizbewegung* bietet demgegenüber eine praktische Alternative. Sie bekennt sich nicht allein zum Prinzip des selbstbestimmten Sterbens, sondern nachdrücklich auch zu den Prinzipien der sozialen Einbindung sowie der psychosozialen und spirituellen Begleitung Sterbender. Sie hat mittlerweile eine beachtliche Anzahl vorbildlicher stationärer Einrichtungen und ambulanter Dienste aufgebaut, in denen die Würde des Todes geachtet und das Sterben akzeptiert wird. Die Sterbenden werden hier als einzigartige Personen ernst genommen und wertgeschätzt; ihnen wird ein Freiraum gewährt für das subjektive Erleben ihres Sterbens und die Erfahrung ihres »eignen Todes«. Während der meist nur kurzen Phase des Übergangs vom Leben in den Tod werden sie ganzheitlich betreut und achtsam begleitet in einer Gemeinschaft auf Zeit, die sich jeweils neu aus nahen Angehörigen, Freunden und Nachbarn, Ärzten und Pflegekräften, Sozialarbeitern, Psychologen und Seelsorgern sowie ehrenamtlichen Hospizbegleiterinnen und -begleitern zusammensetzt.

Die Hospizbewegung hat damit ein Modell geschaffen, das wesentliche Elemente einer neuen Kultur des Sterbens enthält sowie Elemente der tradi-

Klaus Körber

tionellen Sterbekultur in einem modernen Kontext wieder aufgreift. Neben dem Prinzip der individuellen Selbstbestimmung sowie den Prinzipien der sozialen Einbindung und Begleitung gehören zu den Eckpfeilern einer eigenständigen Sterbekultur die Anerkennung der kulturellen Bedeutung des Todes sowie, eng damit verbunden, die Anerkennung eines eigenständigen sozialen Status des Sterbenden. In der Hospizarbeit wird der Tod – ich wähle bewusst den folgenden Ausdruck – wieder gewürdigt in seiner vollen Bedeutung. Das heißt: in seiner Bedeutung für den Sterbenden und die ihm Nahestehen als auch in seiner Bedeutung für die Kultur in unserer Gesellschaft. Denn der Tod wird hier nicht mehr verdrängt oder marginalisiert als Problem- und Störfall am Rande des Gesundheitssystems. Ebenso erhalten die Sterbenden ihre volle persönliche Würde zurück. Der besondere soziale Status des Sterbenden wird hier – endlich wieder – anerkannt; er wird nicht mehr auf eine Rolle im Gesundheitssystem reduziert.

Kritik am Umgang mit Sterben und Tod im modernen Gesundheitssystem haben Ärzte schon frühzeitig geübt. Aber eine breite Welle der Kritik und Selbstkritik an der vorherrschenden Praxis ist erst als Reaktion auf die Herausforderungen der oben genannten Protest- und Reformbewegungen in Gang gekommen. Freilich bleibt anzumerken: Einzelne Ärztinnen und Ärzte haben sich an diesen Bewegungen schon von Beginn an beteiligt. Im Falle der Hospizbewegung haben sie sogar entscheidenden Anteil daran. Es war die Ärztin und Sozialarbeiterin Cicely Saunders, die 1967 in London das weltweit allererste moderne Hospiz gegründet und die Hospizbewegung bis heute geprägt hat. Die Ärztin Elisabeth Kübler-Ross gehört zu den Initiatorinnen der amerikanischen Hospizbewegung und zu den einflussreichsten Aktivistinnen auf internationaler Ebene. Dennoch waren die Reaktionen bei der Mehrheit der Ärzteschaft insbesondere in Deutschland über längere Zeit eher zögerlich bis ablehnend.

Erst in den 1990er Jahren hat in der Bundesrepublik innerhalb der ärztlichen Zunft und der medizinischen Wissenschaft, aber auch in Öffentlichkeit und Politik eine breite Debatte darüber eingesetzt. Im deutschen Gesundheitssystem wurde gleichzeitig eine ganze Serie von Projekten und institutionellen Experimenten angestoßen. Letztendlich hat dies zu zwei folgenreichen Ergebnissen geführt: Zum einen haben medizinische Wissenschaft und Ärzteschaft inzwischen damit begonnen, ein nicht auf Heilung und Gesunderhaltung, sondern ein auf das Sterben ausgerichtetes Subsystem *innerhalb* des Gesundheitssystems zu institutionalisieren: die Palliativmedizin bzw. Palliativversorgung, englisch: Palliative Care, mit Palliativstationen in Kliniken und mit ambulanten palliativmedizinischen Diensten. Zum anderen bahnt sich seitdem ein Paradigmenwechsel, ein tiefgreifender kultureller Wandel im ärztlichen Selbst- und Aufgabenverständnis an. Die Kurzformel für das neue Aufgabenverständnis heißt: »Heilen – lindern – trösten«. Die Langfassung lautet: »*Die Aufgabe des Arztes ist es, manchmal zu heilen, häufig zu lindern, immer zu trösten.*« Sie ist gar nicht so neu; sie entstammt einem französischen Ärztegelöbnis aus dem 16. Jahrhundert!

In seinem 1994 erstmals veröffentlichten Beitrag zur Debatte über menschenwürdiges Sterben mit Walter Jens und Hans Küng stellt Dietrich Niethammer, der damalige ärztliche Direktor der Tübinger Universitätskinderklinik, dieses alte Gelöbnis kritisch dem modernen medizinischen Dogma entgegen, das vom Arzt fordert: »Primäre Aufgabe (ist) das Erhalten des Lebens« (Niethammer, 2010, 133). Mit der traditionellen Formel »Heilen – lindern – trösten« wird das Selbst- und Aufgabenverständnis des modernen Arztes erweitert über die primären Aufgaben und Rollenerwartungen des Gesundheitssystems hinaus. Der Arzt wird ausdrücklich nicht nur als professioneller Heiler des Körpers, sondern auch als Tröster der Seele angesprochen. Eine Aufgabe, die die naturwissenschaftlich ausgebildeten, auf Gesundheit verpflichteten Ärzte in der Regel bislang eher Angehörigen bzw. Seelsorgern überlassen haben. Trösten wird mit dem Satz erläutert: »dem Sterbenden (…) persönlichen Beistand leisten« (Niethammer, 2010, 134). Damit wird nicht eine wissenschaftlich begründete medizinische Dienstleistung beschrieben, die auf Gesunderhaltung und auf Lebensverlängerung ausgerichtet ist. Vielmehr definiert Niethammer hier eine sozial-kommunikative Aktivität der persönlichen Begegnung und Begleitung als zentrale Aufgabe des Arztes. Nach diesem Aufgabenverständnis wird vom Arzt zweierlei erwartet: zum einen, dass er sich nicht mehr nur auf den Gesundheitszustand bzw. die Krankheit eines Patienten einstellt, sondern sich auch unmittelbar auf den unheilbaren Vorgang des Sterbens einlässt. Zum anderen, dass er den Sterbenden als ganze Person anerkennt und ihn nicht nur in seiner Rolle als Patient oder gar nur als Träger einer Krankheit wahrnimmt.

Gleichzeitig wird damit das professionelle »Todesmonopol«, das ist die alleinige Zuständigkeit und Verantwortlichkeit der Ärzte für Sterben und Tod, aufgegeben. Denn dem Sterbenden tröstend zur Seite stehen wird nicht als professionsspezifische ärztliche Leistung definiert, sondern als eine mitmenschliche Aufgabe, zu der – so Niethammer – *alle* Gesellschaftsmitglieder aufgerufen seien. Die Entscheidung darüber, wer diesen Beistand tatsächlich leisten soll oder darf, liege letztlich beim Sterbenden selbst. »Das kann der Arzt, die Krankenschwester, ein Verwandter oder ein Seelsorger sein« (Niethammer, 2010, 134). Und »genau das ist es, was wir tagtäglich erleben«

(ebd.), lautet Niethammers Fazit. Schon vor 20 Jahren. Heute schlagen immer mehr Ärzte und Ärzteverbände dasselbe vor wie Niethammer; manches ist von Ärztekongressen bereits beschlossen worden. Die Maximen »Heilen – lindern – trösten« und »care, not cure«, d. h. liebevoll fürsorglich pflegen statt heilen, gehören zu den Leitsätzen der Palliativmedizin; inzwischen haben sie Eingang in ärztliche Berufsordnungen gefunden. Dieser Wandel im ärztlichen Selbstverständnis ist ein entscheidender Fort-Schritt auf dem Weg zu einer neuen Sterbekultur. Im September 2010 ist die unter Federführung der Deutschen Gesellschaft für Palliativmedizin (DGP), des Deutschen Hospiz- und Palliativ-Verbandes (DHPV und der Bundesärztekammer (BÄK) erarbeitete »Charta zur Betreuung schwerstkranker und sterbender Menschen« (Charta 2010) der Öffentlichkeit vorgestellt worden; mittlerweile haben 500 gesellschaftlich und gesundheitspolitisch relevante Institutionen und Organisationen und weit über 1000 Einzelpersonen die Charta unterzeichnet (Charta 2012).

5.6 Vom »Heiligen Tod im Felde« zu »Thanatotainment« und »Tod 2.0«

Wiederkehr des Todes und Wandel in der Sterbekultur: Der gewöhnliche Tod betritt die öffentliche Bühne

Die These, in der modernen Gesellschaft werde der Tod verdrängt und tabuisiert, ist so undifferenziert nicht haltbar. Kultur- und Sozialwissenschaftler kritisieren sie schon seit Längerem (vgl. Parsons/Lidz, 1967; Überblick bei Feldmann, 2010a, 76ff). Der Tod war aus dem gesellschaftlichen Leben und öffentlichen Bewusstsein selbst während der Hochzeit der medizinisch-technischen Modernisierung und bürokratischen Rationalisierung im 19. und 20. Jahrhundert niemals vollständig ausgegrenzt. In Gestalt des Heldentodes blieb er stets gegenwärtig. Auch der Tod der Mächtigen und Berühmten wurde und wird heute noch häufig öffentlich inszeniert, nicht selten politisch instrumentalisiert und fast immer kulturell in einer besonderen Weise gewürdigt. So sind Reste einer traditionellen Kultur des Sterbens und des Todes in modernen Gesellschaften durchaus bewahrt worden.

Das gilt vor allem für den »heroischen Tod« im Krieg, der erst im Zeitalter der modernen Nationalstaaten zu einer Massenerscheinung geworden ist. Da vaterländische Solidarität und Opferbereitschaft als notwendige Bedingungen für den »Kriegswillen« und die Bereitschaft der Bürger zum kollektiven Sterben und Töten galten, wurden sie überall in der modernen Welt durch nationale Totenkulte gefördert und unterstützt. Der soldatische »Tod für das Vaterland« ist gegenüber dem gewöhnlichen zivilen Tod bis weit in das 20. Jahrhundert hinein ideologisch und symbolisch zum »*heiligen Tod*« überhöht worden. In seinen berühmten religionssoziologischen Aufsätzen, welche er größtenteils vor dem Ersten Weltkrieg verfasst hat, urteilt Max Weber ausgesprochen geringschätzig über das alltägliche Sterben, »welches gemeines Menschenlos ist und gar nichts weiter, ein Schicksal, welches jeden ereilt, ohne daß je gesagt werden könnte, warum gerade ihn und gerade jetzt«. Geradezu begeistert spricht er dagegen vom »*Tod im Felde*«, weil »nur hier, der Einzelne zu wissen glauben kann: daß er *für* etwas stirbt. Daß, warum und wofür er stirbt, kann ihm (…) so zweifellos sein« (Weber, 2006, 542), dass er nach dem Sinn seines Todes gar nicht erst zu fragen braucht. Gerade seine »Außeralltäglichkeit« hebe diesen Tod auf eine Ebene »mit dem heiligen Charisma und dem Erlebnis der Gottesgemeinschaft« (ebd., 543).

Nach dem Zweiten Weltkrieg beobachten wir in Deutschland und West-europa einen Niedergang des Kults um den Tod der Krieger auf dem Schlacht-feld. Heutzutage wird stattdessen die öffentliche Aufmerksamkeit zunehmend auf den alltäglichen Tod der gewöhnlichen Sterblichen gelenkt, der früher eher abschätzig »Strohtod« hieß. Vor allem die modernen Informations- und Kom-munikationsmedien, aber auch die modernen Künste haben vielfältige neue Möglichkeiten für eine »neue Sichtbarkeit« (Macho/Marek, 2007) ebendieses Todes erschlossen. Damit kündigt sich ein folgenreicher Wandel in der Kultur des Sterbens und des Todes an. Nachrichten und Bilder nicht nur vom Mas-sensterben in Kriegen, Katastrophen und Hungersnöten, sondern auch vom individualisierten Sterben zu Hause, in Krankenhäusern, Heimen und Hos-pizen werden heute rascher präsentiert und häufiger verbreitet als jemals zuvor. Meinungsumfragen sowie Berichte von Ethik- und Expertenkommissionen, Bücher, Filme, Fernseh-Dokumentationen und Talkrunden unterfüttern eine breite öffentliche Diskussion über strittige Themen wie die fremdbestimmte intensivmedizinische Verlängerung des gewöhnlichen Sterbens oder selbstbe-stimmtes Sterben und aktive Sterbehilfe. Immer mehr auch gänzlich unbe-kannte Menschen, nicht allein prominente Künstler und Schriftsteller, nehmen sich das Recht, selbst und selbstbewusst in der Öffentlichkeit über ihre eigenen subjektiven Empfindungen und Erfahrungen im Umgang mit Sterben, Tod und Trauer zu reden; sie durchbrechen die allgemeine Verdrängung und das Schweigen darüber und weisen die von Medizinern monopolisierte Definiti-onsmacht über Sterben und Tod erfolgreich in die Schranken.

Nicht zuletzt darauf gründet sich die These vom »*Revival of Death*« (Wal-ter, 1995) – zu Deutsch: von der »*Wiederkehr des Todes*«, die sich in den Sozial- und Kulturwissenschaften mehr und mehr durchsetzt und die These von der Tabuisierung des Todes ablöst. Seit den 1990er Jahren hat die Beschäftigung mit diesen Themen auch in Deutschland derart zugenommen, dass die Zeitschrift »Der Spiegel« seinerzeit gar von einem »aktuelle(n) Kult um Sterben und Tod« (Der Spiegel 6/1995, 118) schrieb. Gemeint war damit nicht mehr der Kult um den »außergewöhnlichen« Tod auf dem so genannten »Feld der Ehre«, sondern ein ganz neuartiger postmoderner Kult um den gewöhnlichen Tod zu Hause oder in Hospizen, in AIDS-Sterbe-Selbsthilfegruppen oder auf Palliativstationen.

Trotz der Wiederkehr des Todes wird freilich auch heute noch Entscheidendes an den Rand der öffentlichen wie der privaten Wahrnehmung verdrängt. Beim medial dokumentierten und öffentlich diskutierten Sterben handelt es sich um das Sterben anderer. Der Zuschauer ist Zuschauer, bleibt Zuschauer. Er verharrt in der Regel in einer distanzierten Beobachter-Rolle. Angesichts der ununterbrochenen Flut von Nachrichten und Bildern von Toten und vom Töten bleiben der eigene Tod und das eigene Sterben zumeist ausgeblendet. Am deutlichsten zeigt sich das bei der massenhaften Inszenierung von Töten, Sterben und Tod in populären TV-Serien, Filmen, Romanen und Computerspielen zum Zweck der Unterhaltung. Sei es in Tatort-Filmen, Psychothrillern oder Schwedenkrimis, sei es in Fantasy-Romanen und Vampirfilmen oder auch in Hollywoodkomödien wie »Vier Hochzeiten und ein Todesfall«. Ich bezeichne das als »*Thanatotainment*«; das Kunstwort ist analog zu Infotainment aus den Wortbestandteilen »thanatos«, griechisch für »Tod«, und »entertainment«, englisch für »Unterhaltung«, zusammengesetzt. Selbst wenn bei Zuschauern und Lesern spontan Empfindungen des Erschreckens, der Trauer und des Mitleids ausgelöst werden, führt dies nur in Ausnahmefällen zur emotionalen und kognitiven Auseinandersetzung mit der eigenen Sterblichkeit. Thanatotainment scheint, obwohl es eindeutig Tod und Sterben wieder sichtbar macht, im Gegenteil eher dazu zu dienen, von Vorstellungen über den eigenen Tod abzulenken, um so die Furcht davor abzuwehren.

In den Massenmedien werden ausführlichere Berichte über das Sterben und den Tod einzelner Menschen vorzugsweise dann gedruckt oder gesendet, wenn es sich um Prominente oder um spektakuläre Todesfälle handelt. Gelegentlich bilden sich über die engere soziale Mitwelt dieser Sterbenden oder Verstorbenen hinaus größere Gemeinschaften von erschütterten, mitleidenden und Anteil nehmenden Menschen. Exemplarisch hat sich das gezeigt in der massenmedial vermittelten globalen Trauergemeinde nach dem Unfalltod von Lady Di 1997, ebenso nach den Terroranschlägen vom 11. September 2001 in New York. In Deutschland hat es vergleichbare Fälle öffentlicher

Anteilnahme und gemeinschaftlichen Trauerns nach den Amokläufen in Schulen 2002 in Erfurt und 2009 in Winnenden gegeben. In der Regel haben solche Gemeinschaften jedoch nur kurze Zeit Bestand. Offensichtlich kann eine intensive Berichterstattung mit einfühlsamer Moderation und Kommentierung in den öffentlichen Medien soziale Anteilnahme wecken. Die Wirkungen sind jedoch nicht nachhaltig, solange die distanziert-objektivierenden Beobachterperspektiven der Reporter, Kameraleute und Kommentatoren, vor allem aber der Zuschauer oder Leser nicht aufgehoben werden.

Wechselseitige soziale Beziehungen entwickeln sich erst, wenn Menschen aus ihrer Abstand wahrenden, passiven Rolle als Zuschauer heraustreten und beginnen, inter-aktiv persönliche Kontakte zu den Sterbenden selbst oder zu anderen Mit-Leidenden und Trauernden anzuknüpfen und zu pflegen. Sie verwandeln damit den Tod anderer in ein intersubjektives soziales Geschehen, das unmittelbar auch sie selbst betrifft. Neue Möglichkeiten dafür bieten heute die modernen elektronischen Kommunikationsmedien sowie die neuen via Internet vermittelten sozialen Gemeinschaften. Wie eine große, eng verbundene Gemeinschaft von Mitleidenden und Trauernden heute auf virtuelle Weise, unabhängig von leiblicher Anwesenheit und Face-to-face-Kommunikation, entstehen und bestehen kann, das haben die Ereignisse nach dem Suizidtod von Robert Enke, dem ehemaligen Torwart der deutschen Fußball-Nationalmannschaft, im Herbst 2009 öffentlich vorgeführt. In virtuellen Gemeinschaften können heute Tod und Trauer ähnlich intensiv miterlebt werden wie in realen Trauergemeinden. Das ist erst jüngst wieder im Sommer 2011 nach den verheerenden Anschlägen eines rechtsextremen Attentäters in Norwegen eindrucksvoll bestätigt worden.

Es ist eine merkwürdige Ironie der Geschichte: Bis etwa zur Mitte des 20. Jahrhunderts hat die hochspezialisierte medizinische Wissenschaft maßgeblich dazu beigetragen, Tod und Sterben den Blicken der Öffentlichkeit weitgehend zu entziehen. Das konnte nur gelingen, weil Mediziner den Tod in eine objektive naturwissenschaftlich feststellbare Tatsache verwandelt und das Sterben zu einer Krankheit umdefiniert haben, die allein von medizinischen Spezialisten in auf Krankheit spezialisierten Institutionen abseits der Öffentlichkeit fachkundig behandelt werden konnte. Aber bereits am Ende desselben Jahrhunderts sind es ausgerechnet die postmoderne Popkultur und populäre virtuelle Kommunikationsgemeinschaften à la Facebook, die helfen, den Tod in die öffentliche Wahrnehmung zurückzuholen, indem sie maßgeblich und massenwirksam dazu beitragen, dass neben den objektiven auch die sozialen und die subjektiven Dimensionen des Todes im öffentlichen

Klaus Körber

Raum wieder sichtbar werden. In medialen Inszenierungen vor allem des Fernsehens werden neue Vor-Bilder und neue Rituale für den Umgang mit Sterben und Tod (vgl. Feldmann, 2010a, 100ff) sowie neue Ausdrucksformen und Gefühlsmuster für Anteilnahme und Trauer präsentiert und an ein Massenpublikum weitervermittelt.

Auch Vorstellungen über das Weiterleben nach dem Tod und über ein Jenseits werden für viele, die kirchlich nicht mehr gebunden sind, heute dort geprägt. Schon seit Längerem erfüllen mediale Todesmythen Funktionen, die traditionell Heiligenlegenden wahrnahmen. Sie begründen populär-religiöse Kulte (zum Begriff der populären Religion vgl. Knoblauch, 2009) mitsamt Wallfahrten zu den Lebens-, Sterbe- und Begräbnisorten von Pop-Ikonen und »Medienheiligen«. Freilich handelt es sich bei diesen nicht um normale Sterbliche, sondern um Stars und andere Berühmtheiten wie James Dean, Elvis Presley, Marilyn Monroe oder John F. Kennedy, allen voran Lady Diana, die »Königin der Herzen« (vgl. Walter, 1998).

Mit den räumlich und zeitlich unbegrenzten Teilhabemöglichkeiten des www-WorldWideWeb werden die beschriebenen postmodernen Umgangsformen mit Sterben und Tod noch weiter verbreitet, vor allem aber – und das ist entscheidend – von immer mehr Menschen inter-aktiv mitgestaltet, die nicht zu den Berühmtheiten gehören. Damit werden sie näher an das Alltagsleben und an die subjektive Erfahrungswelt ebendieser Menschen herangebracht sowie wirksamer und nachhaltiger in deren Bewusstsein und Handlungsvermögen verankert. In Internet-Netzwerken finden wir heute schon viele Sterbe- und Todesgeschichten von Nicht-Prominenten; viele holen sich dort Ratschläge und Anleitungen zur Begleitung Sterbender von Menschen, die ihnen bis dahin gänzlich unbekannt waren; andere tauschen sich intensiv über neue Rituale und Symbole für Anteilnahme und Trauer aus mit »Jedermännern« und »Jedefrauen« wie sie selbst. »Tod 2.0« auf privaten Webseiten, in Blogs, in kleinen Foren oder in großen Internetgemeinschaften wie Facebook ist – das zeigen Präsentationen und Kongressbeiträge auf der alljährlich in Bremen stattfindenden Messe »Leben und Tod« (vgl. Leben und Tod, 2011 bzw. 2012) sowie Erfahrungsberichte und empirische Studien (vgl. Kögler/Fegg, 2011) – ein neuer offensichtlich unaufhaltsamer Trend in unserer Gesellschaft.

So verschieden die sozialen Ereignisse und die kulturellen Erfindungen und Entwicklungen auch sein mögen, die unter dem Stichwort »Revival of Death« – Wiederkehr des Todes – zusammengefasst werden, sie verweisen allesamt auf eine neue Kultur des Sterbens und des Todes, die sich in allen hochentwickelten, postmodernen Gesellschaften heute herausbildet. Der

Soziologe Klaus Feldmann übersetzt das Wort »revival« in »Revival of Death« gemäß der ursprünglichen englischen Wortbedeutung mit »Wiederbelebung« (Feldmann, 2010b, 67). Daraus ergibt sich das paradoxe Wortspiel »Wiederbelebung des Todes«. Es verweist auf die Absurdität, die in der illusionären Vorstellung steckt, die Menschen könnten auf Dauer wirksam verdrängen und vermeiden, was unhintergehbar und unvermeidlich zu den Existenzbedingungen des Lebens gehört. Der Prozess der Rückkehr des Todes in die öffentliche Kultur, in die öffentliche Wahrnehmung und in öffentlich geführte Debatten verläuft indes nicht geradlinig, sondern widersprüchlich. Er ist noch längst nicht abgeschlossen, aber er wird nicht mehr aufzuhalten sein und sich nicht mehr umkehren lassen. Das gesellschaftliche Großexperiment des 20. Jahrhunderts, Sterben aus dem öffentlichen Leben ganz ins private Abseits oder ins institutionelle Abseits am Rande des Gesundheitssystems zu verdrängen, kommt heute unwiderruflich an sein Ende. Das 21. Jahrhundert wird ein Jahrhundert der Neuorientierung.

5.7 »Der Tod und was danach kommt«

Sterbebegleitung und Spiritualität in einer pluralistischen Kultur
Ein wesentliches Element der Sterbekultur ist die Sterbebegleitung. Früher waren dafür in unserer Gesellschaft Familien, Nachbarschaften und lokale religiöse Gemeinschaften zuständig. Es war über Jahrhunderte hinweg selbstverständlich, dass Familienangehörige und Nachbarn, die gleichzeitig Mitglieder jener Kirchengemeinden waren, denen die Sterbenden zumeist ihr ganzes Leben lang angehört hatten, jene Aufgaben wahrnahmen, die heute zunehmend von »ehrenamtlichen« Sterbebegleitern und -begleiterinnen übernommen werden. Professionelle Begleiter waren seinerzeit die kirchlichen Seelsorger: Pfarrer, Ordensleute, Diakone. Sie alle sprachen, wenn es ans Sterben ging, eine gemeinsame religiöse Sprache; sie bezogen sich auf dieselben allen bekannten und vertrauten großen Erzählungen. In unserer Kultur waren das Geschichten von Sterben und Tod aus der Bibel, hinzu kamen Erzählungen aus der Kirchengeschichte oder Heiligenlegenden. Für die Gebildeten gab es obendrein einen Kanon von Todeserzählungen und Theorien über Sterben und Tod aus Literatur, Philosophie und Geschichtsschreibung. Daneben gab es volkstümliche Sagen und Märchen sowie insbesondere die »kleinen Erzählungen« aus der eigenen Familie und der Nachbarschaft, die für die Praxis des Umgangs mit Sterben und Tod oftmals die wichtigsten Modelle bereithielten. Alle diese Geschichten hatten einen ge-

meinsamen Bezugsrahmen und Hintergrund, nämlich dieselben religiösen Großerzählungen, an die Sterbende wie Begleitende letztendlich stets rückgebunden blieben, sofern sie sich nicht bewusst dagegen abgrenzten. Und für alle galten dieselben religiösen Rituale und Symbole, die den Übergang, die Passage des Sterbenden vom Leben in den Tod, einrahmten.

In unserer globalisierten und individualisierten Gesellschaft heute gibt es solche vertrauten Rituale und Erzählungen, an denen alle gleichermaßen ihr eigenes Erleben, Handeln und Fühlen orientieren können, nicht mehr. In einer postmodernen *pluralistischen Kultur* mit vielen verschiedenen Religionen, säkularen Weltanschauungen und wissenschaftlichen Welterklärungen sowie einem schier unüberschaubaren Markt an Sinnangeboten lassen sich keine für alle gemeinsam gültigen Antworten auf die Fragen nach den letzten und vorletzten Dingen finden; wir haben nicht einmal mehr eine gemeinsame Sprache dafür. Die großen christlichen Erzählungen bieten nur noch Minderheiten verbindliche Orientierung. Nicht einmal die Mehrheit derer, die in der Bundesrepublik heute christlichen Kirchen angehören, orientiert sich an der Ostergeschichte und teilt den für das Christentum zentralen Auferstehungsglauben.

Nur ein Zehntel der Befragten in einer repräsentativen Meinungsumfrage, die vom Kuratorium Deutsche Bestattungskultur zu Ostern 2011 veröffentlicht worden ist (Gernig, 2011), gibt an, noch an die Auferstehung zu glauben. Unter den Protestanten sind es 9 %, unter den Katholiken 13 %. Genau ein Viertel der Befragten glaubt noch an ein Weiterleben nach dem Tod. In Ostdeutschland sind es lediglich 17 %, in Westdeutschland 27 %; genauso viele sind es unter den Protestanten, unter den Katholiken glaubt immerhin noch ein gutes Drittel (36 %) daran. Allerdings gründen solche Vorstellungen über das »Danach« nicht mehr allein in christlichen Überzeugungen und Überlieferungen. In Blogs und an anderen Stellen werden dafür auch Begründungen und Versatzstücke aus anderen nicht-christlichen Religionen und sogar naturwissenschaftliche Argumente, etwa aus Quantenphysik oder Neurowissenschaften, angeführt. Die Einflüsse nicht-christlicher Religionen sowie der Esoterik zeigen sich am deutlichsten in der Verbreitung des Glaubens an die Wiedergeburt (Reinkarnation) nach dem Tode: 8 % der Befragten stimmen dem zu. Fast genauso viele (7 %) teilen die eher naturwissenschaftlich begründete Vorstellung, nach dem Tod verwandle sich die Materie der Verstorbenen in Energie. Wie weit die Erosion des traditionellen christlichen Glaubens in unserer Gesellschaft bereits fortgeschritten ist, zeigen die auffälligsten Ergebnisse dieser Umfrage: 27 % der Befragten in ganz Deutschland antworten auf die Frage: »*Was kommt nach dem Tod?*« schlicht: »Nichts«, in Ostdeutschland antworten sogar 44 % so. Zu dieser Gruppe kommen noch einmal 20 % hinzu, die angeben, sie hätten überhaupt keine Vorstellungen davon, was nach dem Tod kommt. Zusammengefasst heißt das: Weit über die Hälfte der Menschen in Deutschland hat heute keinerlei eindeutige Erwartungen mehr an ein Leben nach dem Tod; sie verabschiedet sich damit von Vorstellungen, die bisher in der christlich-abendländischen Religion und Sterbekultur vorherrschend waren.

Selbst wenn man Abstriche macht an der Aussagekraft und Gültigkeit solch punktueller Befragungen, so werfen die Ergebnisse dieser Umfrage doch ein grelles Schlaglicht auf die Szene, in der Sterbebegleitung aktuell stattfindet. Die Begleiterinnen und Begleiter sehen sich Erwartungen und Anforderungen gegenüber, die aufgrund der wachsenden Vielfalt und ständigen Veränderungen in den kulturellen und religiösen Grundeinstellungen, insbesondere in den Vorstellungen darüber, was nach dem Tod kommt, immer unübersichtlicher werden. Es gibt jedoch keineswegs einen eindeutigen Trend der Säkularisierung und Jenseitsleugnung, wie es die Ergebnisse der zitierten Umfrage zunächst vermuten lassen. Der evangelische Theologe und Religionswissenschaftler Marco Frenschkowski spricht vielmehr von einem »collagenartigen Nebeneinander« ganz verschiedener Vorstellungen über die Seele und von einem dem entsprechenden »Neben- und Ineinander« verschiedenartiger Jenseitsvorstellungen (Frenschkowski, 2010, 212) in der zeitgenössischen Multikultur. Es werden nicht nur verschiedene Modelle des Todes, des Jenseits und des Weiterlebens nach dem Tod aus ganz unterschiedlichen religiösen Traditionen miteinander vermischt. Vielmehr werden auch Erkenntnisse aus den modernen Naturwissenschaften und aus Psychotherapien mit unterschiedlichen religiösen Deutungsmustern kombiniert; obendrein werden immer häufiger imaginative Bilder aus der Popkultur sowie quasi-naturwissenschaftliche Berichte von Out-of-body- und Nahtoderlebnissen herangezogen.

Frenschkowski unterscheidet drei Strategien, mit deren Hilfe Betroffene die wachsende Unübersichtlichkeit und ihre damit einhergehende Verunsicherung bewältigen. Die einen mischen in der Sterbe- und Trauerbegleitung synkretistisch die unterschiedlichsten Elemente aus verschiedenen kulturellen Quellen; die anderen entdecken im Gefolge einer »Rekonfessionalisierung« (vgl. Neuner/Kleinschwärzer-Meister, 2006), die in postmodernen multireligiösen Gesellschaften nach einer Phase der ökumenischen Annäherung wieder zunimmt, die traditionellen kirchlichen Rituale wieder. Schließlich gibt es eine dritte Gruppe, die nach »neuen Ausdrucksformen einer religiösen Vergewisserung« (Frenschkowski, 2010, 212) sucht sowie nach bewussten Begegnungen mit Sterbenden und nach neuen Formen, das Sterben und den Tod zu gestalten. An dieser Stelle verweist der Autor ausdrücklich auf die Hospizbewegung.

Die Hospizbewegung wird hier nicht als bürgerschaftliche *Selbsthilfebewegung* angesprochen, die erfolgreich neue Formen der Betreuung und Versorgung Sterbender entwickelt und damit zugleich einen Wandel im Gesundheitssystem angestoßen hat. Frenschkowski weist vielmehr auf die Leistungen hin, die sie für die Entwicklung einer neuen Sterbekultur erbringt. Die besondere Bedeutung, die der Hospizbewegung als *kultureller Bewegung* zukommt in einer Gesellschaft, in der Menschen mit verschiedenen religiösen ebenso wie Menschen mit verschiedenen nicht-religiösen Vorstellungen und Überzeugungen danach suchen, wie denn Sterben und Tod zu verstehen und zu gestalten seien, wird heute noch allzu oft übersehen. Wahrscheinlich wird nirgendwo anders in unserer Gesellschaft so intensiv und so beharrlich mit den Sterbenden gemeinsam nach Antworten auf ihre letzten Fragen gesucht und nach Formen, wie sie ihr Sterben und ihren Tod gestalten können. Und wohl nirgendwo anders werden so viele alte Antworten und Gestaltungsformen wiedergefunden und neue erfunden wie in der Sterbebegleitung in Hospizen und Hospizdiensten. Das gelingt freilich nur dann, wenn die Begleiterinnen und Begleiter an den Sterbebetten bereit sind, sich stets von Neuem einfühlsam und respektvoll auf einen Menschen und sein Sterben einzulassen und geduldig auf dessen Wünsche und Ängste sowie auf seine persönlichen Vorstellungen über die vorletzten und letzten Dinge einzugehen – ohne Lehre, ohne Verkündigung, ohne missionarischen Eifer. So wie es den Lebensgefühlen der vielen Verschiedenen in einer individualisierten, multikulturellen und multireligiösen Gesellschaft angemessen ist. Eine öffentliche Debatte gibt es in der Bundesrepublik dazu bisher nicht; es findet auch kein breiter, interdisziplinärer wissenschaftlicher Diskurs darüber statt; selbst die großen christlichen Kirchen halten sich bei diesen Themen auffällig zurück.

Was es indes bereits gibt, ist ein neues handlungsleitendes Konzept für die Praxis der Sterbebegleitung. Dieses Konzept heißt: *Spiritualität*. Im Kontext der Sterbebegleitung heißt es: spirituelle Begleitung, im Kontext des Palliative Care: Spiritual Care. Der Sammelbegriff Spiritualität bezeichnet sowohl Formen nicht-religiöser existenzieller Sinnsuche und Sinnerfüllung als auch neue Formen expliziter Religiosität, die nicht mehr wie früher an organisierte Religionsgemeinschaften gebunden sind, etwa an die christlichen Kirchen und ihre Dogmatiken, sondern die von den Individuen selbst gewählt und selbst gestaltet werden. Deutsche Jugendforscher und Soziologen sprechen schon in den 1990er Jahren von »Religion ohne Institution« (Barz, 1992) oder »Patchworkreligion« und »Bastelreligiosität« (Hitzler/Honer, 1994). Österreichische Religionsforscher identifizieren im gleichen Zeitraum die »Religionskomponisten« (Zulehner/Hager/Polak, 2001), die aus christlichen, humanistischen, naturalistischen und fernöstlichen Elementen eine eigene spirituelle Komposition für sich selbst zusammenstellen, als größte religiöse Gruppe in der Bevölkerung. Diese Gruppe wächst schneller als die Säkularisierten und religiös Desinteressierten; sie lässt aber auch die dezidierten Christen mehr und mehr hinter sich.

Die »Wiederkehr der Religion« (vgl. Zulehner/Hager/Polak, 2001) in Gestalt einer offenen *pluralistischen Spiritualität* vollzieht sich im Zuge eines kulturellen Wandels, dessen Ergebnis eine postmoderne *pluralistische Kultur* ist mit vielfältig verschiedenen religiösen und säkularen Sinnangeboten und Weltdeutungen. Als spirituell gelten in diesem Kontext auch rein innerweltliche postreligiöse, agnostische und atheistische Vorstellungen, Bindungen und Rituale. Sogar Phänomenen wie dem Kult um Pop-Ikonen, Kinomythen, virtuellen Internetgemeinschaften oder intensiven Beziehungen zu Orten und Dingen werden spirituelle Qualitäten zugesprochen, wenn sie über das selbstbezügliche Ich hinausweisen und Individuen im Leben wie im Sterben existenzielle Erfahrungen, Sinn, Halt und Trost gewähren. In dieser Vieldeutigkeit und Unbestimmtheit des Spiritualitätskonzepts sehen manche einen Mangel. Der Begriff ist umstritten allein schon deshalb, weil er sich nicht eindeutig und allgemein verbindlich definieren lässt. Internationale Untersuchungen machen drei Dutzend verschiedene Definitionen aus (vgl. Grom, 2011, 15; Überblick über verschiedene Definitionskategorien bei: Weiher, 2010, 37ff). Andere schätzen ebendies als Vorteil ein. Die Uneindeutigkeit halte das Konzept offen und anschlussfähig für jeweils verschiedene persönliche Sinngebungen, Transzendenzvorstellungen und existenzielle Bindungen der Menschen heute. Dadurch sei das Konzept »pluralismustauglich« (Grom, 2011, 14) und praxistauglich, was sich insbesondere in Sterbebegleitung und Palliative Care erweise. In der Sterbebegleitung werden vor allem jene Bedürfnisse und subjektiven Vorstellungen als spirituell bezeichnet, in denen zum Ausdruck kommt, was Sterbende »unbedingt angeht« (Tillich) in der Übergangsphase vor ihrem Tod und woran sie glauben, was nach ihrem Tod kommt.

In die Praxis der Sterbebegleitung im Rahmen der Hospizarbeit und des Palliative Care hat das Spiritualitätskonzept von zwei Seiten her Eingang gefunden. Einerseits drängt es sich angesichts der immer mehr ausdifferenzierten religiösen bzw. spirituellen Ansprüche und Anforderungen der Ster-

Klaus Körber

benden und ihrer Bezugspersonen geradezu auf. Andererseits wird es gefördert durch ein neu erwachtes Interesse in Medizin, Ärzteschaft und Pflege am Zusammenwirken von Gesundheit und Religion, von care und caritas (Nächstenliebe), von Heil und »heilen, lindern und trösten«. Die Weltgesundheitsorganisation WHO hat bereits Mitte der 1990er Jahre religiöse und spirituelle Überzeugungen (»beliefs«) als wichtige Faktoren für gesundheitsbezogene Lebensqualität anerkannt (vgl. Angermeyer/Kilian/Matschinger, 2000). Medizinische Untersuchungen weisen positive Auswirkungen religiöser oder spiritueller Einstellungen, Überzeugungen und Aktivitäten wie Gebet oder Meditation auf den Verlauf von Krankheiten und insbesondere auf den Verlauf des Sterbens nach. Religiosität und Spiritualität gelten inzwischen als wichtige persönliche Ressourcen für die Bewältigung von Krankheits- und Sterbeprozessen. Borasio sieht darin gewissermaßen eine »Rückkehr zu den Wurzeln der Medizin, in denen der spirituelle und der heilende Aspekt untrennbar miteinander verbunden waren« (Borasio, 2012, 92; vgl. dazu auch Weiher, 2001, 40ff). Freilich gibt es in der Praxis auch Widerstände dagegen: vom »klassischen Medizinsystem« (Borasio, 2011, 118) ebenso wie von den christlichen Kirchen, die befürchten, ihre »alleinige Deutungs- und Handlungshoheit« (ebd.) in der Krankenseelsorge zu verlieren.

Religionswissenschaftler und Religionssoziologen versichern uns jedoch, Spiritualität und *»neue Religiositäten«* seien zu Beginn des 21. Jahrhunderts ein »Megatrend« (Polak, 2002; Zulehner, 2004) und wir befänden uns »auf dem Weg in eine spirituelle Gesellschaft« (Knoblauch, 2009). Zahlreiche Theologen und Sozialwissenschaftler äußern sich skeptisch zu dieser ihrer Auffassung nach allzu vollmundig vorgetragenen These von der Wiederkehr der Religion. Aber auch sie bestätigen, dass sich in der postmodernen Gesellschaft ein folgenreicher Wandel im Umgang mit der Religion vollzieht und dass die aufklärerische Säkularisierungsthese, wonach die Religion im Zuge der Modernisierung nach und nach abstirbt, so heute nicht mehr haltbar ist (vgl. IfS, 2012). Dieser Wandel korrespondiert mit dem gegenwärtigen Wandel im Umgang mit Sterben und Tod. Betrachten wir den Buchmarkt und die einschlägigen Zeitschriften sowie das Angebot an Tagungen und Messen zum Themenfeld Palliativmedizin und Palliativpflege, Hospizarbeit und Sterbebegleitung während der letzten Jahre, dann begegnet uns hier derselbe Trend. Offensichtlich sind Spiritualität, Spiritual Care und spirituelle Begleitung dabei, sich zum Fokus einer neuen Kultur des Sterbens im postmodernen 21. Jahrhundert zu entwickeln.

5.8 Auf dem Weg zu einer neuen Sterbekultur

Hinter dem Titel steht noch ein Fragezeichen; am Ende dieses Beitrags steht da ein Punkt. Es ist keine Frage mehr: *Wir befinden uns auf dem Weg zu einer neuen Sterbekultur.* Selbstbestimmtes Sterben und Sterbebegleitung, Hospizbewegung und Tausende ehrenamtlicher Sterbebegleiterinnen und -begleiter, Palliativmedizin und Palliative Care Dienste, Thanatotainment und Tod 2.0, eine Vielfalt neuer Bestattungsformen, neue Spiritualität und neue Religiositäten sind eindeutige Anzeichen dafür. Aber solange noch eine Kirchengemeinde, wie erst kürzlich in einer norddeutschen Großstadt geschehen, auf ihrem weitläufigen, weithin ungenutzten Gelände ein Hospiz verhindert vor allem mit der Begründung, das sei mit dem benachbarten Kindergarten nicht vereinbar, so lange gilt auch: Es gibt in unserer Gesellschaft immer noch ein großes Potenzial an Verdrängung, Vermeidung und Widerstand dagegen, sich mit Sterben und Tod in der Öffentlichkeit auseinanderzusetzen und den Weg zu einer neuen Kultur des Sterbens einzuschlagen. Dennoch: Viele sind bereits auf dem Weg.

Klaus Körber

6. Angehörige, Freunde, Ehrenamtliche – Sterbebegleitung, persönliches Vertrauen und bürgerschaftliches Engagement

| Klaus Körber |

Für Karin

Einleitung

In Folgendem stehen die Sterbenden und die ihnen nahestehenden Menschen, vor allem Angehörige und Freunde sowie jene engagierten Bürgerinnen und Bürger, die als Ehrenamtliche Sterbende begleiten, im Zentrum.

Im ersten Teil richte ich das Augenmerk auf die Bedeutung, die Angehörigen und Freunden in der Sterbebegleitung zukommt, und auf die Rolle, die sie insbesondere in existenziellen Krisensituationen des Sterbenden übernehmen können und soweit wie möglich auch übernehmen sollten. Ich beginne mit der Geschichte meiner verstorbenen Frau Karin, der ich diesen Beitrag widme.

Sie hatte fast 40 Jahre vor ihrem Krebstod schon einmal das Sterben erlebt, war aber, als die Ärzte sie bereits aufgegeben hatten, durch eine so genannte Spontanremission gerettet worden. An diesem ungewöhnlichen Geschehen versuche ich, besondere Erfahrungen von Sterbenden und besondere Probleme und Aufgaben der Sterbebegleitung zu verdeutlichen. Als roter Faden zieht sich durch die Abschnitte des ersten Teils das Thema Vertrauen und Vertrauensbeziehungen zwischen Sterbenden und denjenigen, die sie begleiten.

Im zweiten Teil stehen die Hospizbewegung und die Ehrenamtlichen, die im Rahmen der Hospizbewegung Sterbende begleiten, im Mittelpunkt. Es geht um ihre Zusammenarbeit mit der Palliativmedizin und die Kritik daran. Und es geht um die Zukunft der Hospizbewegung, die sich längst von einer oppositionellen Alternativbewegung gegen das institutionalisierte Sterben zu einer Organisation gewandelt hat, die zwischen Gesundheitssystem und Politik, Bürgergesellschaft und privater Lebenswelt der Sterbenden vermittelt. Die Bedeutung der Hospizbewegung und des bürgerschaftlichen Engagements wird angesichts des dramatischen demografischen Wandels und der voraussehbaren Krisen im deutschen Gesundheits- und Sozialsystem künftig noch wachsen. Der rote Faden, der sich durch diesen zweiten Teil zieht, ist das Thema Zu-Hause-Sterben.

6.1 Karins Geschichte

Im Sommer 1962 besuchte mich meine spätere Frau Karin in Berlin. Ich studierte dort, sie absolvierte vor Beginn ihres Studiums ein Praktikum in Zürich. Als ich sie am Bahnhof Zoo abholte, hatte sie an der linken Kinnseite eine kleine, eher unauffällige Wunde. Diese Wunde begann an den folgenden Tagen zu eitern und sich im Gesicht auszubreiten. Wir suchten verschiedene Ärzte und Apotheken auf. Deren Diagnosen und Therapievorschläge waren unzutreffend, die Medikamente unwirksam. Die richtige Diagnose stellte erst der Notarzt, den ich am Sonntag eine Woche nach Karins Ankunft alarmierte, als Karins linke Gesichtshälfte rot anschwoll, heftig schmerzte und als obendrein auch noch heftiges Fieber einsetzte. Der Arzt drückte mir, nachdem er den Rettungsdienst benachrichtigt hatte, einen kleinen weißen Zettel in die Hand, auf dem stand: »Phlegmone – Lebensgefahr! Sofortige Einweisung ins Krankenhaus«.

Ich wusste damals nicht, was Phlegmone bedeutet. Heute weiß ich es längst: Es handelt sich um eine eitrige Erkrankung der unteren Hautschichten, die durch aggressive Bakterienstämme ausgelöst wird. Im schlimmsten Fall kann Phlegmone zu einer schweren Blutvergiftung (Sepsis) führen, die tödlich endet. Das Wort Lebensgefahr auf dem kleinen Zettel war ein schrilles Signal. Der diensthabende Arzt in der Notaufnahme des Krankenhauses beruhigte uns jedoch: »Das kriegen wir schon wieder hin.« Damit schickte er mich fort, die vorläufigen Aufnahmeformalitäten für Karin zu erledigen. Am nächsten Vormittag bekam ich dieselbe Auskunft. Am darauf folgenden Tag begehrte ich dringend, einen anderen Arzt zu sprechen, um Genaueres über Karins Zustand zu erfahren, der sich von Tag zu Tag zusehends verschlimmerte. Die Oberschwester, die auf der Station das Regiment führte, wiegelte mich ab. Ich sei kein Verwandter, deshalb hätte ich kein Recht auf ärztliche Auskunft, außerdem werde für die Patientin schon alles Erforderliche getan. In der folgenden Nacht wurde Karin in ein Badezimmer abgeschoben.

Davon erfuhr ich nichts, als ich zur offiziellen Besuchszeit am nächsten Nachmittag – nur dann hatte ich Zutritt – wieder im Krankenhaus erschien. Erneut wurde ich von der Oberschwester abgewiesen. Die Patientin sei gerade in Behandlung; ich könne aber um 18 Uhr noch einmal nachfragen. Um halb sechs war ich wieder da. Schon auf dem Krankenhausflur kam mir Karins Vater, mein künftiger Schwiegervater, entgegen; am Krankenbett traf ich ihre Mutter, ihre Schwester und deren Verlobten. Der Chefarzt persönlich hatte die Eltern in Westfalen angerufen und sie aufgefordert, unverzüglich nach Berlin zu kommen, wenn sie ihre jüngste Tochter noch einmal lebend wiedersehen wollten. Er selbst habe getan, was er konnte, um deren Leben zu retten, aber nichts habe angeschlagen; alle ärztlichen Mittel seien nunmehr erschöpft.

Die Eltern hatten die Aufforderung zu kommen sofort an Karins Schwestern weitergegeben, die an verschiedenen Orten in Nord- und Westdeutschland lebten. Obendrein hatte der Vater einen ihm persönlich bekannten »Geistheiler« in Süddeutschland informiert und um Mithilfe gebeten. Im Laufe des Nachmittags waren alle alarmierten Familienangehörigen in Berlin eingetroffen; gegen Abend standen sie um Karins Sterbebett versammelt: die Eltern, ihre beiden Schwestern, der Ehemann der älteren, der Verlobte der jüngeren. Karin erinnerte sich später daran: das Erste, was sie wahrgenommen habe, als sie wieder einmal aus der Bewusstlosigkeit auftauchte, seien drei schwarze Türme gewesen, die in einem grauen Dämmerlicht links von ihr standen. Plötzlich sei einer der Türme umgestürzt. Dann habe sie das Bewusstsein wieder verloren. Später erfuhr sie, die schwarzen Türme waren ihre Mutter und ihre beiden Schwestern, eine von ihnen war beim Anblick des entstellten Gesichts ihrer jüngsten Schwester ohnmächtig geworden.

Die Vereiterung (Phlegmone) hatte sich inzwischen bis zu den Augen ausgebreitet, auf Gewebsschichten unterhalb der Haut übergegriffen und so eine schwere Blutvergiftung (Sepsis) verursacht. Die Ärzte hatten versucht, mittels starker Antibiotika die weitere Ausbreitung des Eiters zu stoppen und mittels Bluttransfusionen das vergiftete Blut auszutauschen. Aber sie glaubten nun nicht mehr, wie der Chefarzt eingestand, an einen Erfolg ihrer Therapie. Stattdessen hatte er Karin in ein Einzelzimmer verlegen lassen, um den Angehörigen Gelegenheit zu geben, sie in ihren letzten Stunden ungestört begleiten zu können und von ihr Abschied zu nehmen.

In den nächsten zwei Nächten und Tagen waren rund um die Uhr immer abwechselnd mindestens zwei von den nächsten Angehörigen bei ihr. Auch ich war nunmehr jederzeit zugelassen und vor allem an den Nachtwachen beteiligt. Wir hielten ihre Hände, kühlten ihr die Stirn, trockneten den Schweiß, tupften vorsichtig wegen der Wunde den Schleim aus ihrem Mund; wir redeten ihr zu, ich las ihr etwas vor, ihr Vater sprach Gebete und legte ihr die Hand auf. Immer wieder mussten wir sie aufrichten, wenn ihr Leib sich zuckend aufbäumte und sie vor Schmerzen laut aufschrie oder wenn sie rasselnd vor sich hin röchelte und keine Luft mehr zu bekommen schien. Das Gefühl absoluter menschlicher Ohnmacht erschütterte mich zutiefst; gleichzeitig wünschte ich inständig, der Sterbenden alle meine Lebenskraft zu schenken, damit sie überlebte.

Schon in der ersten Nacht, in der wir um sie herum versammelt waren, setzten heftige Schweißausbrüche ein; die Laken mussten mehrmals gewechselt werden. In der nächsten Nacht wiederholte sich dasselbe. In dieser zweiten Nacht hatte Karin ein Erlebnis, von dem sie uns später erzählte und das sie noch später als »Nahtoderlebnis« bezeichnet hat: sie habe eine schwarze Tafel ähnlich einer Schiefertafel gesehen, auf die ein weißes laufendes Band ihren Namen schrieb, das Datum der betreffenden Nacht sowie die Botschaft, dass ihr das Leben in dieser Nacht wieder geschenkt werde. Unterschrieben war diese Botschaft mit dem Namen des Geistheilers, den ihr Vater um Hilfe gebeten hatte und von dem er an ihrem Bett eindringlich gesprochen hatte. Am nächsten Morgen ging es ihr besser. Die Sterbende kehrte ins Leben zurück.

Der Chefarzt sprach von einer »Spontanremission«; die Familie begann mit Blick auf den Geistheiler, von einem Wunder zu sprechen. Ich gehe auf diese unterschiedlichen Deutungen weiter unten im Abschnitt »Spontanremission, Selbstheilung, Spiritualität« ein. Gewiss ist, der von den Ärzten bereits akzeptierte Tod ist nicht eingetreten. Schon diese Akzeptanz seitens der behandelnden Ärzte war in den frühen 60er Jahren höchst ungewöhnlich. Noch erstaunlicher aber war das freimütige Eingeständnis des Chefarztes, er und sein Ärzteteam hätten die plötzliche Rettung nicht bewirkt; medizinisch sei sie nicht erklärbar. Tatsächlich hat sich die Klinik in den entscheidenden zwei Tagen und Nächten im Wesentlichen auf Symptombehandlung und die notwendigen Pflegemaßnahmen beschränkt. Ansonsten hat sie das Handlungsfeld vollständig den Angehörigen überlassen. Eine Rettung hatte hier niemand mehr für möglich gehalten.

6.2 Vertrauen in die Medizin und dessen Grenzen

In dieser Geschichte ist die Wende im Sterbeprozess eingetreten, als die Angehörigen und der Freund in diesen Prozess als selbstverantwortlich Handelnde einbezogen und nicht länger zu untergeordneten, allenfalls geduldeten Rollenspielern im Krankenhausbetrieb degradiert worden sind. Dieser Befund ist von den behandelnden Ärzten niemals in Frage gestellt worden. Dennoch waren auch die Ärzte an dieser Wende beteiligt. Der Chefarzt und

Klaus Körber

sein Team haben selbst die Voraussetzungen dafür geschaffen, dass das, was dann geschehen ist, überhaupt möglich wurde. Sie haben die Angehörigen herbeigerufen und ihnen mitten im Krankenhaus einen geschützten, intimen Raum, quasi ein Zuhause freigeräumt, in dem sie der Sterbenden ungestört ganz nahe kommen konnten. Das war im Jahr 1962 noch ganz unüblich. Wenn ich das Handeln der Ärzte von heute her betrachte und beurteile, dann möchte ich sagen: Sie haben damals schon Prinzipien der Hospizbewegung und der Palliativmedizin vorweggenommen, die es zu jener Zeit noch gar nicht gab. Und sie haben paradoxerweise gerade damit, dass sie sich selbst zurückgezogen und das Handlungsfeld für die Familienangehörigen und den geliebten Freund freigegeben haben, durchaus ihren Teil zur lebensrettenden Wende beigetragen.

Das Verhalten der herrischen Oberschwester entsprach hingegen seinerzeit üblichen Standards in Krankenhäusern. Sie hatte veranlasst, die schwerkranke, aber zu jenem Zeitpunkt noch voll bewusste und von den Ärzten noch keineswegs aufgegebene Patientin ins Badezimmer abzuschieben, damit deren Schmerzgewimmer den standardisierten Betriebsablauf im nächtlichen Krankenhaus nicht störe. Karin fühlte sich damals, so sagte sie später, als habe man sie ausgestoßen aus der menschlichen Gemeinschaft und beiseitegeschafft wie »Müll«. Ausgerechnet in einer Situation, da extreme Schmerzen sie überwältigten und sie auf Hilfe anderer besonders angewiesen war, die sie im Vertrauen auf die Medizin von Seiten der Ärzte und Pflegekräfte sehnlichst erwartete, sah sie sich verlassen und verraten von allen. Bis dahin hatte sie noch auf Heilung gehofft und der ärztlichen Zusage bei ihrer Aufnahme in die Klinik vertraut: »Das kriegen wir schon wieder hin.« Nun war niemand mehr bei ihr, kein Angehöriger, kein Arzt, keine Pflegerin, nicht einmal mehr die Mitpatientinnen aus dem Krankenzimmer; niemand redete mit ihr, kein Arzt erklärte ihr, was mit ihr geschah und warum. – Allerdings wussten die Ärzte da noch gar nichts von der Abschiebung. – Wahnsinnig machende Schmerzen wüteten in ihrem Kopf. Hinter der geschlossenen Tür des abgelegenen Badezimmers durfte sie so laut schreien, wie sie wollte, ungestört, solange sie den übrigen Betrieb nicht störte. »Es war ein Schock, ein Höllensturz«, sagte sie hinterher.

Der ohnehin schon lebensbedrohliche Krankheitsverlauf hat sich in dieser Nacht dramatisch verschlimmert. Die verantwortlichen Ärzte handelten rasch und entschlossen. Der Chefarzt hat bereits am nächsten Morgen die Oberschwester, die durch ihr eigenmächtiges Handeln die nächtliche Krise ausgelöst hatte, von der Pflege entbunden und die Patientin ganz der Fürsorge ihrer Angehörigen überantwortet. Ich zweifle daran, dass er wissen konnte, was in jener Nacht alles geschehen ist, weil sich das Entscheidende in der subjektiven Innenwelt der Patientin ereignet hat. Aber er und sein Team haben sogleich erfasst, dass infolge dieser Krise die ihnen verfügbaren medizinischen Mittel und die Möglichkeiten ihrer ärztlichen Kunst an ihre Grenzen gekommen waren. Was war geschehen? Die traumatisierenden Erlebnisse in jener Nacht hatten bewirkt, dass fundamentale psychische Strukturen zusammengebrochen sind: das Vertrauen der Patientin in die Medizin und ihre existenzielle Selbstgewissheit, auf die sich bis dahin ihr Überlebenswille gestützt hatte.

Was heißt das? Ich beginne mit dem Ausdruck »Vertrauen in die Medizin«. Um zu verdeutlichen, was ich damit meine, muss ich einen kleinen Umweg machen. Die Lebenswelt in modernen Gesellschaften ist durchdrungen von abstrakten Systemen. Besonders oft haben wir es im alltäglichen Leben mit so genannten »Expertensystemen« zu tun. Das sind nach einer Kurzdefinition des britischen Soziologen Anthony Giddens »Systeme technischer Leistungsfähigkeit oder professioneller Sachkenntnis« (Giddens, 1995, 40), die weite Bereiche der materiellen und sozialen Welt prägen, in der wir heute leben. Die meisten modernen Menschen stehen derartigen Systemen als Laien gegenüber; niemand verfügt über das erforderliche wissenschaftliche und technische Wissen und Können, um *alle* professionellen Expertensysteme sachverständig beurteilen, geschweige denn selbst kontrollieren oder gar beherrschen zu können. Darum bleibt in der Regel gar nichts anderes übrig, als sich darauf zu verlassen, dass solche Systeme sicher funktionieren; dass die Erwartungen, die wir in diese Systeme setzen, zuverlässig erfüllt werden und dass diese uns nützen, nicht schaden. In der Moderne hat sich daher gegenüber derartigen Systemen eine generell positive Grundeinstellung entwickelt, die uns allen im Umgang mit solchen Systemen im Alltag ein Gefühl der Sicherheit gewährt. Gemeinhin nennen wir dies *»Vertrauen«*. Für das Leben in komplexen modernen Gesellschaften ist derart abstraktes Systemvertrauen unentbehrlich.

Zu den wichtigsten Expertensystemen, die heute unser Leben bestimmen, gehört die Medizin. Medizinischem Wissen und Können und der Profession der Mediziner, die dieses Wissen und Können repräsentieren, anwenden und ständig weiterentwickeln, wird ein besonders hohes Maß an Vertrauen entgegengebracht. Tatsächlich vertrauen wir beim Arztbesuch oder in der Klinik der Tüchtigkeit und dem Sachverstand der Ärzte; im Alltag machen wir in der Regel keinen Unterschied zwischen der Medizin und den Ärzten. Doch unser »Glaube« – so heißt es bei Giddens weiter – »gilt eigentlich nicht ihnen selbst, sondern der Triftigkeit des von ihnen angewandten Expertenwissens«

Klaus Körber

(a.a.O., 41). Und das ist etwas, was ich als Laie in der Regel zumeist nicht zureichend prüfen und beurteilen kann. Wie ein Arzt oder eine Ärztin sich mir gegenüber als Personen verhalten, das kann ich dagegen sehr wohl selbst überprüfen und kritisch beurteilen. Das Vertrauen, das ich diesem persönlichen Gegenüber schenke, ist daher zu unterscheiden von dem Vertrauen, das ich dem wissenschaftlich-technischen System entgegenbringe, das *hinter* der Person steht. Die Unterscheidung zwischen *persönlichem Vertrauen* und abstraktem *Systemvertrauen* ist wichtig.

Vertrauen in die Medizin ist eine wesentliche entgegenkommende Bedingung für Erfolge der Medizin und für gelingendes ärztliches Handeln. Denn dieses Vertrauen bildet die Grundlage dafür, dass Patienten bereitwillig ärztliche Behandlungen und medizinische Maßnahmen hinnehmen, und erst recht dafür, dass sie eine aktive Rolle im Krankheits- und Heilungsprozess übernehmen. Ärzte sprechen heute gern von »aktiver Mitarbeit« oder von »kooperativen Patienten«. Wenn das Vertrauen in die Medizin zusammenbricht, bricht auch diese Bereitschaft zusammen; Patienten, vor allem aber Sterbende verweigern dann die Kooperation mit Ärzten. Dadurch gerät das zumeist stillschweigende wechselseitige Zusammenwirken von Arzt und Patient bzw. von Arzt und Sterbendem in eine Krise. Viele Ärzte erleben diese Krise als kränkend; auf Schwerstkranke kann sie lebensbedrohlich wirken; bei Sterbenden erhöht sie den existenziellen Angst- und Leidensdruck. Ebendies ist im geschilderten Ereignis geschehen. Auslöser für die Krise des Vertrauens war eine tiefe Enttäuschung der in die Medizin gesetzten Erwartungen. Dass das enttäuschte Vertrauen schließlich total zusammengebrochen ist, ist darauf zurückzuführen, dass Karin in jener Nacht sich völlig verraten und verlassen gefühlt hat: Niemand hat mit ihr kommuniziert, niemand hat mit ihr gesprochen, niemand hat ihr zugehört, niemand hat sich bemüht, ihr erschüttertes Vertrauen wieder aufzurichten.

Enttäuschungen sind nichts Außergewöhnliches, Vertrauenskrisen sind nicht selten. Das Vertrauen in die Medizin hat selbstverständlich Grenzen. Es kommt an seine Grenzen, wenn das Wissen der Medizin und das Können der Ärzte an Grenzen stoßen. Das geschieht insbesondere stets dann, wenn das Sterben einsetzt und Chancen auf Heilung durch die Medizin nicht mehr bestehen. Das abstrakte Systemvertrauen in die Medizin, das wesentlich in medizinischen Heilungsversprechen und komplementären Heilungserwartungen Betroffener gründet, muss deshalb jedoch nicht gleich total zusammenbrechen. Es kommt darauf an, ob und wie Enttäuschungen und andere vertrauensstörende Erfahrungen bearbeitet werden. Gestörtes Systemvertrauen kann durch Rückgriff auf persönliches Vertrauen »repariert« werden.

Das heißt hier: Professionelle Vertreter des Medizinsystems, das sind in allererster Linie natürlich Ärzte und Ärztinnen, können das gestörte oder gar zerstörte Vertrauen des Patienten bzw. Sterbenden in die Medizin wieder aufrichten. Durch authentisches, Vertrauen schaffendes und Vertrauen stabilisierendes Verhalten, insbesondere durch »mitfühlende Präsenz« (»compassionate healing presence«) sowie durch einfühlsame persönliche Gespräche, in denen sie sich offen zeigen für die Zweifel und seelischen Nöte des anderen.

Sterbebegleitung durch Ärzte sowie Palliativ Care kann man als moderne Verfahren betrachten, die bedrohliche Erfahrungen und Vertrauenskrisen in der kritischen Phase des Übergangs vom Leben in den Tod so rechtzeitig erkennen und individuell angemessen bearbeiten, dass sie gar nicht erst eskalieren bis zum Zusammenbruch des Vertrauens. Sterbebegleitung mit ihren kommunikativ und emotional tröstlichen Praktiken, Palliativmedizin mit ihren Schmerzen und andere Symptome lindernden Praktiken tragen heute maßgeblich dazu bei, das Vertrauen in die Medizin auch jenseits der »Heilungsgrenze« zu erhalten. Sie bekommen, so betrachtet, einen doppelten Sinn. Sie helfen den betroffenen Sterbenden auch dann noch, wenn Heilung im medizinischen Sinn nicht mehr möglich ist. Sie helfen gleichzeitig dem System der Medizin, indem sie das Vertrauen in dieses System aufrechterhalten, weil den Sterbenden auch dann noch geholfen wird, wenn Heilung nicht mehr möglich ist.

6.3 Zusammenbruch der existenziellen Selbstgewissheit

Für Karin ist seinerzeit jedoch noch mehr zerbrochen als ihr Glaube an die Heilungs- und Hilfsversprechen der Medizin. Mit Wortbildern wie »Höllensturz«, »schwarzes Chaos« und mit Beschreibungen wie »Zustand absoluter Verzweiflung« oder »Selbstauflösung« hat sie versucht, Ausdrucksmöglichkeiten für die abgründige Erfahrung zu finden, dass ihr eigenes Bewusstsein im Taumel der körperlichen und seelischen Schmerzen völlig zersetzt worden und sie in eine ausweglose Finsternis abgestürzt ist, in der es nichts Unterscheidbares mehr gab: weder ein Selbst noch eine davon unterscheidbare Welt, weder Leben und Entwicklung noch feste Orientierungspunkte und Perspektiven, keinerlei Vorstellungen von Vergangenheit oder Zukunft, geschweige denn Vorstellungen von Heilung oder gar Erlösung.

Die Formulierungen, die ich hier verwende, stammen teils von ihr, teils von mir. Mit Hilfe solcher Formulierungen haben wir uns später bemüht, die Erlebnisse und Erfahrungen jener Nächte zu rekonstruieren, damit beschreibbar werde, was unbeschreiblich war. Denn in der geschilderten Situation hat es weder Bilder noch Begriffe gegeben. In kurzen halb- und wachbewussten Phasen hat sie Wahrnehmungen gemacht, die sie aber zumeist nicht zutreffend zu deuten und in einen Sinnzusammenhang, in eine erzählbare Geschichte oder in ihr Erfahrungswissen einzuordnen vermochte. Erst einige Zeit nach dem Erscheinen der Angehörigen und des Freundes an ihrem Sterbebett tauchten vor ihrem inneren Auge wiedererkennbare Bilder auf, die nicht sofort in sich zusammenstürzten. Bilder mit unterscheidbaren Elementen, die Bedeutungen trugen, die die ihr Nahestehenden deuten und verstehen konnten und die sich ihrem eigenen Erfahrungswissen zuordnen ließen. – Sie hat sich danach jahrelang in die Texte christlicher Mystiker und Mystikerinnen vertieft und darin nach vergleichbaren »Höllen«-Erlebnissen sowie nach einer Sprache, nach Bildern und Begriffen gesucht, um derartige Erlebnisse und Erfahrungen darstellen und anderen mitteilen zu können. Sie hat einige Jahre danach begonnen, sich mit Texten und persönlichen Zeugnissen von Überlebenden des Holocausts auseinanderzusetzen. Und sie hat gleichzeitig begonnen, in der Sterbebegleitung zu arbeiten – zuerst ehrenamtlich, schließlich beruflich.

Wir wissen nicht, wie viele Sterbende dasselbe oder Ähnliches erleben, wie ich es hier anhand von Karins Geschichte zu beschreiben versucht habe. Aber es sind gewiss nicht wenige. Um verständlicher zu machen, was so schwierig zu beschreiben ist und was sich so schwer in Worte fassen lässt, mache ich noch einmal einen Umweg. Ich greife wieder auf Erkenntnisse über Vertrauen und Vertrauensbeziehungen zurück. Ich hoffe, damit deutlich machen zu können, was derart verstörende Ereignisse, die subjektiv sehr unterschiedlich erlebt werden, dennoch gemeinsam haben. Meine Ausgangsüberlegung ist: Was das Sterben in solchen Fällen so unsagbar schwer macht, ist eine grundstürzende emotionale Krise, die über den Zusammenbruch des Vertrauens in die Medizin hinaus eskaliert. In dieser Krise brechen das fundamentale Welt- und Selbstvertrauen und damit alle subjektiven Gewissheiten, auf die sich der Sterbende in seinem Alltagsleben bislang gestützt und verlassen hat, zusammen. Sie werden mitgerissen in einen Abgrund, in dem es keine Strukturen und keine uns vertrauten Ordnungen mehr gibt. Diese abgründige Erfahrung hat Karin zu umschreiben versucht mit dem Ausdruck »schwarzes Chaos« und mit dem alten Wortbild »Hölle«.

Sozialwissenschaftler wie der bereits zitierte Anthony Giddens nennen das fundamentale Vertrauen in Welt und Selbst, das uns im Alltag subjektive Gewissheit verleiht, »ontologische Sicherheit« (vgl. Giddens, 1995, 117–127) oder – im Anschluss an den Psychoanalytiker Erik H. Erikson – »Urvertrauen« (vgl. Erikson, 1999). Ich selber spreche hier von »*existenzieller Gewissheit*«. Gemeint ist damit nicht eine bewusste, auf Erkenntnis gegründete Gewissheit, sondern ein im Unbewussten verankertes Gefühl selbstverständlicher Sicherheit im alltäglichen Leben. Es geht um die tief sitzende subjektive Überzeugung, dass die grundlegenden Strukturen des eigenen Daseins einfach und fraglos existieren. Das meint vor allem: Ich bin mir meiner selbst gewiss als ein »Ich«, das unterscheidbar und getrennt ist von den Personen und Dingen um mich herum; auch diese sind mir gewiss, weil sie selbstverständlich und zuverlässig für mich da sind, wenn ich handelnd mit ihnen umgehe. Derartige »einfache« Gewissheiten prägen und tragen das Alltagsleben und Alltagshandeln. Freilich nicht das aller Menschen, denn das Gesagte gilt nur unter den gewohnten Bedingungen des normalen Lebens. Für psychisch schwer kranke Menschen, in existenziell bedrohlichen Situationen oder nach traumatisierenden Erfahrungen gilt es nicht. Wie in Karins Geschichte: In solchen Situationen ist nichts mehr sicher; Strukturen und Ordnungen, Grenzen und Unterscheidungen zwischen Personen und Dingen, zwischen Gedanken und Gefühlen, die bisher gewiss waren, werden aufgelöst, Selbst und Welt vermischen sich und verlieren sich im besagten »schwarzen Chaos«.

Die Gewissheit, dass ich überhaupt etwas Eigenes, von anderem und anderen Unterscheidbares bin, bildet die Voraussetzung und Basis für individuelle Identität, Selbstbestimmung und Selbstkontrolle. Auch die von vielen Menschen heute gewünschte Selbstbestimmung und Selbstkontrolle des eigenen Sterbens sind davon abhängig. Weil Karin seinerzeit in Berlin schon einmal erlebt hatte, wie zerbrechlich diese vermeintlich so selbstverständliche Basis des eigenen Selbst ist, darum hat sie, die jahrzehntelang für Zu-Hause-Sterben geworben hatte, wenige Tage vor ihrem Krebstod 2001 entschieden, zum Sterben doch ein Krankenhaus aufzusuchen. Zuvor hatten dort die Chefärztin und der Oberarzt ihr in langen vertrauensvollen Gesprächen eine ihr persönlich angemessene Schmerzbehandlung zugesichert. Nur das bot ihr die Garantie, dass sie ihren Anspruch auf persönliche Würde, Selbstbestimmung und Selbstkontrolle bis zu ihrem bewussten Ende würde aufrechterhalten können. Sie wollte, was sie in Berlin erlebt hatte, nie wieder erleben. Andererseits hatte sie auch eine gute Erinnerung. Sie hatte damals erlebt, dass im Krankenhaus auch so etwas möglich ist wie ein Zuhause. Im Vertrauen darauf hat sie letztendlich die Klinik aufgesucht. Dort ist sie, wie gewünscht, im vertrauten Kreis ihrer nächsten Angehörigen und Freundinnen friedlich gestorben.

Klaus Körber

Wir wissen heute recht genau, wie grundlegendes Welt- und Selbstvertrauen und existenzielle Gewissheit entstehen. Sozialwissenschaftliche und psychologische Forschung sind sich im Wesentlichen darin einig: *Ur- oder Grundvertrauen* (basic trust) entwickeln sich in der frühesten Kindheitsphase aufgrund liebevoller Zuwendung und beständig verlässlicher Fürsorge für den Säugling seitens seiner überlebenswichtigen Bezugs- und Betreuungspersonen. Das sind in der Regel die Eltern, allen voran die Mutter (vgl. Claessens, 1979; Erikson, 1999; Winnicott, 1984 und 2006). Was sich in dieser Lebensphase zwischen Mutter (bzw. einer Person anstelle der Mutter) und Kleinkind entwickelt, ist eine tiefe wechselseitige Vertrauensbeziehung. Das gelingt nicht immer, aber wenn es gelingt, dann wird in dieser »Urbeziehung« ebenjene »Urvertrauen« genannte emotionale Sicherheit geschaffen, die uns das Gefühl existenzieller Gewissheit verleiht. Das Urvertrauen oder, wie Claessens es ausdrückt, das grundlegende »*Vertrauen in Vertrauen*« (vgl. Claessens, 1979) legt das Fundament, auf dem alle anderen Formen von Vertrauen, Selbstvertrauen ebenso wie Vertrauen zu anderen, während des gesamten weiteren Lebens aufbauen. Letztendlich gründet darin auch das abstrakte Systemvertrauen in die Medizin ebenso wie das persönliche Vertrauen zu je konkreten Ärzten und Ärztinnen. Wenn die Vertrauensgrundlagen beschädigt werden oder sogar total zusammenbrechen, dann wird es erforderlich, zu intensiven *persönlichen* Vertrauensbeziehungen gewissermaßen »zurückzukehren«. Die »Urbeziehung« kann selbstverständlich nicht wiederholt werden, aber sie bleibt Modell und Vorbild.

Auch für Begleiterinnen und Begleiter, die Sterbende in Krisensituationen wie der oben geschilderten begleiten, sehe ich darin ein Vorbild. Forschungen, die die angesprochenen psychologischen und sozialwissenschaftlichen Erkenntnisse auf die Situation von Sterbenden übertragen, sind mir zwar nicht bekannt. Aber vielfältige Praxiserfahrungen bestätigen: Für Sterbende, deren fundamentales »Vertrauen in Vertrauen« angesichts des Todes in die Krise zu geraten droht oder deren existenzielle Gewissheiten bereits zusammengebrochen sind, ist nichts wichtiger als liebevolle persönliche Zuwendung und verlässliche, Vertrauen schaffende Fürsorge. Also ebendas, was die Urszene zwischen Mutter und Kind auszeichnet. Aber auch für die Begleitung von Sterbeprozessen, die weniger dramatisch verlaufen, ist dies ein Modell. In den allerletzten Wochen vor ihrem Krebstod habe ich mehrmals miterlebt, wie Karin und unsere Tochter Arm in Arm auf dem Sofa lagen. Und die selbstbewusste, immer sehr führungsstarke Mutter sagte mit strahlendem Gesicht: »Wir haben die Rollen getauscht. Ich darf jetzt das Kind sein.«

In seiner Konzeption für die spirituelle Sterbebegleitung verweist E. Weiher darüber hinaus auf ein »innerstes Selbst« (Weiher, 2011, 107), in dem letztendlich die existenzielle Selbstgewissheit des Menschen begründet sei. Was dieses innerste Selbst konkret ausmacht, sagt er jedoch nicht. Er spricht stattdessen vom »Geheimnis« jedes Menschen: »Was genau ich selbst bin, das ist nicht nur anderen, sondern auch mir selbst nicht voll zugänglich« (ebd.). Die praktischen Konsequenzen dieses spirituellen Ansatzes für die Sterbebegleitung unterscheiden sich indes nicht wesentlich von dem zuvor beschriebenen psychosozialen Ansatz. Aus beiden Ansätzen folgt, Begleiter und Begleiterinnen sollten sich bemühen, empathisch, wertschätzend und ermutigend auf alle Erfahrungen und Äußerungen der Sterbenden einzugehen, auch wenn ihnen diese noch so fremd, außergewöhnlich oder gar anstößig erscheinen. Denn diese enthalten stets subjektiv bedeutsame Botschaften und Hinweise auf innere Ressourcen, die für die Bewältigung des Sterbens wichtig sind. Das gilt im Normalfall, jedoch umso mehr in kritischen Fällen, die mit der Krise in Karins Geschichte vergleichbar sind. Gerade dann kommt es auf intensive und intime Begleitung an, die sich nicht auf distanzierte verbale, mimische und gestische Kommunikation beschränkt, sondern die zumeist auch enge Körperkontakte mit einschließt. Prinzipiell gilt: Liebe- und vertrauensvolle Beziehungen zwischen einander emotional zugewandten Menschen erweisen sich in Krankheits- und Sterbeverläufen als bedeutsame Sinn- und Kraftquellen, die stets tröstliche, seelisch stabilisierende und manchmal sogar heilende Wirkungen haben.

6.4 Angehörige und Freunde: Vertraute Begleiter – hilfreiche Wirkungen

»Gelingendes Begleiten« lautet nicht nur der Titel des Beitrags von Klaus Strasser und Marion Kutzner in diesem Band (Kapitel 1); es ist ein Schlüsselwort für das gesamte Buch. In diesem Beitrag bedeutet »gelingendes Begleiten«: Es gelingt den Begleitenden, eine Beziehung gegenseitigen persönlichen Vertrauens zu dem Sterbenden zu entwickeln. Innerhalb des zumeist sehr eng begrenzten Zeitraums, der während des Übergangs zwischen Leben und Tod noch bleibt, kann solch ein Anspruch freilich oft nicht mehr eingelöst werden. Denn die Entwicklung persönlichen Vertrauens braucht Zeit. Deshalb ist es sinnvoll, in die Sterbebegleitung gerade in besonders kritischen Fällen so weit wie möglich jene Menschen einzubeziehen, die den Sterbenden eh schon nahe stehen und längst vertraut sind. Ein Modell dafür könnte so aussehen: Langzeitvertraute der Sterbenden – traditionell sind dies Familienangehörige, heute treten zunehmend auch Freunde an deren Stelle – werden eingebunden in jene Gemeinschaften auf Zeit wie Palliativ- bzw. Hospiz-Teams, die Sterbende beim Übergang vom Leben zum Tod betreuen und begleiten. Angehörige und Freunde werden dadurch zu anerkannten Kooperationspartnern der professionellen Helfer und ehrenamtlichen Begleiter. In der Praxis der Hospizarbeit und des Palliative Care gelingt dies zuweilen bereits.

Dem widerspricht eine Praxis, die darauf hinausläuft, vor allem Angehörige von vornherein als so genannte »Mitbetroffene« bloß auf ihre Trauer zu reduzieren und als *betreuungsbedürftig* zu definieren. Dieses Arrangement wirkt im Sinne einer sich selbsterfüllenden Prophezeiung (self-fulfilling prophecy). Menschen, die nichts sehnlicher wünschen, als dem geliebten Sterbenden zu helfen und beizustehen, werden so selbst in die Rolle der Zu-Betreuenden abgedrängt. Selbstverständlich empfinden Nahestehende in dieser Situation Trauer, Verlustängste und Abschiedsschmerz. Es gibt unter ihnen ganz gewiss nicht wenige problematische Fälle: etwa Angehörige, die unter Überlastung und Überforderung oder sogar unter Burn-out und Kontrollverlust leiden. Und es ist gut, dass dieses in Konzepten der Hospizarbeit und des Palliative Care anerkannt und berücksichtigt wird. Aber in der zunehmend professionalisierten Praxis in diesen Feldern droht sich ein neues Monopol der professionellen und ehrenamtlich-halbprofessionellen Heiler, Helfer und Begleiter zu entwickeln, das andere tendenziell ausschließt.

Dadurch wird das persönliche Netzwerk, das die Sterbenden jahrelang, manchmal schon ein ganzes Leben bei Störungen und Krisen zuverlässig getragen und unterstützt hat, ausgerechnet in dieser letzten Krisensituation, in der Liebe und Freundschaft sich endgültig beweisen und bewähren wollen, empfindlich gestört oder sogar zerstört. Und es wird um seine *hilfreichen Wirkungen* gebracht. Wenngleich mit besten Absichten motiviert und begründet, zeigt sich im neuen Care-Spezialistentum eine problematische Tendenz zur Nicht-Anerkennung gegenüber denjenigen, die eben *nicht nur passiv Betroffene* sind, sondern die unmittelbar am Sterbegeschehen beteiligt sind. Sie sind die ersten Begleiter und Begleiterinnen; sie sind in der Regel früher und dauerhafter als alle professionellen und ehrenamtlichen Helfer und Betreuer in die Krankheits- und Sterbeprozesse einbezogen. Deshalb sollte ihnen hinreichend Raum und Zeit für *aktive Teilnahme und Teilhabe* am Geschehen gewährt werden. Nicht nur zu Hause oder in Hospizen und auf Palliativstationen, sondern auch in Akutkliniken und Heimen.

Missachtet werden sonst nicht nur Selbstbestimmungsansprüche, Helfermotive und hilfreiche Kompetenzen der Angehörigen und Freunde, die jeweils zum persönlichen Netzwerk eines Sterbenden gehören, sondern auch der Sterbende selbst. Denn sein ganz persönliches Beziehungs- und Vertrauens-Netzwerk ist ein unverzichtbarer Teil seiner »ureigenen« subjektiven Welt. Die anderen, die zu ihm gehören und zu denen er gehört – nicht umsonst nennt man sie in der Sterbebegleitung heute: die Zugehörigen –, bestimmen maßgeblich mit über seine Identität und seine Befindlichkeiten. Auf sie hat er sich bislang stets gestützt und verlassen; auf sie vertraut er bei Störungen und Krisen; auf sie ist er daher während der Sterbephase in gesteigertem Maße angewiesen. Wie sehr das zutrifft, wird heute vielen individualistisch orientierten Menschen erst bewusst in existenziellen Krisensituationen während des Sterbens. Andererseits wollen ebendarum so viele Menschen heute zu Hause sterben. Zu-Hause-Sterben bedeutet für sie zuallererst: Sie wollen sichergehen, dass sie bis ans Ende eingebunden bleiben in die ihnen zugehörige Welt ihrer persönlichen Netzwerke und Gemeinschaften.

Karins Geschichte erzählt von einem Beispiel gelungenen Begleitens – mit unerwartetem Ausgang. Nicht medizinische oder psychotherapeutische Mittel und Maßnahmen haben die Wende im Sterbeprozess herbeigeführt, sondern liebevolle emotionale und intime körperliche Zuwendung und Fürsorge, zuverlässig rund um die Uhr, von Seiten der nächsten Familienangehörigen sowie des künftigen Lebenspartners. Personen, die den Sterbenden im Leben am nächsten stehen und ihnen am innigsten vertraut sind, können allein schon darum besonders hilfreiche Begleiter und Begleiterinnen gerade in kritischen Sterbesituationen sein, weil sie die Lebensgeschichte, die körperlichen wie seelischen Stärken und Schwächen sowie die besonderen subjektiven Bedürfnisse, Wünsche und Empfindlichkeiten der Sterbenden zumeist am besten kennen. Oft wissen sie auch über deren verborgene Ängste und Hoffnungen, Todesvorstellungen und Nachtoderwartungen Bescheid, nicht selten sogar über jene inneren Ressourcen, einschließlich des oft bewusst kaum noch zugänglichen spirituellen Potenzials, die im Unbewussten dieser Menschen lagern und insgeheim wirken. Entscheidend aber ist – ich wiederhole es: Diese Menschen sind dem Sterbenden selbst *seit Langem vertraut*. Darum traut er gerade ihnen zu, dass sie ihm in existenziellen Krisensituationen beistehen werden und emotional helfen können.

Obendrein sind sie diejenigen Personen, die den Sterbenden auch körperlich ganz nahe kommen können und dürfen. In der Geschichte wird vom Erleben nach dem Absturz in das »schwarze Chaos« erzählt. Das hat auffällige Ähnlichkeiten mit Erkenntnissen über die undifferenzierte Erfahrungswelt und die vollständige Hilflosigkeit des Säuglings, der noch nicht imstande ist, zwischen sich selbst und seiner Umwelt zu unterscheiden, und der auch noch nicht über die sprachlichen Mittel verfügt, seine physischen und emo-

Klaus Körber

tionalen Bedürfnisse zu artikulieren. Die Aufrechterhaltung des Lebens und Erlebens kann in dieser frühesten Entwicklungsphase des Individuums nur sichergestellt werden durch die »ergänzende Hilfe eines Interaktionspartners«, schreibt Honneth (Honneth, 1994, 160). Dabei ist der leibliche Kontakt von grundlegender und überlebenswichtiger Bedeutung. Der Säugling sei »hilflos darauf angewiesen«, so Honneth weiter, »dass ihm die Mutter durch bedürfnisgerechte Formen des ›Haltens‹ Liebe entgegenbringt. Nur im physischen Schutzraum des ›Gehaltenwerdens‹« (ebd.) könne er seine leiblichsinnlichen Erfahrungen auf ein einziges Erlebniszentrum hin koordinieren lernen und so die Basisfundamente für die Entwicklung seines Selbst legen.

Was hier für die früheste Lebensphase vor Ausbildung und Ausdifferenzierung von Selbst und Welt festgestellt worden ist, scheint in strukturell vergleichbarer Weise auch für die späteste Phase im individuellen Leben zu gelten. Insbesondere dann, wenn die Trennung von Selbst und Welt in einer emotionalen Krise zusammenzubrechen droht, bietet das Berührt- und Gehaltenwerden durch vertraute andere Geborgenheit und Schutz vor dem Absturz in das seelische Chaos der Selbstauflösung. Zumindest in dieser Hinsicht drängen sich Parallelen zwischen frühkindlicher »Haltephase« (Winnicott, 1984, 56ff) und Sterbephase geradezu auf. Hier kommen wiederum die Familienangehörigen und heutzutage zunehmend auch die Freunde als Wahlverwandte ins Spiel. Denn sie sind aufgrund ihrer intimen Personenkenntnisse und lang bewährten persönlichen Vertrauensbeziehungen in der Lage, die ihnen nahestehenden leidenden und sterbenden Menschen in einer Weise zu halten und zu berühren, zu verstehen und anzusprechen, wie es Ärzten und Pflegerinnen bzw. anderen professionellen oder ehrenamtlichen Begleiterinnen und Begleitern in der Regel auch bei bestem Willen und Können nicht möglich wäre. So wie die zweijährige Tochter einer Freundin von uns, die ihre an Lungenkrebs sterbende Großmutter zusammen mit ihrer Mutter im Hospiz besuchte. Als die Kleine merkte, dass die Sterbende kaum noch sprechen konnte und wollte, hat sie sich spontan ausgezogen und zu ihr ins Bett gelegt, um mit Oma zu »kuscheln«. Die intime körperliche Nähe und das enge gegenseitige Vertrauen können dazu beitragen, Sterbende vor überwältigenden Ängsten und Verzweiflungsschüben zu bewahren und sie seelisch zu stabilisieren – auch dann noch, wenn deren fundamentales Selbstvertrauen und die existenziellen Gewissheiten erschüttert sind oder unwiederbringlich dahinschwinden.

K. Strasser und M. Kutzner beschreiben in diesem Band (Kapitel 1, S. 18ff) unter dem Stichwort »basale Stimulation« (vgl. dazu auch: Bienstein/

Fröhlich, 2003) eine Möglichkeit für fremde Pflegende und Begleitende, Sterbenden in kritischen Situationen körperlich sehr nahe zu kommen, um sie zu trösten und seelisch wiederaufzurichten. – E. Weiher beschreibt Methoden der spirituellen Begleitung und der »symbolischen Kommunikation« (vgl. Weiher, 2011, insbes. 88ff und 98ff), mit denen professionelle Helfer und nicht-professionelle ehrenamtliche Begleiter und Begleiterinnen sich einen Zugang zu den verborgenen Quellen und Ressourcen in der unbewussten Innenwelt von Patienten und Sterbenden erschließen und mit denen sie das »ureigene« subjektive Potenzial dieser Menschen anregen und unterstützen können. Aber er warnt auch: »In emotionaler, sozialer und spiritueller Hinsicht sind die Helfenden streng genommen nur subsidiär tätig. (...) Die wichtigeren Begleiter sind in der Regel die Zugehörigen« (Weiher, 2011, 304). Ohnehin kann es in der oft nur sehr kurzen Zeit des Übergangs allein den Nahestehenden gelingen, verborgene Hoffnungs- und Sinnressourcen, die selbst in Situationen offenkundiger Verzweiflung noch da sind, so anzusprechen und zu aktivieren, dass aus verzweifelten Hoffnungen auf ein möglichst sofortiges Ende der Qualen und Schmerzen Vertrauen in ein gutes, subjektiv sinnvolles Ende erwächst. Damit helfen sie dem Sterbenden, den herannahenden Tod gelassener zu erwarten und anzunehmen (vgl. dazu auch Kübler-Ross, 2001 u. 2004). Selbstverständlich ist die Voraussetzung für derart hilfreiche Wirkungen der Nahestehenden, dass sie in der Lage sind, den Sterbenden gehen zu lassen, und nicht mehr liebevoll »klammern«. Zumindest müssen sie bereit sein, dem Sterbenden, wie C. Student es ausdrückt, die »Erlaubnis zu erteilen« (Student, 2006, 5): Du darfst jetzt gehen. Professionelle und ehrenamtliche Begleiter und Begleiterinnen können Angehörige und Freunde beim Gehenlassen einfühlsam ermutigen und unterstützen; dazwischentreten dürfen sie indes nur, wenn diese wieder ins »Klammern« zurückfallen.

6.5 Spontanremission, Selbstheilung, Spiritualität

Spontanheilungen ohne medizinische Einwirkung oder wie die Mediziner vorsichtiger sagen: *Spontanremissionen*, d. h. Rückbildung von Symptomen körperlicher bzw. seelischer Erkrankungen ohne Therapie, sind selten. Doch es gibt sie zweifellos. Schon seit Jahrzehnten liegen umfangreiche medizinische Untersuchungen mit gut dokumentierten Fällen von Spontanremissionen insbesondere bei Krebserkrankungen vor (vgl. Everson/Cole, 1966; Heim/Schwarz, 1998; Kappauf/Gallmeier, 1999; Abel, 2001; Kappauf, 2011). Die

Klaus Körber

Medizin reagiert darauf immer noch zögerlich. Es gibt zu wenige hinreichend aussagekräftige Fallgeschichten und kaum wissenschaftliche Untersuchungen, die den *ganzen* Menschen in den Blick nehmen, der eine derartige Heilung oder Spontanremission erfahren hat. In den letzten Jahren nimmt jedoch das medizinische Interesse an psychosozialen und spirituellen Einflüssen bei Krankheiten und Heilungen, vor allem aber beim Sterben zu. Es wird zunehmend anerkannt, dass derartige Faktoren für das Coping, d. h. für die persönliche Bewältigung von Krankheit oder Sterben, sowie für die Lebensqualität der Patienten und Sterbenden eine große Rolle spielen. »Es kann eine ›existenzielle Transformation‹ ausgelöst werden, durch die der Kranke das ›Sein‹ oder Gott entdeckt. Er ist dann dankbar für seine Krankheit«, heißt es in einem Medizinreport im Deutschen Ärzteblatt (Hoc, 2005, 19). Diese Einstellung setze »psychoimmunologische Mechanismen« (ebd.) in Gang, die eine Spontanremission fördern könnten. Spontanremission wird hier als Selbstheilungsprozess gedeutet, bei dem psychische Faktoren im Zusammenwirken mit dem Immunsystem des Patienten eine entscheidende Rolle spielen können (vgl. dazu auch: dkfz, 2010, 4). In der Psychotherapie haben Debatten und Forschungen über Spontanremissionen und Selbstheilungen bereits eine längere Tradition. In psychologischen Veröffentlichungen können wir Aussagen finden, in denen ausdrücklich darauf verwiesen wird, dass von Angehörigen und Freunden, von Pfarrern und Sozialarbeitern ein »heilender therapeutischer Einfluss« ausgehe; *Selbstheilung* wird hier als nicht von Professionellen kontrollierte »Eigentherapie« bezeichnet (vgl. Psychology48. com).

Die Anstöße für das wachsende Interesse an derartigen Phänomenen kommen vor allem aus der Palliativmedizin. Sie hat in der modernen Medizin einen Paradigmenwechsel eingeleitet: weg »von einer organozentrischen, technokratischen zu einer anthropozentrischen, ganzheitlichen Perspektive, die auch den Bereich der Spiritualität und Transzendenz nicht ausklammert, sondern aktiv in die Betreuung einbaut« (Borasio, 2011, 117). T. Roser spricht von einem neuen Trend in den Gesundheitswissenschaften: Der »biopsychosozial-spirituelle Ansatz« in der heutigen Medizin wolle das reduktionistische biomedizinische Konzept der modernen Medizin des 19. und 20. Jahrhunderts ersetzen durch ein »ganzheitliches Modell« (Roser, 2011, 47). In diesem Modell steht die *ganze* Person des Patienten im Mittelpunkt ärztlichen Handelns (whole person care). »Das Ziel ist (…) die Ermöglichung eines als subjektiv sinnvoll erfahrenen Lebens« (ebd.). Und in ebendiesem Kontext gewinnt Spiritualität zunehmend an Bedeutung und Interesse. In Überblicksstudien wird eine auffällige Zunahme von Veröffentlichungen zum Themenkomplex Spiritualität, Religion und Glauben in medizinischen und pflegewissenschaftlichen Zeitschriften seit den 1990er Jahren festgestellt; das Gleiche gilt für entsprechende Datenbanken. Medizinische und psychologische Untersuchungen aus den allerletzten Jahren zu therapeutischen Wirkungen von religiösen Praktiken und Glaubensüberzeugungen zeigen allerdings widersprüchliche Ergebnisse, soweit es um Heilung von Krankheiten geht (vgl. Körtner, 2011, 26f). Sobald es um die Bewältigung des Sterbens und die Verbesserung der Lebensqualität am Lebensende geht, weisen vor allem US-amerikanische Studien dagegen positive Wirkungen nach (vgl. Utsch/Ehm, 2005). Kritisch wird jedoch darauf verwiesen, dass solche Forschungsergebnisse nicht ohne Weiteres auf den deutschsprachigen Raum übertragen werden könnten, weil sie von der besonderen amerikanischen Religions- und Wissenschaftskultur abhängig seien (Utsch/Ehm, 2005, 8ff; Büssing/Kohls, 2011, 2).

Ich gehe davon aus, dass die in Karins Geschichte geschilderte Lebensrettung nicht eine übernatürliche Wunderheilung war, sondern eine natürliche Abwehrreaktion ihres Immunsystems gegen die Gifte in ihrem Organismus. Diese Abwehr- und »Selbstheilungsreaktion« ist allerdings erst dann »spontan« in Gang gekommen, als sie eindringliche Ermutigung und Unterstützung durch andere konkrete und symbolische Personen erfahren hat. Hier haben, wie in anderen Fällen auch, die intensive emotionale und körperliche Zuwendung und die liebevoll verlässliche Fürsorge seitens der Angehörigen und des Freundes sowie nicht zuletzt das »Urvertrauen« der Sterbenden zu Mutter und Vater eine ausschlaggebende Rolle gespielt. Die permanente Interaktion mit den ununterbrochen anwesenden geliebten und vertrauten Menschen bot ihr leiblich und seelisch Halt und Kraft und stärkte so ihr unbewusstes Streben zu überleben. Die Eltern haben obendrein den von ihnen beauftragten »Geistheiler« intensiv in das Geschehen einbezogen. Diese abstrakte, von ihnen immer wieder herbeizitierte Figur hat *symbolisch* Gestalt angenommen und als solche durchaus Wirkungen entfaltet. Das zeigt das Erlebnis mit der Rettungsbotschaft auf der Tafel unmissverständlich an. Für Karin war diese Figur freilich nur symbolisch mit ihrem Namen anwesend und wahrnehmbar; die leibhaftige Person fern in Süddeutschland hat sie erst später kennen gelernt. Diese symbolische Gestalt und ihre Botschaft haben psychisch wie ein Katalysator gewirkt. Dadurch sind Karins eigene Abwehrkräfte, die bis dahin noch durch die traumatisierenden Wirkungen der Erlebnisse in den vorausgegangenen Nächten verschüttet und blockiert waren, wieder freigelegt und reaktiviert worden.

Mein Fazit: Ich bezweifle, dass der so genannte »Geistheiler« über geistige Einflüsse aus der Ferne unmittelbar auf den Körper der dem Sterben über-

Klaus Körber

antworteten Patientin eingewirkt und da ursächlich einen therapeutischen Effekt oder gar eine Heilung im medizinischen Sinn herbeigeführt hat. Er verfügte über keine und es bedurfte keiner übersinnlichen Heilkräfte. Was Karins Rettung höchstwahrscheinlich herbeigeführt hat, waren ihre wiederbelebte psychische Widerstandsfähigkeit und das reaktivierte Vertrauen in ihre Selbstwirksamkeit – ganz im Sinne des psychologischen Resilienzkonzepts (vgl. dazu Brockhaus Enzyklopädie Online; Oerter/Montada, 2002, 991) – im Verein mit den physischen Abwehr- und Selbstheilungskräften des körpereigenen Immunsystems. Resilienz wird umgangssprachlich auch als »Immunsystem der Seele« (Lebenshilfe ABC, 2008–2012) bezeichnet und mit den Qualitäten eines Stehaufmännchens verglichen, das fähig ist, aus jeder Nieder-Lage wieder in die aufrechte Haltung und ins seelische Gleichgewicht zu gelangen. Karin hat nach den geschilderten Ereignissen den Strandhafer, der sich nach jedem Sturm wieder aufrichtet, zu ihrer Lieblingspflanze erwählt und sich oftmals selbst damit verglichen.

Ich will nicht bestreiten, dass es unsichtbare Beziehungen und Wechselwirkungen zwischen Menschen gibt und »unsichtbare Bindungen«, wie Ernst R. Petzold sie in seinem Beitrag (s. Kapitel 9) beschreibt. Aber ich glaube nicht, dass es sich dabei um etwas »Übernatürliches« handelt. »Unsichtbar« bedeutet zunächst lediglich: nicht einfach sinnlich wahrnehmbar. Es bedeutet aber auch: weder vom Mainstream im öffentlichen Bewusstsein noch von der herrschenden Lehre in der Wissenschaft bislang anerkannt, weil noch nicht hinreichend erforscht und erklärt. Ich wünsche mir deshalb, dass sich die Forschung in komplexen interdisziplinären Studien, die nicht allein mit herkömmlichen wissenschaftlichen Methoden durchgeführt werden können, künftig vermehrt solcher Phänomene annimmt.

Jemand, der sich bereits wissenschaftlich darauf einlässt, ist der Onkologe und Psychotherapeut Herbert Kappauf. Er untersucht in seinem Buch »Wunder sind möglich« (Kappauf, 2011) Spontanheilungen bzw. Spontanremissionen bei Krebs. Der Titel ist eher missverständlich, denn Kappauf hält die wenigen gut dokumentierten Fälle von Spontanremission gerade nicht für »übernatürliche« Wunder. Auch er rückt das menschliche Immunsystem ins Zentrum möglicher Erklärungen. Spontane Remissionen oder sogar Heilungen könnten darauf zurückzuführen sein, dass die zuvor gestörte oder blockierte Immunabwehr des Kranken auf einmal wieder in Gang kommt. Gegenüber Spontanremissionen aufgrund psychischer Einwirkungen und gegenüber Glaubensheilungen bleibt Kappauf skeptisch, solange keine eindeutigen wissenschaftlichen Nachweise über ursächliche Zusammenhänge vorliegen. Aber er schließt sie nicht aus und er hält sie auch nicht für »übernatürlich«, sondern nur für noch nicht hinreichend wissenschaftlich erklärt. Sein wissenschaftliches Glaubensbekenntnis angesichts von »Wundern in der Medizin« stammt vom Kirchenvater Augustinus: »Wunder sind also nicht wider die Natur, sondern nur gegen die uns bekannte Natur« (Kappauf, 2012, 31).

Dass professionelle Helfer wie Ärzte und Pflegekräfte oder ehrenamtliche Begleiterinnen ebenso wie Angehörige und Freunde als Katalysatoren wirken können für Kräfte und Potenziale, die in der subjektiven, zumeist unbewussten Innenwelt von Patienten bzw. Sterbenden vorhanden sind, ist ebenfalls nichts Übernatürliches und Unerklärliches. Dass Helfer helfen können, diese Potenziale zu aktivieren, ist nicht außergewöhnlich. Der Krankenhausseelsorger Erhard Weiher (vgl. Weiher, 2011) hat nicht den Ausnahmefall einer Spontanremission, sondern den Normalfall der Kranken- und Sterbebegleitung im Blick, wenn er das, was er »spirituelles Potenzial« nennt, als ein »Depot-Medikament« beschreibt, das in der Begegnung mit Helfern und Begleitern aktiviert wird wie »eine Leitung, die freigeschaltet wird« (Weiher, 2011, 98f). Weiher definiert das Spirituelle nicht religiös als »etwas Weltfremdes, nur ›Jenseitiges‹«, auch nicht psychologisch als etwas, was einer »absonderlichen Binnenwelt angehört« (a.a.O., 13), sondern anthropologisch als etwas »elementar Menschliches« (ebd.), was *jedem* Menschen innewohnt. Es durchdringt zwar beständig alles alltägliche Reden und Handeln, ist aber dennoch zumeist nicht unmittelbar zugänglich und kann nur über Symbole vermittelt erschlossen und verstanden werden.

Bei diesem »spirituellen Potenzial« handelt es sich immer um ein höchst subjektives Potenzial im Individuum, das in unzähligen verschiedenen Gestalten erscheint, wirkt und sich äußert, eben weil es im je individuellen Lebensprozess des Einzelmenschen herausgebildet und geformt wird und stets untrennbar mit dessen einzigartiger Biografie und Identität verbunden bleibt. Es geht nicht um etwas Religiöses, das *von außen,* etwa durch Seelsorger oder andere Begleiter und Begleiterinnen, an den Betroffenen herangetragen werden müsste; es geht vielmehr um dessen *»ureigene« innerste* Ressourcen. Andere können diese zwar ansprechen und den Betroffenen ermutigen. Aber die »eigentliche Leistung« (Weiher, a.a.O., 110), um gerade in kritischen Situationen der Krankheit oder des Sterbens zu diesen Ressourcen zu gelangen und sie für sich nutzen zu können, muss der Patient stets selbst erbringen. Helfer oder Begleiter können ihn dabei nur einfühlsam unterstützen. Weihers Rat für alle Beteiligten in der Sterbebegleitung enthält deshalb zugleich eine Warnung: Sie »dürfen nur ›Starter‹ sein, bis der ›Motor‹ des Patienten wieder selbstständig läuft« (ebd., 95).

Überraschend günstige Wendungen im Krankheits- oder Sterbeverlauf kommen nicht so selten vor. Sie weichen zwar nicht immer so auffällig und dramatisch von der Normalität ab wie eine Spontanremission. Aber gerade in Hospizarbeit bzw. Palliative Care erfahrene Ärzte, Pflegerinnen und Sterbebegleiterinnen berichten öfter davon. Sie führen derartige unvorhergesehene Wenden, genauso wie ich es in meiner Interpretation von Karins Geschichte getan habe, zumeist auf liebevolle Zuwendung, Wertschätzung und Ermutigung seitens der Begleitenden sowie auf die Mobilisierung innerer Ressourcen seitens des betroffenen Kranken oder Sterbenden zurück. Auch außergewöhnliche Wahrnehmungen, die oft sogleich als »übersinnlich« gekennzeichnet werden, sind meistens gar nicht so außergewöhnlich. Nicht nur Sterbende machen solche Erfahrungen; viele Menschen erleben Derartiges. Es ist jedoch in unserer modernen, weitgehend säkularisierten und wissenschaftlich rationalisierten Gesellschaft nicht üblich, geschweige denn selbstverständlich, darüber offen oder gar öffentlich zu kommunizieren. Dabei gibt es längst durchaus rationale Erklärungsmodelle für derart »Irrationales«.

Ein *Erklärungsmodell* will ich hier vorstellen: Außergewöhnliche Wahrnehmungen und paranormales Verhalten gelten als Ausdruck der Stressverarbeitung. In extremen Stresssituationen, insbesondere bei extremen Bedrohungen des Selbst etwa in Todesgefahr, kämpft die Seele dagegen, in einen bodenlosen Abgrund zu stürzen. Sie sucht dann »spontan« nach Ressourcen gegen den drohenden Selbstverlust. Bei extremem Stress, vor allem bei traumatisierenden Erfahrungen, ist die Selbstkontrolle ausgeschaltet, ebenso die Fähigkeit des Ichs, die die Auswahl von hilfreichen Gegenmitteln gegen den Stress rational steuern könnte. In dieser Situation zieht das Gehirn automatisch und blitzschnell alle möglichen Gefühle, Bilder, Erinnerungen und Wissensbestandteile heran, die in ihm abgespeichert sind, um sie gegen die bedrohlichen Stressverursacher zwecks Selbsterhaltung des psychischen Systems einzusetzen. Dabei kommt es nicht selten zu überraschenden kreativen Neukombinationen dieses ganz persönlichen emotionalen und kognitiven, gefühls- und wissensmäßigen Materials. Diese Neukombinationen werden dann später vom Ich und anderen als außergewöhnlich wahrgenommen und zuweilen als »übersinnlich« gedeutet.

Für Helfer und Begleiterinnen, die derart befremdende Äußerungen und Handlungen eines Sterbenden miterleben in einer Situation, in der dieser sich nicht mehr vollständig kontrollieren kann, ergibt sich das Problem, dass sie damit Zeugen werden von etwas ganz Eigenem und Intimem. Den Betroffenen ist es oft sehr peinlich, wenn andere das wahrnehmen. Umso mehr schmerzt es sie, wenn diese anderen darauf mit Unverständnis und Zurecht-weisung reagieren. Auch besserwisserische, wissenschaftlich-rationale oder theologisch korrekte Erklärungen und Belehrungen tun nicht gut. Ratsam ist es, den außergewöhnlichen Erlebnissen und Verhaltensweisen des Betrof-fenen mit Respekt und Wertschätzung zu begegnen, auch wenn man sie selbst nicht versteht – und ihnen Raum zu gewähren, damit sie ihre subjek-tiven Bedeutungen und Wirkungen für den Sterbenden selbst entfalten kön-nen.

6.6 Die meisten wollen zu Hause sterben – aber nicht alle

Fragen wir, wie und wo die Menschen sterben möchten, dann bekommen wir seit Jahren immer wieder dieselben Antworten zu hören. Nicht alle, aber doch die weitaus meisten Menschen möchten *zu Hause sterben*. Nach der jüngsten repräsentativen Umfrage im Sommer 2012 wollen in Deutschland 66 % der Erwachsenen zu Hause sterben (DHPV/Forschungsgruppe Wahlen, 2012, 34). Der Wunsch gründet sich auf zweierlei: Negativ wurzelt er in der Ablehnung des institutionalisierten Sterbens, womit Einsamkeit und Fremd-bestimmung sowie Ängste vor sinnloser und qualvoller Sterbeverzögerung in Kliniken und Heimen assoziiert werden. Positiv äußert sich darin der Wille, das eigene Leben bis zum Ende selbst zu gestalten und selbst zu kon-trollieren und sich ein vertrautes identitätsstabilisierendes Lebensumfeld ge-rade für das Lebensende zu bewahren. Die jüngsten Befragungsergebnisse sind nachweislich auch von durchweg positiven Erfahrungen bestimmt, die die Befragten gemacht haben, als sie das Zu-Hause-Sterben eines naheste-henden Menschen miterlebt haben. Doch Wünsche und Wirklichkeit klaffen weit auseinander. Denn nur etwa ein Viertel aller Sterbenden in der Bundes-republik stirbt tatsächlich in den eigenen vier Wänden.

Wenn man vom »sozialen Tod« (vgl. dazu Fuchs-Heinritz, 2010) spricht, dann ist in der Regel das »soziale Sterben« gemeint, das für moderne Men-schen lange vor ihrem physischen Tod beginnt (Feldmann, 2010, 135) und das für sie mit dem Verlust von sozialen Teilhabe- und Integrationschancen sowie von sozialer Identität einhergeht. Landläufig nannte man das früher auch »Pensionärstod«. Im Vordergrund standen dabei über lange Zeit die emotional tiefenwirksamen Verlusterfahrungen, die einsetzten, sobald die Betroffenen jene zentralen Arbeits- und Berufsrollen einbüßten, auf die sich ihr Grundvertrauen in eine geordnete Welt sowie ihr Lebenssinn stützten. Für viele »Pensionäre« der modernen »Arbeitsgesellschaft« – zumeist Männer

Klaus Körber

– brach mit dem Ausscheiden aus dem Beruf die existenzielle Gewissheit zusammen, dass ihre persönliche Identität und die Ordnung der Welt fortbestehen würden, dass ihr Leben weitergehen und auch ohne Berufsarbeit für sie noch einen Sinn haben werde. In der flexibilisierten Arbeitswelt von heute, in der häufiger Verlust und Wechsel von Arbeitsplätzen und Berufsrollen immer mehr zur Normalität werden, verliert diese Abschieds- und Verlusterfahrung indessen ihre tödlichen Schrecken. Zumal bei steigender Lebenserwartung und verbessertem Gesundheitszustand im Alter nach der Phase des aktiven Berufslebens für viele noch eine längere Lebensphase mit vielfältigen nicht-beruflichen sozialen, kulturellen und Freizeitaktivitäten folgt, die massenmedien-modisch mit dem neuen Klischee »Unruhestand« und dem Begriff »aktives Alter« beschrieben wird.

An die Stelle des Pensionärstods infolge des endgültigen Ausscheidens aus dem Beruf scheint nunmehr der Verlust des eigenen privaten Zuhauses zu treten. Für viele markiert heute eher der Auszug aus diesem Zuhause den Beginn sozialen Sterbens. Für manche beginnt damit zugleich das subjektive seelische Sterben. Das trifft häufig selbst dann zu, wenn die Betroffenen etwa auf Drängen von Familienangehörigen ihr Einverständnis mit dem Auszug aus der eigenen Wohnung erklärt haben. Nicht wenige sterben physisch kurz nach Einweisung ins Pflegeheim, wie Studien zeigen (vgl. Mautner u. a., 1994). Dörner bezeichnet die Aufnahme im Heim als »Kulturschock« (Dörner, 2010, 31), der das leib-seelische Befinden nachhaltig stört. Denn mit dem Zuhause wird nicht nur der selbst gestaltete Mittelpunkt einer oft über Jahrzehnte hin verlässlichen und vertrauten sozialen Lebenswelt aufgegeben, sondern zugleich der geschützte private Raum, der stets auch der Ausbildung und – zumal im Alter – der Aufrechterhaltung persönlicher Autonomie und Identität dient. Das eigene Zuhause ist für viele das Basislager für Selbstvertrauen und Lebenssinn.

Zuhause heißt auch: Intimsphäre (Feldmann, 2010, 141) mit persönlichen Scham- und Peinlichkeitsgrenzen, die im Krankenhaus oder Heim oft zwangsläufig verletzt werden. In modernen Gesellschaften wird mit Zuhause der intime Kernbereich einer geschützten Privatsphäre bezeichnet. Das ist jener Bereich, in dem jedermann und jedefrau ihre eigenwilligen Meinungen und Verhaltensweisen sowie ihre unangepassten emotionalen Ansprüche, gegebenenfalls auch die Verrücktheiten, die zu ihrer Person gehören, weitgehend ungeschützt äußern und leben dürfen. Dort müssen sie sich nicht ständig den Anpassungszwängen beruflichen Rollenverhaltens unterwerfen und sie brauchen auch nicht ununterbrochen distanziert-höflich Vorsicht und Rücksicht gegenüber Fremden walten zu lassen, wie es beim Verhalten im öffentlichen

Raum oder in öffentlichen Institutionen, auch in Krankenhäusern und Heimen, unvermeidlich ist.

Das, was ich hier skizziert habe, ist freilich nur das soziologische Idealbild des sozialen Freiraums mit dem Namen »Zuhause« inmitten einer grundrechtlich geschützten Privatsphäre. In der Realität wird dieser geschützte Freiraum zunehmend durchdrungen von Angeboten und Anforderungen der Konsum-, Berufs- und Freizeitwelt, neuerdings auch von den beinah unausweichlichen permanenten Kommunikationszwängen der Netzwelt. Trotzdem leuchtet es mir unmittelbar ein, warum die meisten Menschen sich auch heute noch am ehesten vorstellen können, gerade hier selbstbestimmt und ungezwungen nach eigener Fasson leben, sterben und vielleicht sogar selig werden zu können.

Der Wunsch, zu Hause zu sterben, wird meistens von einem zweiten Wunsch begleitet. Oft wird er ausdrücklich geäußert: Ich möchte bis an mein Ende von Familienangehörigen und guten Freunden betreut und begleitet werden und in diesem Kreis mir persönlich vertrauter Menschen sterben. Wahrscheinlich noch häufiger bleibt dieser Wunsch jedoch unausgesprochen; er wird lediglich stillschweigend mitgedacht, wenn vom Zu-Hause-Sterben die Rede ist. Denn Zu Hause meint nicht nur eine gewohnte materielle Umgebung mit vertrauten Dingen: mit eigenen Möbeln, mit eigenen Bildern, Büchern und CDs, oft auch mit eigenen Blumen, Bäumen und Sträuchern im eigenen Garten. Wesentlich dazu gehören eingespielte zwischenmenschliche Beziehungen, die auf gegenseitiger Zuneigung und Vertrauen, Respekt und persönlicher Wertschätzung beruhen, sowie Gewohnheiten, Alltagsrituale und Erinnerungen, die nicht allein mit diesem Ort, sondern mehr noch mit jenen Menschen verbunden sind. Eine erfahrene Altenpflegerin bringt das so zum Ausdruck: »*Ich denke, dass das Zuhause da ist, wo die vertrauten Gesichter sind*« (Gronemeyer, 2008, 108).

Ich setze mich dafür ein, die Leistungen von Angehörigen und Freunden bei der Betreuung und Begleitung Sterbender gesellschaftlich anzuerkennen. Beim Zu-Hause-Sterben sind sie ohnehin die Hauptakteure, ohne sie geht es gar nicht. Dennoch möchte ich das Zu-Hause-Sterben bzw. das Sterben im Kreise lang vertrauter Menschen nicht idealisieren und normativ überhöhen. Mir sind aus der Sterbebegleitung zahlreiche Fälle bekannt, wo Sterbende am Lebensende ihr Zuhause verlassen haben. Dass dies oft gezwungenermaßen geschieht, weil nicht genügend vertraute Menschen in der Nähe sind, die die Betreuung und Begleitung von hilfsbedürftigen Alten, Kranken und Sterbenden entweder selbst übernehmen oder auch nur organisieren und kontrollieren wollen und können, bedarf keiner besonderen Erläuterung.

Klaus Körber

Auf die Probleme, wenn diejenigen Angehörigen oder Freunde, die das gleichwohl wollen, sich physisch und psychisch so überlastet fühlen, dass sie derartige Aufgaben nicht mehr bewältigen können, weise ich hier nur hin. Auf die nicht eben seltenen Fälle, dass schwerkranke oder sterbende Menschen aus purer Gleichgültigkeit, aufgrund von familiären Zerwürfnissen oder weil Familienangehörige oder andere vorzeitig auf das Erbe zugreifen wollen, aus ihrem geliebten und gewohnten Zuhause verdrängt und in Heime verlegt werden, will ich nicht weiter eingehen.

Im Hinblick auf Sterbebegleitung interessanter erscheinen mir solche Fälle, in denen Sterbende selbstbewusst und völlig freiwillig ihr Zuhause verlassen, obwohl es dort genügend vertraute Gesichter und hilfsbereite Hände von Angehörigen und Freunden sowie professionelle Helfer und Helferinnen gibt. Warum meine verstorbene Frau Karin ihre letzten Lebenstage im Krankenhaus verbringen wollte, habe ich schon berichtet. Hier will ich zur Veranschaulichung noch eine andere Geschichte erzählen. Ein ehemaliger Kollege von mir, um dessen gesundheitliches Allgemeinbefinden es schon seit Längerem schlecht stand und der innerhalb der letzten Jahre vor seinem Tod eine Serie von verschiedenen Erkrankungen und Operationen über sich ergehen lassen musste, bekam im Frühherbst 2010 die Diagnose: Krebs – unheilbar. Daraufhin hat er alles geregelt, was er selbst in seinem Leben und im Hinblick auf seinen Tod innerhalb seiner Familie und in seinem Haus noch regeln konnte. Er hat sich von Menschen in seiner Umgebung verabschiedet und damit begonnen, seinen nächsten Angehörigen, vor allem seinen Kindern, wichtige Episoden aus seiner Familiengeschichte und persönlichen Lebensgeschichte zu erzählen. Im Spätherbst hat er »sich selbst eingewiesen« – so sein eigener Ausdruck mir gegenüber – in ein Krankenhaus seiner Wahl. Um dort zu sterben. Da die ärztlichen Diagnosen und Prognosen »unheilbar« und »nur noch wenige Wochen« lauteten, hoffte er, tatsächlich in diesem Krankenhaus zu sterben – noch vor Weihnachten; dieses Fest wollte er auf keinen Fall mehr erleben. Er klammerte sich geradezu an die Aussage »nur noch wenige Wochen«. Mir ist nie so recht klargeworden, ob der ihn behandelnde Chefarzt das tatsächlich so gesagt hatte oder ob es sich nur um seine eigenwillige Interpretation des Gesagten handelte.

Seine nächsten Angehörigen besuchten und betreuten ihn regelmäßig, oft kamen sie mehrmals am Tag; sie waren aufmerksam besorgt und liebevoll zugewandt. Er nahm zwar noch Anteil an den schulischen und universitären Leistungen und Erfolgen seiner Kinder und erzählte mir stolz von deren Stipendien, Theater- und Musikprojekten. Aber zu ihnen nach Hause wollte er nicht mehr zurück. Auch ich habe ihn regelmäßig besucht und mich mit ihm intensiv, solange es ihn nicht zu sehr belastete, über seine persönliche Geschichte und über seine zahlreichen Liebhabereien unterhalten. Über unsere frühere wissenschaftlich-berufliche Zusammenarbeit sprachen wir niemals. Ganz im Gegensatz zu einer Kollegin von uns beiden, die wenige Jahre zuvor ebenfalls an Krebs gestorben war. Sie hatte mit mir zusammen noch kurz vor ihrem Tod ein Forschungsprojekt entworfen: über vernachlässigte Aspekte der Arzt-Patienten-Beziehung aus der Perspektive der Patienten. Es war ein Projektentwurf in ironisch-melancholischem Konjunktiv: »Das müssten wir noch mal machen. – Warum haben wir eigentlich nicht früher damit angefangen?« Solche Gespräche wies dieser Kollege jedoch weit von sich. Der Beruf war für ihn nur noch ein vager Erinnerungsposten in der Schlussbilanz seines Lebens. Auch über seinen akuten Zustand und über das Sterben mochte er nicht sprechen. Mit grimmigem Humor reimte er nur: »Das geht jetzt seinen bürokratischen Gang; hoffentlich dauert es nicht mehr lang.«

Es dauerte länger, als er erwartet hatte. Er feierte Weihnachten mit seiner Familie in der Klinik. Aber ohne Tannengrün, ohne Kerzen, ohne Weihnachtsmusik trotz seiner musikalisch hochbegabten Kinder. »Keine Sentimentalitäten! Das hält mich hier nur auf und fest.« Er galt als »austherapiert« und musste deshalb die Klinik verlassen. Zurück nach Hause wollte er auf keinen Fall. Ein Bett im Hospiz war so schnell nicht zu bekommen. Es gibt in der Stadt viel zu wenige Plätze; die Warteliste ist lang. Die Familie fand für ihn schließlich ein Einzelzimmer in einem der Klinik benachbarten Altenwohn- und Pflegeheim auf der Langzeitpflegestation. Mein Kollege war bitter enttäuscht und stürzte in eine depressive Krise. Er wütete gegen den Klinikchefarzt, weil der sein »Versprechen«, ihn im Krankenhaus sterben zu lassen, nicht eingehalten hätte. Er phantasierte tagelang über Selbsttötung. Als er sich endlich wieder gefasst hatte, wirkte er auf mich wie gebrochen. So paradox es klingen mag: Die Hoffnung auf den baldigen Tod hatte ihn aufrecht und lebendig erhalten. Hatte er in der Klinik mich zumeist noch am Tisch sitzend empfangen, wenn ich ihn besuchte, so traf ich ihn nun zumeist auf dem Bett liegend an; er wirkte abwesend und abweisend.

Die Zuwendung seiner Angehörigen ließ er sich gefallen, aber an sein Zuhause wollte er nicht mehr erinnert werden. Als ich ihm vorschlug, nun, da keiner genau wisse, wie lange er hier noch wohnen werde, könne er doch ein paar persönliche Dinge, Bilder, Bücher oder CDs in sein »eigenes« Zimmer im Heim holen, wies er mich entrüstet zurecht: »*Ich will kein Zuhause mehr. Ich will weg, so schnell wie möglich.*« Er hat noch fast zweieinhalb Monate in dem großen leeren Zimmer im Heim ungeduldig auf den Tod gewartet. Abfahrbereit zwischen den kahlen Wänden wie in einem Wartesaal.

Klaus Körber

Am meisten genervt hat ihn in den letzten Wochen seines Lebens, dass die Wartezeit unbestimmt lang wurde. Und dass er den »Abfahrttermin« überhaupt nicht mehr selbst bestimmen konnte. Nachdem er sich doch so rechtzeitig und planmäßig von all den Dingen verabschiedet hatte, mit denen sein Zuhause angefüllt war und denen bis dahin ein Großteil seines Interesses und seiner Liebe gegolten hatte. Er war sein Leben lang ein begeisterter Sammler und Schatzbildner gewesen. Am Ende schien er zu befürchten, diese Dinge könnten wieder von ihm Besitz ergreifen, wenn er in sein großes Haus zurückkehrte. Auch die vertrauten Menschen könnten es ihm, wenn er erst wieder zu Hause wäre, schwerer machen, loszulassen und abzutreten. In der fremden Wartesaal-Umgebung des Krankenhauses wie des Altenheims fiel ihm der Übergang vom gewohnten Leben in den unbekannten Tod leichter als im eigenen Zuhause.

6.7 Palliativmedizin, Palliative Care und Zu-Hause-Sterben

Die große Mehrheit stirbt heute nicht zu Hause, sondern in Institutionen wie Krankenhäusern, Alten- und Pflegeheimen. Nach aktuellen Erhebungen sterben dort rund 70 % der Menschen in Deutschland. Seit Jahren verlagert sich das Sterben von Krankenhäusern zunehmend hin in Alten- und Pflegeheime. Palliativmedizin und Hospizbewegung bieten zwar Alternativen zu den herkömmlichen Formen des »institutionellen Sterbens«. Aber dass diese die Realität der Versorgung Sterbender quantitativ maßgeblich bestimmten, kann man heute noch nicht sagen. Die Zahl der stationären Hospize und der Palliativstationen in Krankenhäusern ist zwar seit den 1990er Jahren ständig angestiegen, gleichwohl stirbt in diesen Einrichtungen nur eine kleine Minderheit. Immer noch. Auch die Anzahl der ambulanten Hospiz- und Palliativdienste, die das Zu-Hause-Sterben unterstützen sollen, entspricht noch lange nicht dem errechneten Bedarf.

Aktuell verursachen der demografische Wandel und »Reformen« im Gesundheitssystem ein neues Dilemma. Durch den rapide wachsenden Anteil alter Menschen in der deutschen Bevölkerung, insbesondere der Hochaltrigen über 80, wachsen auch Bedarf und Nachfrage nach Versorgung und Begleitung Schwerstkranker und Sterbender rascher als je zuvor. Gleichzeitig lässt der fortschreitende Wandel der Familien- und Wohnstrukturen, hier vor allem der wachsende Anteil von Single-Haushalten gerade unter alten Menschen, eine Verwirklichung des Wunsches, auf traditionelle Weise von Angehörigen betreut zu Hause zu sterben, immer seltener zu. Das gilt in gesteigertem Maße gerade dann, wenn die alten Menschen wegen langwieriger Alterskrankheiten wie Demenz lange und langsam sterben. Und diese Fälle nehmen fortlaufend zu.

Zur selben Zeit ist in der Bundesrepublik die Ökonomisierung des Gesundheitssystems beschleunigt vorangetrieben worden. Permanente Gesundheitsreformen, die vorrangig Kostendämpfung und Stabilisierung der Krankenkassenbeiträge zum Ziel haben, lenken die öffentliche Sensibilität und politische Aufmerksamkeit vom Thema menschenwürdiges Sterben immer wieder ab auf das Thema überhöhte Kosten, welche vor allem schwerkranke und sterbende Langzeitpatienten dem Gesundheitssystem aufbürdeten. Zunächst sind Ärztehonorare und Krankenhäuser budgetiert worden, sodann ist seit 2003 in deutschen Krankenhäusern die Abrechnung medizinischer Dienstleistungen nach »diagnosebezogenen Fallpauschalen« schrittweise eingeführt worden. Dadurch sind die Ressourcen an Personal und Zeit für so genannte diagnose- und »behandlungsfremde Leistungen« wie Kranken- und Sterbebegleitung noch knapper geworden, als sie zuvor schon waren. Schwerkranke Patienten, vor allem aber Sterbende, die »austherapiert« sind wie mein Kollege, von dem ich oben erzählte, müssen seitdem aus den Kliniken rasch wieder entlassen werden. Die Zeit, die Patienten heute dort verbringen, ist dadurch deutlich verkürzt worden; die Zeit, die für Sterbende dort aufgewendet werden kann, wird immer knapper.

Das wäre kein so gravierendes Problem, würden die nach Hause oder ins Heim zurückverlegten Menschen von einem gut organisierten, möglichst lückenlosen Netz von Hausärzten, ambulanten palliativmedizinischen Behandlungs- und Pflegeteams, Hospiz-Begleitdiensten und Selbsthilfeorganisationen sowie im Notfall von stationären Palliativ- und Hospizeinrichtungen aufgefangen und versorgt. 2003, als die Einführung diagnosebezogener Fallpauschalen in deutschen Krankenhäusern begann und sich damit abzeichnete, dass Sterbende künftig schneller wieder nach Hause oder in Heime zurückgeschickt werden würden, hat der Deutsche Ärztetag den »Auf- und Ausbau palliativmedizinischer Versorgungsstrukturen« im stationären, vor allem aber im ambulanten Bereich gefordert, um eine »angemessene Versorgung in häuslicher Umgebung am Lebensende« möglich zu machen und »die Menschenwürde bis zum Lebensende zu bewahren« (106. Deutscher Ärztetag, 2003). Der 114. Ärztetag im Sommer 2011 hat diese Forderungen erweitert und konkretisiert: Er mahnt eine flächendeckende integrierte ambulante und stationäre palliativmedizinische Versorgung für *alle* Sterbenden an, ungeachtet dessen, ob sie zu Hause, in der Klinik oder im Pflegeheim sterben (vgl. 114. Deutscher Ärztetag, 2011). Bisher sind die dementsprechenden

»Versorgungsstrukturen« in der Bundesrepublik jedoch noch völlig unzureichend. Nach Untersuchungen der Deutschen Hospizstiftung fehlen in der Bundesrepublik Deutschland Angebote für mehr als 400.000 Menschen jedes Jahr.

Auch wenn es noch hapert mit der flächendeckenden Umsetzung derartiger alternativer Konzepte, wirken sie dennoch schon als Herausforderungen in der medizinischen Professionskultur darauf hin, die ärztliche Arbeit in Krankenhäusern, Heimen und Hausarztpraxen nachhaltig zu verändern. Palliativmediziner verstehen ihre Arbeit und ihre Angebote ausdrücklich als praktische Antworten auf die öffentlich immer vehementer vorgetragenen Forderungen nach menschenwürdigem und selbstbestimmtem Sterben. Die *Palliativmedizin* hat auf den Druck von außen reagiert, den die Alternativangebote der Hospizbewegung seit den 1980er Jahren und die verstärkte öffentliche Kritik an den bislang vorherrschenden Formen des Sterbens in Krankenhäusern seit den 1990er Jahren ausgelöst haben. Sie zielt auf Veränderungen *innerhalb* des Gesundheitssystems. Das Konzept ist zunächst von Medizinern für Mediziner entwickelt worden; Adressaten waren zuallererst die Ärzte selbst. Innerhalb der medizinischen Wissenschaft und Profession werden seitdem ein anderes Verständnis von Sterben und Tod sowie andere Formen des Umgangs mit Sterbenden angestrebt. Gleichzeitig empfiehlt die ärztliche Zunft die palliativmedizinische Versorgung als Antithese und humane Alternative zur aktiven Sterbehilfe (vgl. Allensbach, 2010; Bundesärztekammer, 2010; Bundesärztekammer, 2011). Passive Sterbehilfe (Sterben zulassen) wird endgültig enttabuisiert und bejaht; aktive Sterbehilfe (Euthanasie) wird dagegen von den meisten Palliativmedizinern strikt abgelehnt. Es gibt nur wenige Palliativmediziner, die sich trotzdem öffentlich dazu bekennen wie de Ridder (vgl. de Ridder, 2011).

In der Praxis versteht man unter palliativer Versorgung (englisch: *Palliative Care*) eine spezielle Form der medizinischen Betreuung für Menschen, die »austherapiert«, also nicht mehr zu heilen sind und nur noch eine begrenzte Lebenserwartung haben. Der erste Grundsatz lautet »*Care, not cure*« – nicht Heilung (cure), sondern Linderung der Leiden und fürsorgliche Zuwendung (care). Palliative Care zielt darauf ab, die Lebensqualität am Lebensende zu verbessern und die Menschen sterben zu lassen, anstatt ihre Überlebenszeit mit medizinisch-technischen Mitteln künstlich zu verlängern. Auf aufwändige intensivmedizinische Technik, die so genannte »Apparatemedizin«, wird darum verzichtet; das ärztliche Handeln beschränkt sich auf »Basisbetreuung«. Das heißt: auf die Behandlung körperlicher und seelischer Beschwerden wie Atemnot, Durst, Übelkeit, Angst und Verwirrtheit, die das Sterben erschweren, sowie vor allem auf Schmerztherapie (ausführlich hierzu s. Kapitel 1 und 2).

Gemäß der palliativmedizinischen Konzeption sollte sich die ärztliche Behandlung nicht vorrangig an unpersönlich-objektiven Kriterien einer naturwissenschaftlichen Medizin orientieren, sondern an den persönlichen Bedürfnissen und Selbstbestimmungswünschen der Sterbenden sowie an ihrer subjektiven Befindlichkeit. Weil es am Lebensende stets auch um emotionale und spirituelle Bedürfnisse, um persönliche Krisen, um persönliches Vertrauen und um Trösten geht, sollte eigentlich in die palliativmedizinische Versorgung fachkompetente psychosoziale und seelsorgerische Begleitung integriert werden. Das geschieht in der Praxis jedoch nur höchst selten. In den Teams für die spezielle ambulante Palliativversorgung (SAPV) sind in der Regel nur Ärzte und Pflegekräfte vertreten, weil die Krankenkassen die Dienstleistungen anderer Fachkräfte nicht abrechnen. Die Sterbenden sind darum ebenso wie die Palliativteams auf die Zusammenarbeit mit ambulanten Hospizdiensten bzw. auf die Unterstützung durch ehrenamtliche Sterbebegleiterinnen und Sterbebegleiter angewiesen.

Wenn auch zentrale Aufgaben und Zuständigkeiten weiterhin bei den Ärzten verbleiben, so beginnt die Ärzteschaft mit der aufs Lebensende ausgerichteten Palliativmedizin dennoch Abschied zu nehmen von ihrer professionellen All- und Alleinzuständigkeit für das Sterben – dem so genannten medizinischen »Todesmonopol«. Ärzte, die sich auf die Palliativmedizin wirklich einlassen, begreifen Sterben nunmehr nicht länger »als Folge eines medizinischen Versagens (...), sondern als unvermeidbaren natürlichen Prozess« (Rothaar, 2010, 226). Sie beanspruchen nicht mehr absolute Vorherrschaft bei Gestaltung dieses Prozesses, sondern sie vertrauen sich bis zu einem gewissen Grade dem Sterben und den Sterbenden an. Angesichts der Unvermeidbarkeit des Todes akzeptieren sie die Grenzen ärztlicher Kompetenz und medizinisch-technischer Machbarkeit. Sie bestimmen damit das Verhältnis des Arztes zu den Sterbenden neu gemäß einem Grundsatz, den eine erfahrene Pflegerin und Sterbebegleiterin so formuliert: »Es gibt für dich (den Sterbenden) einen einzigartigen Weg, den ich begleiten darf, nicht aber leite« (Augustyn, 2011, 165). Auch wenn es heute noch eine Minderheit ist unter den Ärzten, die so denkt und handelt, sieht Rothaar darin *»eine Chance für die Medizin insgesamt«* (Rothaar, 2010, ebd.). Ähnlich heißt es bei Dörner, die Palliativmedizin stelle eine »historische Chance« dar; denn »die Medizin insgesamt« könne dadurch »nachholend lernen«, was sie noch lernen muss: das Begleiten Sterbender (Dörner, 2010, 218).

Ein zweiter Grundsatz der Palliativmedizin lautet: »*ambulant vor statio-när*«. Er entspricht der Vorgabe, die Betreuung Sterbender sollte in der Umgebung ihrer Wahl stattfinden: entweder zu Hause oder an anderen ihnen vertrauten Orten. Gegebenenfalls kann dies auch in einem Pflegeheim geschehen oder in einer Klinik. Hier folgt die Palliativmedizin wiederum dem Vorbild der Hospizbewegung. Zwar waren die frühesten Hospiz-Gründungen stationäre Hospize, auch die Palliativversorgung begann zunächst mit Palliativstationen in Krankenhäusern. Aber das Konzept der Hausbetreuung gehörte von Anfang an schon bei Cicely Saunders, der Gründerin der Hospizbewegung, zum Programm. Nach diesem Konzept sollen nicht nur die Sterbenden selbst, sondern auch die sie pflegenden Angehörigen, Freunde oder Freundinnen regelmäßig zu Hause unterstützt und begleitet werden, damit sie nicht aufgrund von körperlicher Überlastung und emotionaler Überforderung vorzeitig ausbrennen.

Der Grundsatz »ambulant vor stationär« wird keineswegs von allen Palliativmedizinern in Deutschland konsequent befolgt. Dennoch übersteigt die Zahl der ambulanten Palliativ- und Hospizdienste inzwischen die Zahl der stationären Hospiz- und Palliativeinrichtungen bei Weitem. Laut Statistiken des Deutschen Hospiz- und PalliativVerbandes DHPV hat sich deren Zahl seit Mitte der 1990er Jahre verdreifacht. Seit 2008 wächst sie allerdings kaum noch; seitdem liegt die Gesamtzahl relativ stabil bei rund 1500 Diensten für ganz Deutschland (vgl. DHPV Statistiken 2012). Das sind dreieinhalb Mal so viele ambulante Dienste wie stationäre Hospiz- und Palliativeinrichtungen. Der Zuwachs an ambulanten Diensten kommt dem vorrangigen Sterbewunsch einer großen Mehrheit der Deutschen, zu Hause zu sterben, entgegen. Die Hospiz- und Palliativverbände richten ihr Augenmerk indessen zunehmend auf den Bereich der Altenpflegeeinrichtungen. Angesichts des rapiden demografischen Wandels wird der Bedarf an Hospiz- und Palliativversorgung gerade dort in den nächsten Jahren drastisch ansteigen. Bereits heute sterben in Pflegeheimen und vergleichbaren stationären Einrichtungen 30 % der Menschen in Deutschland (vgl. DGP und DHPV, 2012).

In der Bundesrepublik ist erstmals 2007 mit dem § 37b und dem § 132d im Sozialgesetzbuch V auf Grundlage des Gesetzes zur Stärkung des Wettbewerbs in der gesetzlichen Krankenversicherung (GKV WSG) ein Rechtsanspruch auf Finanzierung spezieller ambulanter palliativmedizinischer Versorgungs-Dienstleistungen (SAPV) durch die gesetzlichen Krankenkassen geschaffen worden. Damit soll die Palliativversorgung von Menschen, die »*in der vertrauten Umgebung des häuslichen oder familiären Bereichs*« (§ 37b, Abs. 2, Satz 3) sterben, gefördert werden. Für die politische Entscheidung waren letztlich ökonomische Gründe ausschlaggebend. Durch ambulante Palliativ- und Hospizdienste betreutes Sterben zu Hause erscheint allemal kostengünstiger als Sterben im Krankenhaus oder im Heim. Das gilt insbesondere dann, wenn pflegende Angehörige, Freunde oder auch Nachbarn die notwendige Kontinuität in der Versorgung des Sterbenden rund um die Uhr sicherstellen. Eine vollständige Versorgung aller Zuhause-Sterbenden durch ambulante palliativmedizinische Ärzte- und Pflegeteams wäre unbezahlbar. Das würde die finanziellen Kapazitäten des deutschen Krankenkassen-, Gesundheits- und Sozialsystems total überfordern. Zugleich würde es die erwarteten Kosteneinsparungen, die die allmähliche Rückverlagerung des Sterbens aus Krankenhäusern und Heimen in die privaten vier Wände bringen soll, vollständig wieder zunichtemachen. Mein Fazit im Hinblick auf die gegenwärtige, erst recht im Hinblick auf die zukünftige Entwicklung lautet deshalb, wie oben schon angekündigt: Ohne Angehörige, Freunde und Nachbarn geht es nicht! Ohne die so genannten »Ehrenamtlichen« in der Hospiz- und Sterbebegleitung geht es erst recht nicht.

6.8 Die Hospizbewegung »am Scheideweg« zwischen Gesundheitssystem und bürgerschaftlichem Engagement

Mein Fazit im vorigen Abschnitt markiert einen der Brennpunkte, an dem die Kritik des gegenwärtig einhellig von Ärzte- und Hospizverbänden geforderten Ausbaus der Palliativversorgung in Deutschland ansetzt. Zu den prominentesten Kritikern gehören Reimer Gronemeyer und Andreas Heller, die selbst Mitglieder im Wissenschaftlichen Beirat des Hospizverbands DHPV sind. Gronemeyer behauptet, die Hospizbewegung stehe »*am Scheideweg*« (Gronemeyer, 2008, 149). Sie müsse sich entscheiden, ob sie sich vom Gesundheitssystem vereinnahmen lasse oder ob sie »basisdemokratische Bürgerbewegung« (ebd., 148) bleiben wolle. Wolle sie dies, dann sollte sie nicht nach Gleichstellung der hospizlichen Sterbebegleitung mit ärztlichen und pflegerischen Dienstleistungen streben; sie sollte sich vielmehr der »Re-Institutionalisierung hospizlicher Arbeit« (ebd., 159) entziehen und sich den Zwängen zur Qualifizierung und Professionalisierung der Ehrenamtlichen im Rahmen des anstehenden Aufbaus palliativmedizinischer Versorgungsstrukturen widersetzen. Stattdessen sollte sie sich als »das radikale Gegengewicht« (ebd., 122) gegen die fortschreitende Ökonomisierung des Sterbens präsentieren. Unmissverständlich sollte sie auf ihren besonderen nicht-ökonomischen Eigenarten bestehen: (a) darauf, dass sie ein Zufluchtsort ist für etwas, was man nicht kaufen kann, nämlich »liebevoll-freundschaftliche Zuwendung« zu den Menschen (ebd., 142), und (b) darauf, dass sie eine Solidargemeinschaft ist »abseits von Markt und Staat« (ebd., 143), die auf bürgerschaftlichem Engagement, Selbsthilfe und Ehrenamtlichkeit basiert. Nur so könne sie der Gefahr entgehen, am Ende zu einem »Lückenbüßer« im Gesundheitssystem (ebd., 142) bzw. zu einem »Hilfssektor« (ebd., 138) zu werden, der Medizin und Pflege untergeordnet wird.

Gronemeyers Kritik ist ernst zu nehmen. Seit 2007 sind in Deutschland deutlich mehr Palliativstationen gegründet worden als stationäre Hospize, bis dahin war es umgekehrt; seitdem stagniert auch das Wachstum der ambulanten Dienste. Trotzdem halte ich seine Warnungen vor einem demnächst drohenden Sieg der Palliativmedizin über die Hospizbewegung für überdramatisiert. Zwischen Palliativmedizin und Hospizbewegung bestehen immer schon enge kooperative Wechselbeziehungen, aber gleichzeitig auch erhebliche strukturelle Unterschiede, auf denen die Eigenständigkeit beider beruht. *Palliativmedizin* ist eine neue, noch recht junge Fachrichtung *innerhalb* der Medizin; auf sie stützt sich eine neue Strömung *innerhalb* der ärztlichen Profession; sie begründet ein neues Subsystem *innerhalb* des Gesundheitssystems. Die Hospizbewegung wirkt zwar in dieses System hinein. Bislang durchaus erfolgreich. Entscheidend aber bleiben die sozialstrukturellen Unterschiede. Die soziale Basis der *Hospizbewegung* sind freiwillig engagierte Bürgerinnen und Bürger; sie sind *nicht innerhalb* des Gesundheitssystems verortet. Auch ihr Aufgaben- und Handlungsfeld beschränkt sich nicht darauf. Die Hospizbewegung ist wesentlich auch *außerhalb* des Gesundheitssystems aktiv, und ihre Wirkungen reichen immer schon weit darüber hinaus.

Die moderne Hospizbewegung ist nicht im institutionellen Rahmen des Gesundheitssystems entstanden; sie ist ursprünglich gegen dieses System und gegen die moderne Medizin angetreten. Die Hospiz-Konzeption hat sie in Opposition zu den Konzepten der intensivmedizinischen Lebensverlängerung sowie des institutionellen Sterbens im Krankenhaus entwickelt. Die Bewegung begann in den 1960er Jahren, als sich gleichgesinnte Ärztinnen, Sozialarbeiter und Pflegekräfte gemeinsam mit Sterbenden und deren Angehörigen und Freunden aufmachten, um selbstorganisiert alternative Umgangs- und Unterstützungsformen sowie neue Einrichtungen für ein menschenwürdiges Sterben zu erfinden. Sie haben sich das Selbstverständnis der Betroffenen und der ihnen Nahestehenden zu eigen gemacht und öffentlich für sie Partei ergriffen. Damit reihte sich die Hospizbewegung in die damals im Entstehen begriffene Selbsthilfebewegung ein (vgl. dazu Geene u. a.,

2009). Zugleich hat sie von Anfang an als Advocacy-Organisation gewirkt: als *»Anwalt der Sterbenden«*. Bis heute setzt sie sich dafür ein, dass deren Interessen und Bedürfnisse gegenüber der Medizin und den professionellen Akteuren im Gesundheitssystem, aber auch gegenüber Staat und Gesamtgesellschaft angemessen zur Geltung kommen. Insofern gehört sie zu den seinerzeit so genannten »neuen sozialen Bewegungen«; heute würde ich sie als zivilgesellschaftliche Bewegung bezeichnen. Die Hospizler selbst sprechen von der *»Bürgerbewegung Hospiz«* (vgl. DHPV Themen, 2012). Diese Bewegung will das gesellschaftliche Bewusstsein über Sterben und Tod, vor allem aber will sie die Praxis des Sterbens in unserer modernen Gesellschaft verändern. Sie wendet sich darum zuerst an die direkt Betroffenen, die Sterbenden und die ihnen nahestehenden Menschen. Sie wendet sich darüber hinaus aber stets auch an die gesellschaftliche Öffentlichkeit. Letztlich also an alle Menschen, denn wer wäre von Tod und Sterben nicht betroffen?

Hospizarbeit basiert auf der sozialen Anerkennung des Sterbenden als selbstbestimmte ganze Person. »Ganz« heißt: nicht reduziert auf die Rolle des Patienten oder gar auf das bloße Objekt-Sein als Träger einer Krankheit. *Hospizarbeit* findet in der Regel im engen Verbund mit Palliativarbeit statt; sie konzentriert sich auf *psychosoziale und spirituelle Begleitung*. Die Begleitung wird von qualifizierten engagierten Bürgerinnen und Bürgern als ehrenamtlichen Sterbebegleiterinnen oder Sterbebegleitern getragen. Die Kommunikation ganz persönlicher sozialer, emotionaler und spiritueller Wünsche und Probleme der Sterbenden – ihre existenziellen Ängste und Hoffnungen, ihre Fragen nach dem Sinn des Todes und was danach kommt – stehen im Zentrum der Begleitung. Die Vision der Hospizbewegung lautet: »to die in dignity and character« – sterben in Würde und dem eigenen Wesen gemäß. Die Bewegung will der Eigenart und Einzigartigkeit des Individuums im Sterben zur Geltung verhelfen; sie holt deshalb den in der Moderne verdrängten subjektiven Tod in die Wirklichkeit der Sterbesituation zurück. Und sie weiß, dass dafür soziales Sterben, die Einbettung des Sterbenden in eine Gemeinschaft liebevoll zugewandter und vertrauter Menschen, unerlässlich ist. Denn in keiner anderen Situation erlebt das Individuum derart eindringlich und unabweisbar sein *existenzielles Angewiesen-Sein auf andere* ebenso wie seine besondere Bedeutung für andere. Deshalb werden stets so weit wie möglich vertraute Personen, nämlich Angehörige und andere dem Sterbenden nahestehende Menschen, in die Hospizarbeit einbezogen. Die Mitwirkung von Angehörigen, Freunden und Nachbarn neben den engagierten Ehrenamtlichen wird künftig noch wichtiger werden. Die Zusammenarbeit zwischen diesen beiden Gruppen dürfte neben der Zusammenarbeit zwischen

Klaus Körber

Ehrenamtlichen und Professionellen bereits in absehbarer Zeit erheblich an Bedeutung gewinnen.

Die Palliativmediziner kooperieren mit beiden Gruppen und profitieren davon. In Palliativstationen und ambulanten Palliativdiensten wird die Sterbebegleitung heute schon nahezu ausschließlich von ehrenamtlichen Hospizmitarbeiterinnen übernommen. Es ist sehr zu begrüßen, dass nunmehr auch Ärzte für die Aufgaben der Sterbebegleitung sensibilisiert und motiviert, ausgebildet und weitergebildet werden. Sterbebegleitung ist auch für Ärzte eine wichtige Aufgabe, darauf macht Klaus Strasser in diesem Band nachdrücklich aufmerksam (s. Kapitel 7). Trotzdem werden die Schwerpunkte der Arbeit von Ärzten in der Palliativversorgung Sterbender genauso wie die Schwerpunkte ihrer fachlichen Kompetenz auch in Zukunft woanders liegen. Nicht zuletzt die ökonomischen und bürokratisch-organisatorischen Bedingungen ihrer Arbeit lassen für Begleitung kaum Raum und Zeit. Die Ärzte bleiben auf die Mitwirkung und Kooperation der Verwandten und Wahlverwandten der Sterbenden sowie der Ehrenamtlichen angewiesen.

Die engagierten, ehrenamtlich tätigen Bürgerinnen und Bürger spielen für die bisherige wie die weitere Entwicklung der Hospizbewegung und der Sterbebegleitung eine Schlüsselrolle. Sie sind und bleiben »Kernelement« (DHPV Leitsätze, 2007) der Hospizbewegung. Ihr Engagement und ihr unentgeltlicher Dienst sind unverzichtbar sowohl für die Betroffenen und die ihnen Nahestehenden als auch für das Gemeinwesen. Sollte die obligatorische Aus- und Weiterbildung ehrenamtlicher Hospizbegleiterinnen im Kontext palliativmedizinischer Versorgung und Qualitätssicherung tatsächlich darauf hinauslaufen, dass diese sich immer mehr zu angepassten Halb-Profis entwickeln, die sich den Voll-Profis aus den Gesundheitsberufen als unbezahlte Hilfstruppen willig zu- und unterordnen lassen, dann liefe die Bewegung allerdings Gefahr, vereinnahmt zu werden. Noch gebe es zwar in der Hospizbewegung viele Menschen, räumen Gronemeyer und Heller ein, die zu ahnen scheinen, dass *Sterben der letzte »heilige Ort«* (Gronemeyer/ Heller, 2009, 18) sei, den unsere Gesellschaft heute noch kenne. Aber: Die gerade erst in der Auseinandersetzung mit der modernen Medizin zurückgewonnene Einsicht, dass Sterben und Tod letztlich unverfügbar seien und eine absolute Grenze für alles menschliche Machen und Planen markierten, drohe aktuell im Zuge der von der Hospizbewegung selbst verschuldeten Vereinnahmung durch die Palliativmedizin erneut verloren zu gehen.

So weit haben Gronemeyer und Heller mit ihren Warnungen schon Recht: Sollten ihre Befürchtungen zutreffen, dann hätte das für die Hospizbewegung weitreichende Konsequenzen. Sie könnte nicht länger als jener Motor des sozialen und kulturellen Wandels wirken, der in den vergangenen zwei Jahrzehnten den Paradigmenwechsel und die Suche nach Alternativen *innerhalb* der Medizin und des Gesundheitssystems ebenso angetrieben hat, wie er *über das Gesundheitssystem hinaus* mit breitem Erfolg bürgerschaftliches Engagement für menschenwürdiges Sterben und einen »eigenen Tod« mobilisiert hat. Die Bewegung wäre nicht mehr imstande, glaubwürdig als unabhängiger sozialer Akteur aufzutreten, der gegen den medizinischen und technischen Machbarkeitswahn in der Moderne auf die Würde des Todes und die Eigengesetzlichkeit des Sterbens besteht. Sie könnte auch nicht mehr mit derselben Überzeugungskraft wie bisher in der Öffentlichkeit gegenüber Ärzten, Gesundheitspolitikern und Krankenkassen als Anwalt der Sterbenden für die Anerkennung von deren Grundrechten auf Menschenwürde und Selbstbestimmung eintreten.

6.9 Zur Zukunft der Hospizbewegung

Noch einmal: Die Kritiker äußern durchaus begründete Befürchtungen. Ob es tatsächlich so kommt wie befürchtet, ist jedoch keineswegs ausgemacht. Die Hospizbewegung präsentiert sich nicht mehr so eindeutig wie früher als Alternativbewegung. Die Oppositionsrolle gegen Medizin und Gesundheitssystem, die ihr die Kritiker gern zuschreiben möchten, spielt sie heute nicht mehr. Das hat strukturelle Gründe. Die Hospizbewegung agiert und changiert inzwischen *»im Dazwischen«*. Sie bewegt sich zwischen Gesundheitssystem, Bürgergesellschaft, Politik und privater Lebenswelt der Sterbenden. Sie changiert zwischen semiprofessioneller Arbeit und bürgerschaftlichem Engagement. Die »Hospiz-Bürger«, so nennt sie Dörner (Dörner, 2010, 213), wechseln hin und her zwischen verschiedenen Orten des Lebens und des Sterbens in der privaten Lebenswelt zu Hause ebenso wie in Institutionen des Gesundheitssystems. Jordan schreibt, Hospize stellten eine »Brücke zwischen dem Krankenhaus und dem Zuhause« (Jordan, 2010, 246) dar. Ich ergänze: Ambulante Hospizdienste stellen eine Brücke dar zwischen Privatsphäre, Gesundheitssystem und Bürgergesellschaft.

Aus sozialwissenschaftlicher Sicht bedeutet das: Die Initiativen und Organisationen der Hospizbewegung haben sich inzwischen zu »intermediären Organisationen« im »*Dritten Sektor*« (zu den Konzepten des Intermediären bzw. des Dritten Sektors vgl. Evers/Olk, 1996; Anheier u. a., 1997; Körber, 2010) entwickelt. Was heißt das? »Intermediär« heißt zunächst einmal ganz

Klaus Körber

schlicht: dazwischen befindlich, vermittelnd. Hospizvereine und Hospizverbände vermitteln die persönlichen Ansprüche und Bedürfnisse der Sterbenden und der ihnen Nahestehenden in das Gesundheitssystem und in die gesellschaftliche und politische Öffentlichkeit; sie vertreten sie gegenüber der staatlichen Gesetzgebung und Verwaltung. Die Hospiz-Bürger und -Bürgerinnen bewegen sich sowohl in der institutionellen Welt der teils staatlichen, teils privatwirtschaftlichen, teils gemeinnützigen Gesundheits- und Sozialsysteme mit Krankenhäusern, Pflegeheimen, Ärzte- und Wohlfahrtsverbänden und Krankenkassen auf der einen Seite als auch in der ganz persönlichen Welt der Sterbenden mit ihren kleinen häuslich-familiären, freundschaftlichen und nachbarschaftlichen Netzwerken auf der anderen Seite. Hospizdienste und Hospizeinrichtungen vermitteln zwischen grundverschiedenen sozialen Welten und sozialen Orten. Sie stellen wechselseitige soziale Beziehungen her zwischen Personen und Gruppen mit ganz unterschiedlichen Orientierungen. Sie tragen wesentlich dazu bei, die Gruppe der Sterbenden und ihrer Angehörigen und Freunde mit der »multiprofessionellen« Gruppe der am Sterbeprozess beteiligten Fachleute: mit Ärzten, Pflegerinnen und Mitarbeitern aus anderen Gesundheitsberufen, mit Sozialarbeitern und Seelsorgerinnen zu vernetzen.

Die engagierten ehrenamtlich tätigen Bürger und Bürgerinnen in der Hospizbewegung haben alle eines gemeinsam, was als das besondere Kennzeichen des »Dritten Sektors« bzw. »Non-Profit-Sektors« *jenseits von Markt und Staat* gilt: Sie arbeiten gemeinnützig und weitestgehend unentgeltlich. d. h.: nicht profitorientiert. Ihre Motivation beruht nicht auf Geld- und Erwerbsmotiven. Motiviert werden sie vielmehr durch persönliche Erfahrungen mit Sterben und Tod, oftmals sogar durch persönliches Betroffen-Sein, wie es bei meiner verstorbenen Frau Karin der Fall war, sowie durch den Wunsch, für andere da zu sein und helfen zu dürfen. Es kommt ihnen nicht allein auf die eigene Selbstbestimmung an, sondern auch auf Selbsttranszendierung. Sie erleben es als Selbstbestätigung und als selbstwertsteigernd, wenn sie für den anderen da sind und für ihn Bedeutung haben. Das gilt für diejenigen, die sie begleiten, ebenso wie für die Sterbenden selbst. Theoretische Begründungen für diese Einstellung findet man in den Schriften des französisch-jüdischen Philosophen Emmanuel Levinas (vgl. Levinas, 1989; 1995; 1999). Der Zusammenhalt in der Hospizbewegung und die Kooperation in der Hospizarbeit werden nicht über professionelle Interessen oder abstrakte institutionelle Verpflichtungen vermittelt, sondern durch konkrete soziale Beziehungen zu konkreten Personen. Sie gründen sich auf gegenseitige Anerkennung und Respekt, auf freundschaftliche Zuwendung und persönliches

Vertrauen. Zudem sind vor allem diejenigen, die die Sterbenden intensiv begleiten, zugleich stets Mit-Betroffene, weil sie in der Begegnung mit dem sterbenden anderen immer auch ihrer eigenen Sterblichkeit begegnen.

Gemäß Konzeption und Selbstverständnis der Hospizbewegung sollten in der Hospiz- und Palliativarbeit alle Beteiligten – Angehörige, Freunde, Ehrenamtliche und Professionelle – miteinander als gleichwertige und gleichberechtigte Partner und Partnerinnen kooperieren. Die Realität sieht häufig anders aus. Dennoch vermute ich entgegen den Befürchtungen, die Hospizbewegung werde vereinnahmt, dass sich in der Bundesrepublik zukünftig die Ansprüche wie auch die Fähigkeiten der Bürger zur Selbstbestimmung und Selbstorganisation ihres eigenen Lebens und Sterbens dynamisch weiterentwickeln werden. Auch die Motivation zum freiwilligen bürgerschaftlichen Engagement für selbstbestimmtes Sterben und einen würdigen »eigenen Tod« wird wahrscheinlich noch weiter wachsen. Das wird die Eigenbedeutung und Unabhängigkeit der Hospizbewegung voraussichtlich eher stärken. Ich will zum Schluss eine Reihe empirischer Befunde und Beobachtungen anführen, die diese Annahmen stützen.

Immer mehr Menschen in Deutschland kennen inzwischen Hospize und Hospizarbeit und befürworten sie. Nach einer von der Deutschen Hospiz-Stiftung in Auftrag gegebenen Langzeitstudie sprachen sich 2005 (Deutsche Hospiz Stiftung, 2005, 2) ebenso wie schon im Jahr 2000 fast 60 % der Bevölkerung für ein selbstbestimmtes, menschenwürdiges Sterben aus, das durch Palliativmedizin und Hospizarbeit unterstützt wird. Es ist davon auszugehen, dass die Zustimmung vor allem auf Zutrauen zur Hospizidee beruht. Denn: Während der *Bekanntheitsgrad des Begriffs* »*Hospiz*« in den letzten anderthalb Jahrzehnten laufend gesteigert werden konnte und immer noch weiter steigt, wissen auch heute noch erheblich weniger Menschen – das zeigen andere Umfragen (Deutsche Hospiz-Stiftung, 2003, 4; DHPV/ Forschungsgruppe Wahlen, 2012, 44–56) – irgendetwas anzufangen mit den Ausdrücken »palliativ« bzw. »Palliative Care«. Konkrete Erfahrungen mit Hospizbegleitung hat bis heute nur eine Minderheit (ca. 20 %); Kontakte zu Palliativeinrichtungen hatten 2012 sogar nur 7 % der Erwachsenen in der Bundesrepublik. Von knapp 850.000 Menschen, die in Deutschland jährlich sterben, sind 2005 lediglich rund 4 % »hospizlich, ehrenamtlich begleitet« worden, palliativmedizinisch versorgt wurden sogar nur 2 % (Deutsche Hospiz Stiftung, 2005, 5). 2010 sind es immerhin schon ca. 13 % der Verstorbenen, die professionell medizinisch und pflegerisch in Hospizen und Palliativstationen versorgt sowie psychosozial begleitet wurden. Aber von denjenigen, die zu Hause gestorben sind, sind nicht einmal 1 % von SAPV-

Teams entsprechend betreut worden. Hinzu kamen knapp 8 %, die zu Hause von Ehrenamtlichen in ambulanten Hospizdiensten psychosozial begleitet worden sind. Verbleiben immer noch fast 80 % ohne bedarfsgerechte Betreuung und Begleitung. Das waren in jenem Jahr nach Berechnungen der Deutschen Hospiz Stiftung 435.000 Menschen (Hospiz Stiftung, 2010, 9). Hier gibt es offensichtlich noch großen, bisher nur marginal befriedigten Bedarf. Das gilt noch mehr für Alten- und Pflegeheime, wo die Unterversorgung besonders hoch ist. Vergleicht man die Ergebnisse verschiedener Befragungen, so stützen sie die Vermutung, dass gerade viele Menschen, die in Heimen leben und sterben, von Hospiz- und Palliativbegleitung gar nichts wissen. Insofern gibt es hier wahrscheinlich noch ein größeres, bislang nicht ausgeschöpftes Potenzial an Zustimmung und Unterstützung für Hospizarbeit und Palliative Care.

Immer mehr Menschen, vor allem Frauen, drängen in die aktive Hospizarbeit. Nach Angaben des Deutschen Hospiz- und PalliativVerbands wächst *das bürgerschaftliche Engagement in der Hospizbewegung* stetig; gegenwärtig engagieren sich rund 80.000 »Ehrenamtliche« zumeist längerfristig. Engagierte Bürgerinnen und Bürger haben in Deutschland die Hospizbewegung auf den Weg gebracht; »Ehrenamtlichkeit« gilt auch heute noch als besonderes Merkmal der Hospizarbeit. Laut Gronemeyer (vgl. Gronemeyer, 2008, 148) gibt es fast überall, vor allem aber in den Städten immer noch mehr ehrenamtliche Begleiterinnen als Anfragen nach Sterbebegleitung. Dies bestätigt die große Bereitschaft vieler Menschen in unserer Gesellschaft, sich selbst aktiv für selbstbestimmtes Sterben und einen würdigen Tod einzusetzen und anderen zu helfen.

Immer mehr Alte, chronisch Kranke, pflegende Angehörige oder pflegende Freunde, Trauernde und Hinterbliebene organisieren sich in Selbsthilfegruppen. Auch sie brauchen und suchen Beratung, Unterstützung und Begleitung, wollen aber ähnlich wie viele Sterbende gleichzeitig ihr eigenes Leben nicht aus der eigenen Hand geben. Der demografische Wandel in unserer Gesellschaft verändert die Selbsthilfe-Szene; Selbsthilfegruppen, ehrenamtliche Pflegebegleiterinnen und Pflegeinitiatoren, die pflegende Angehörige und pflegende Freunde unterstützen und begleiten, gehören zu den künftigen *Schwerpunkten der Selbsthilfe* (Netzwerk Selbsthilfe, 2012). Es gibt viele Berührungen, zunehmend Überschneidungen und bereits wechselseitigen Austausch mit der Hospizbewegung. Die Beziehungen und Vernetzungen werden künftig vermutlich enger werden, denn die Hospizbewegung hat strukturell mit anderen zivilgesellschaftlichen Selbsthilfe-Initiativen vieles gemeinsam.

Immer mehr gesellschaftliche Akteure und Instanzen verfolgen mittlerweile strukturell vergleichbare Ansätze und Konzepte wie die Hospizbewegung. Gemeinnützige Organisationen des Dritten Sektors wie Wohlfahrtsverbände, Stiftungen oder Kirchengemeinden, aber auch privatwirtschaftliche Pflegedienste und Altenheime schaffen nicht nur für Sterbende, sondern auch für andere Zielgruppen Einrichtungen und Netzwerke mit ambulanten Dienstleistungen, die sich am *Vorbild Hospiz und Hospizdienste* orientieren. Entsprechende Vorhaben sind z. B. ambulant betreute Wohn-, Haus- und Nachbarschaftsgemeinschaften und Versorgungsnetzwerke, die es hilfsbedürftigen kranken, alten und dementen Menschen erlauben, weiterhin zu Hause in ihrer vertrauten sozialen Welt jenseits der Krankenhäuser und Heime zu leben und zu sterben. Dörner zählt in seinen jüngsten Veröffentlichungen lange Kataloge derartiger Modellprojekte und Initiativen auf und stützt darauf seine Vision eines »bürger-gesteuerten neuen gesellschaftlichen Hilfesystems« jenseits von Markt und Staat (vgl. Dörner, 2010 und 2012).

Schließlich haben inzwischen auch *Wohnungsbau und Stadtplanung, Kommunal-, Familien- und Sozialpolitik* einiges von den engagierten Bürgern und Bürgerinitiativen in der Hospizbewegung und der Selbsthilfebewegung gelernt. Planer und Politiker haben an verschiedenen Orten Ideen und Erfahrungen der Bewegungen aufgegriffen und sie in diverse Sanierungs- und Entwicklungsprogramme eingebaut. Exemplarische Beispiele sind die Aktionsprogramme und Modellprojekte für Mehr-Generationen-Häuser (vgl. Bertelsmann Stiftung/Deutsche Altershilfe, 2006; BMFSFJ Aktionsprogramm Mehrgenerationenhäuser, 2006) und andere Formen des intergenerationellen Zusammenlebens, in denen Personen aus verschiedenen Altersgruppen zusammenwohnen oder sich regelmäßig treffen, um sich im Alltag gegenseitig zu unterstützen und zu begleiten. In den meisten Projekten arbeiten wie in der Hospizarbeit engagierte Bürger und Bürgerinnen als Ehrenamtliche und Professionelle zusammen; sie unterstützen die Eigenaktivitäten und gegenseitigen Hilfeleistungen der Bewohner und bieten ihnen alltags- und familiennahe Dienstleistungen und Begleitung für ein gutes Zusammen-Leben an. Zu den Adressaten derartiger Projekte gehören Kinder und Eltern, alte und sehr alte, insbesondere demente Menschen sowie pflegende Angehörige. Die Projekte werden von gemeinnützigen Trägern durchgeführt und von unterschiedlichen Instanzen auf kommunaler, Länder-, Bundes- und EU-Ebene politisch koordiniert und finanziell gefördert.

Meine unvollständige Auflistung zeigt: Die Organisationspotenziale, Aktivitäten und Wirkungen der Hospizbewegung reichen weit über das Gesundheitssystem hinaus. Dass diese Bewegung in Zukunft vollständig inter-

Klaus Körber

nen Mechanismen und Zwängen dieses Systems unterworfen werden könnte, wie Gronemeyer und andere befürchten, halte ich deshalb für unwahrscheinlich. Eher steht zu erwarten, dass Hospiz-Idee und Hospizbewegung auch zukünftig so, wie jetzt schon sichtbar, innerhalb des Gesundheitssystems wie auch in der Gesamtgesellschaft Veränderungsprozesse in Gang setzen und in Gang halten werden, die schlussendlich den Sterbenden wie den Lebenden zugutekommen.

6.10 Bürgerschaftliches Engagement ist unverzichtbar

Ich spreche im Kapitel 5 dieses Buches davon, dass wir uns »auf dem Weg zu einer neuen Sterbekultur« befinden. Gronemeyer und Dörner sprechen von der Chance für eine »neue Kultur des Helfens«. Die wichtigsten Vorreiter und Vorbilder dafür sehe ich in der Hospizbewegung. Dörner spricht allgemeiner von einer »solidaritätsorientierten Bürgerbewegung« (Dörner, 2010, 9), die ein neues System der Bürger- und Selbsthilfe herbeiführen soll, das sich nicht mehr überwiegend auf stationäre Einrichtungen wie Krankenhäuser und Heime mit teurem professionellen Personal stützt, sondern zunehmend auf private Haushalte, familiäre Netzwerke und nachbarschaftliche Wohngruppen sowie ambulante Dienste konzentriert. Sterben fände dann wieder vor allem zu Hause statt oder in der Nachbarschaft, gepflegt, betreut und begleitet von seit Langem vertrauten Menschen, von Angehörigen, Freunden und Nachbarn, unterstützt durch Ehrenamtliche und Professionelle.

So utopisch und für viele unvorstellbar das heute noch klingen mag: Die sozioökonomischen Entwicklungen in der nahen Zukunft – der dramatische demografische Wandel, Fachkräftemangel vor allem bei qualifiziertem Pflege- und Betreuungspersonal sowie Kostenexplosionen im deutschen Gesundheits- und Sozialsystem – werden uns kaum eine andere Wahl lassen. Die soeben veröffentlichten Vorausberechnungen über die Entwicklung des »Pflegenotstands« bis zum Jahr 2030 (Rothgang u. a., 2012) sind ein Alarmsignal. Nur mit professionellen Kräften wird sich das Problem nicht lösen lassen. Erforderlich werden eine weitere Mobilisierung bürgerschaftlichen Engagements und der Aufbau neuer Unterstützungs- und Vernetzungsstrukturen nach dem Grundsatz »ambulant vor stationär« vor allem auf kommunaler Ebene (Bertelsmann Stiftung, Presseerklärung vom 19.11.2012). Es sei denn, die Gesellschaft lässt es zu, dass die Versorgung und Betreuung alter, dementer, schwerstkranker und sterbender Menschen in Deutschland wieder zurückfällt hinter die Standards, die inzwischen – dank Palliativmedizin und Palliative Care, dank Hospizbewegung und bürgerschaftlichem Engagement und dank der stillen und geduldigen Selbsthilfe unzähliger Angehöriger, Freunde und Nachbarn – bereits erreicht worden sind. Das aber halte ich für unwahrscheinlich.

Klaus Körber

7. Ärztliche Aufgaben am Lebensende[1]

| Klaus Strasser |

In der letzten Lebensphase gehört es zu den ärztlichen Aufgaben, dafür Sorge zu tragen, dass der Sterbeprozess in einer Form stattfindet, die der Einmaligkeit des Lebens und Sterbens gerecht wird. Dem Betroffenen sollte Achtung und Zuwendung erwiesen werden, sodass er sich geborgen fühlt und seine Würde bewahrt bleibt (vgl. Müller, 2004). Seine Schmerzen und Leiden, wie z. B. Übelkeit und Atemnot, sollten möglichst ausgeschaltet oder weitestgehend gemindert sein. Seine Wünsche sollten beachtet und wenn möglich erfüllt werden. Die Verkürzung des Lebens allerdings und die Beschleunigung des Sterbens sind mit dem ärztlichen Berufsethos nicht vereinbar. Die Pflege sollte die körperlichen Einschränkungen, die durch die letzte Lebensphase bedingt sind, berücksichtigen. Die entsprechende ärztliche Grundhaltung einerseits und das erforderliche Fachwissen anderseits sind wesentliche Voraussetzungen zur Erfüllung dieser Aufgaben.

Gute Orientierungshilfen für die diesbezügliche Weiterbildung der Ärzte gibt es durch zahlreiche Publikationen. Auch die Bundesärztekammer hat seit mehr als 30 Jahren durch regelmäßige Stellungnahmen zur Sterbebegleitung den ärztlichen Handlungsrahmen entsprechend der jeweiligen medizinischen Entwicklung dargestellt, zuletzt durch die »Grundsätze der Bundesärztekammer zur ärztlichen Sterbebegleitung«, erschienen im Deutschen Ärzteblatt im Jahr 2011 (vgl. Bundesärztekammer, 2011).

Zur Wahrnehmung und Erfüllung der ärztlichen Aufgaben in der letzten Lebensphase muss zunächst die Ausgangssituation ärztlich bewertet werden.

Dazu sind folgende Fragen von Bedeutung:
- Ist der Patient gut und umfassend informiert?
- Führt die Krankheit in absehbarer Zeit zum Tod?
- Entsprechen die geplanten Maßnahmen den Wünschen des Betroffenen?

---

1. Der Einfachheit halber wird auf den parallelen Gebrauch männlicher und weiblicher Formen verzichtet. »Arzt« bedeutet also immer auch »Ärztin« und »Patient« immer auch Patientin.

- Hat der Sterbeprozess begonnen?
- Verbessert die Therapie die letzte Lebenssituation?
- Kann Sterben zu Hause ermöglicht werden, wenn Betreuung durch die Angehörigen mit Unterstützung durch ambulant hospizliche Betreuung, ambulante Palliativpflege, allgemeine ambulante Palliativversorgung (AAPV), spezielle ambulante Palliativversorgung (SAPV) gewährleistet ist?
- Ist die stationäre Hospizunterbringung oder Palliativtherapie erforderlich?
- Gibt es eine Patientenverfügung, evtl. mit Einschluss eines Nicht-Wiederbelebungswunsches und einer Vorsorgevollmacht?
- Sind Schmerzen nach den Regeln der Schmerztherapie behandelt und gut gemindert?
- Ist die Basisbetreuung entsprechend den Grundsätzen der Bundesärztekammer zur ärztlichen Sterbebegleitung gewährleistet?

7.1 Die Grundsätze der Bundesärztekammer zur ärztlichen Sterbebegleitung

Die Bundesärztekammer verfasste erstmals 1979 die ersten Grundsätze zur ärztlichen Sterbebegleitung. Sie orientierte sich dabei an den Empfehlungen der Schweizerischen Akademie der Wissenschaften aus dem Jahre 1976. In der Folgezeit wurden diese entsprechend der Entwicklung in der Medizin immer wieder in Abständen von etwa 5 bis 7 Jahren aktualisiert, zuletzt 2011. Die Grundsätze von 2004 erhielten ein besonderes Gewicht an Zuständigkeit dadurch, dass sie in der Ärzteschaft intensiv diskutiert werden konnten, da sie über das Deutsche Ärzteblatt allen Ärzten zur Korrektur und Ergänzung zur Verfügung standen und erst nach einer ausreichend langen Zeitspanne zur Drucklegung kamen. Sie wurden 2008 neu im Taschenbuchformat herausgegeben vom Präsidenten der Bundesärztekammer, Prof. Dr. Hoppe, und dem Vorstandsvorsitzenden der Kassenärztlichen Bundesvereinigung, Dr. Köhler, mit einem Kommentar von Prof. Dr. Beleites (Beleites, 2004).

Die Grundsätze sind zugleich als Grundlage für gemeinsame Empfehlungen zum Umgang mit Vorsorgevollmacht und Patientenverfügung in der ärztlichen Praxis von der Bundesärztekammer und der Zentralen Ethikkommission im Deutschen Ärzteblatt publiziert (Bundesärztekammer und Zentrale Ethikkommission, 2010). Damit ist eine gute Basis zur Orientierung für Ärzte gegeben, um eine optimale Patientenbetreuung in der letzten Lebensphase zu gewährleisten. Sehr empfehlenswert sind auch die beiden Dossiers des Deutschen Ärzteblattes zum Thema Sterbehilfe (2007) und Palliativmedizin (2008). In der im Februar 2011 erschienenen Fassung sind – im Gegensatz zu der von 1998 und 2004 – die unpräzisen und missverständlichen Formulierungen *aktive Sterbehilfe, passive und indirekte Sterbehilfe* nicht mehr enthalten. So bleibt zu hoffen, dass die vom Nationalen Ethikrat empfohlenen und im folgenden Absatz verdeutlichten Begriffe im Sprachgebrauch sich allmählich immer mehr durchsetzen (vgl. Nationaler Ethikrat, 2006).

In der neuesten Version von 2011 wird der Ermittlung des Patientenwillens durch die Bestellung einer Vertrauensperson mittels Vorsorgevollmacht und der Erstellung einer Patientenverfügung besondere Aufmerksamkeit gewidmet.

Die in der Präambel schon seit 1998 definierte Basisbetreuung bei Sterbenden meint im Einzelnen (Zitat): »Menschenwürdige Unterbringung, Zuwendung, Körperpflege, Lindern von Schmerzen, Atemnot und Übelkeit sowie Stillen von Hunger und Durst.«

Die aufgeführten ärztlichen Aufgaben müssen nicht persönlich durch den Arzt erfüllt werden; aber er hat dafür zu sorgen, dass sie erfüllt werden.

Es wird weiterhin besonders betont, dass künstliche Ernährung und Flüssigkeitszufuhr nicht unbedingt erfolgen müssen und sogar eine schwere Belastung für Sterbende bedeuten können.

Allerdings müssen Patienten, die über Hunger und Durst klagen, entsprechende Nahrungsangebote, wenn möglich, als Wunschkost erhalten.

7.2 Begriffe zur Sterbehilfe

Im Folgenden werden kurz die verschiedenen Begriffe zum Themenfeld Sterbehilfe besprochen.

7.2.1 Sterbehilfe – der Begriff

Die Bezeichnung *Sterbehilfe* erhält durch das Wort »Hilfe« eine positive Note. Heute allerdings wird darunter üblicherweise die Beendigung des Lebens durch Maßnahmen im Sinne von Euthanasie, also Tötung, verstanden, ohne dass das Sterben begonnen hat. Im deutschen Sprachgebrauch ist also Sterbehilfe meist identisch mit dem Begriff *Aktive Sterbehilfe*. Sie bezeichnet immer eine Handlung, die den Tod eines Menschen unmittelbar herbeiführt, also mit Tötung gleichzusetzen ist, standesrechtlich abgelehnt wird und aus juristischer Sicht eine strafbare Handlung ist. Der Begriff ist beschönigend, muss als unangemessen angesehen werden und sollte aus unserem Sprachgebrauch eliminiert und durch einen anderen ersetzt werden. Der Nationale Ethikrat schlägt Euthanasie vor, wie es auch in anderen europäischen Ländern im Sprachgebrauch üblich ist. Auch Tötung ist zutreffend und eindeutig.

7.2.2 Passive Sterbehilfe

Der Begriff *passive Sterbehilfe* ist ebenfalls nicht unproblematisch, da auch hier häufig Missverständnisse, sogar bei erfahrenen Ärzten, vorkommen. Das Wort *passiv* erzeugt den Eindruck, dass Handeln im Zusammenhang mit dem Sterbeprozess nicht erfolgen soll, kann oder darf. Das ist falsch. Passive Sterbehilfe kommt bei Patienten zum Einsatz, deren Sterben bereits begonnen hat oder unmittelbar bevorsteht. Dann ist es auch nach den Grundsätzen der Bundesärztekammer ethisch vertretbar und oft auch angezeigt, Therapiemaßnahmen zu reduzieren oder gar einzustellen, und zwar wenn die Therapie dazu führt, dass der Sterbeprozess verzögert wird, und besonders dann, wenn neues Leiden damit verbunden ist oder vorhandenes verstärkt wird.

Dazu gehört unter anderem auch das Einstellen einer künstlichen Ernährung, gegebenenfalls die Entfernung der Ernährungssonde, das Einstellen einer medikamentösen Kreislaufunterstützung, ja auch das Abstellen des Beatmungsgerätes, damit der Sterbevorgang nicht unnötig verlängert wird. In diesem Sinne also sind Handlungen erlaubt, die zum Sterben führen, vorausgesetzt es wird keine Leidensverstärkung bewirkt. – Das ethische Ziel ist, Sterben zuzulassen und nicht zu verzögern.

Zum Erreichen dieses Zieles können die hier beispielhaft genannten Handlungen ebenso dienen, wie es gelegentlich auch durch Abwarten und Nichtstun bewirkt werden kann. Wichtig ist, dass als Folge des Einstellens oder Unterlassens die Erkrankung ihren natürlichen Verlauf bis zum Tod nehmen kann und Leiden nicht verstärkt wird. Die vom Nationalen Ethikrat vorgeschlagenen Begriffe *Sterben lassen* oder auch *Sterben zulassen* sollten sich im Laufe der Zeit im Sprachgebrauch durchsetzen.

7.2.3 Indirekte Sterbehilfe

Die Bezeichnung *indirekte Sterbehilfe* ist ebenfalls nicht eindeutig und kann sehr leicht missverstanden werden. Man kann meinen, es ginge darum, durch den Einsatz von Medikamenten Hilfe zum Sterben zu leisten, also das Leben gezielt zu verkürzen. Tatsächlich aber geht es um Leiden mindernde Therapieformen in der letzten Lebensphase, z. B. um Schmerzmittel (Analgetika) meist vom Morphintyp, so genannte Opiate oder Beruhigungsmittel (Sedativa); beides sind Medikamentengruppen mit der Nebenwirkung einer von der Dosis abhängigen Minderung des Atemantriebs. Hier gilt es ganz besonders, dass auch in dieser Phase die Indikation und die Dosierung an dem Therapieerfolg, nämlich der Leidensminderung, gemessen werden.

Muss die Dosierung der Medikamente zur Leidensbekämpfung so hoch gewählt werden, dass die damit verbundenen Nebenwirkungen das Sterben beschleunigen, so ist das ethisch vertretbar. In jedem Falle jedoch müssen die Indikation und die Dosierung streng nach den Regeln der ärztlichen Kunst und nicht schematisch erfolgen (vgl. Zenz, 2011). Eine Erhöhung der Dosis von Medikamenten zur Sedierung (Beruhigung) und/oder Opiaten in einem vorher bestimmten Zeitrhythmus ohne Notwendigkeit ist unärztlich und strikt abzulehnen (vgl. Zenz, 2011). Jede Erhöhung der Dosis muss medizinisch begründet sein und entsprechend dokumentiert werden.

Der Nationale Ethikrat schlägt vor, statt *indirekter Sterbehilfe* die Bezeichnung *Therapie in der Sterbephase* zu wählen. – Er weist außerdem ausdrücklich darauf hin, dass eine übermäßig hoch dosierte, unbegründete Schmerzbehandlung und/oder Sedierung nicht als indirekte Sterbehilfe abgetan werden darf, da dies den Tatbestand der fahrlässigen oder vorsätzlichen Tötung erfüllt (vgl. Nationaler Ethikrat, 2006). Für eine unmissverständliche Formulierung sollte auf den Begriff »terminale Sedierung« verzichtet werden, da der Eindruck erweckt werden kann, dass der Tod das Ziel ist, das durch die Sedierung erreicht werden solle. Besser ist der Ausdruck »palliative Sedierung«.

7.2.4 Ärztliche Beihilfe zur Selbsttötung

Die ärztliche Beihilfe zur Selbsttötung ist kein strafrechtlicher Tatbestand, wurde allerdings in der vorletzten Fassung der Grundsätze der Bundesärztekammer von 2004 standesrechtlich, da berufsethisch nicht vertretbar, abgelehnt. Die Aktualität der Frage wird deutlich aus der Tatsache, dass jeder dritte Arzt schon um Hilfe beim Suizid gebeten worden ist (vgl. Klinkhammer, Interview mit Prof. Dr. Hoppe, 2010). In der neuen Fassung von 2011 wird stattdessen die Formulierung gewählt: »Die Mitwirkung des Arztes bei der Selbsttötung ist keine ärztliche Aufgabe.« Mit dieser Formulierung werden nach der im Vorwort von Prof. Dr. Hoppe vertretenen Meinung »die

Grundaussagen zur ärztlichen Sterbebegleitung« bekräftigt. »Die verschiedenen und differenzierten individuellen Moralvorstellungen von Ärzten in einer pluralistischen Gesellschaft werden damit anerkannt, ohne die Grundausrichtung und die grundlegenden Aussagen zur ärztlichen Sterbebegleitung infrage zu stellen« (Zitat). Diese Wortwahl ist möglicherweise das Ergebnis einer zunehmenden Diskussion in der Öffentlichkeit, wie z. B. auf dem Deutschen Juristentag 2006, im Hinblick auf das Selbstbestimmungsrecht des Bürgers und die Straffreiheit der Suizidbeihilfe, die standesethische Missbilligung des ärztlich assistierten Suizids zu überdenken.

Es gibt allerdings eine Vielzahl von Stimmen gegen eine Änderung des Berufsrechtes, so z. B. des Deutschen Hospiz- und PalliativVerbandes, DHPV, (vgl. Weihrauch, 2010), der Deutschen Gesellschaft für Palliativmedizin, DGP, sowie Herrn Prof. Dr. C. Student und Herrn Prof. Dr. Klie (vgl. Deutscher Hospiz-und PalliativVerband, 2010). Der 114. Deutsche Ärztetag formulierte im Jahr 2011 mit großer Mehrheit den § 16 der Berufsordnung neu, indem festgelegt wurde, dass es Ärztinnen und Ärzten verboten ist, Patienten auf deren Verlangen zu töten. Sie dürfen keine Hilfe zur Selbsttötung leisten. Stüwe weist in seinem Kommentar darauf hin, dass es die neue Berufsordnung zulasse, dass gegen einen Arzt in Ausnahmefällen nicht vorgegangen werde, der keine andere Möglichkeit gesehen hat, einen Patienten von unerträglichen Schmerzen zu befreien, als ihm dabei zu helfen, aus dem Leben zu scheiden (vgl. Stüwe, 2011).

Die *gewerbliche Sterbehilfe* jedoch, also das Töten oder die Beihilfe zur Selbsttötung gegen Bezahlung, wird von der deutschen Ärzteschaft abgelehnt. Damit wendet sie sich ausdrücklich gegen alle Bestrebungen in unserer Gesellschaft, die eine gewerbliche Sterbehilfe als Lösung für die letzte Lebensphase befürworten. Eine entsprechende gesetzliche Regelung zur strafrechtlichen Ahndung der gewerblichen Tötung oder Beihilfe zur Selbsttötung wurde schon 2008 gefordert (vgl. Stüwe, 2008). Anlass dazu gab das Vorgehen von Herrn Roger Kusch in Hamburg (ehemaliger Justizsenator), nicht nur wegen der von ihm entwickelten Tötungsmaschine, sondern auch anlässlich der 2008 von ihm gegen Bezahlung geleisteten Beihilfe zur Selbsttötung bei einer 79-jährigen Frau, die Angst davor hatte, in ein Pflegeheim zu kommen.

Ein Verbot jeder Art organisierter Sterbehilfe wurde auch auf dem 115. Deutschen Ärztetag 2012 mit großer Mehrheit beschlossen. Danach sollte der Gesetzgeber jegliche Form der gewerblichen und organisierten Sterbehilfe strafrechtlich sanktionieren.

7.3 Meinungen und Erwartungen in Gesellschaft und Ärzteschaft

Lebenserwartung, Lebensverlängerung und die Gestaltung des Sterbens gehören zu den Themen der modernen Gesellschaft. Der so genannte *gute Tod* ist Teil des *guten Sterbens* und das gute Sterben wiederum Teil eines Konzeptes des guten und gelingenden Lebens.

Die Vermeidung von Leiden ist auch im Sterben ein wichtiges Ziel. Für die meisten Menschen gehört zum guten Sterben unter anderem auch und vor allem die Vermeidung von Schmerzen. Die moderne Palliativmedizin hat es sich zum Ziel gesetzt, Leiden und Schmerzen zu verhindern bzw. zu vermindern und dadurch zu einem menschenwürdigeren Verlauf der letzten Lebensphase zu verhelfen. Nicht selten wird die Meinung vertreten, dass es zur ärztlichen Aufgabe und zur Wahrung der Menschenwürde gehört, auf Wunsch des Patienten Leben zu beenden oder Beihilfe zum Selbstmord zu leisten. Es ist deshalb sehr interessant, die Ergebnisse einer aktuellen Umfrage auf Veranlassung der Bundesärztekammer vom Institut für Demoskopie Allensbach zu diesem Themenkomplex anzusehen, da nicht nur die Meinung der befragten Ärzte, sondern auch die der Gesellschaft gespiegelt werden (vgl. Institut für Demoskopie Allensbach, 2010).

527 Ärztinnen und Ärzte wurden in einer repräsentativen Stichprobe befragt. Dazu wurde eine Zufallsauswahl nach verschiedenen Arztgruppen und Bundesländern von 266 im ambulanten und 261 im stationären Bereich tätigen Ärzten getroffen. Die Bevölkerung ab 16 Jahren wurde zur Einstellung lebensverlängernder Maßnahmen und zur aktiven Sterbehilfe, sprich Tötung, befragt.

Die wichtigsten Ergebnisse seien zusammenfassend dargestellt, sie sind juristisch durch Lipp und ethisch durch Simon (Lipp/Simon, 2011) kommentiert:

Für mehr als jeden dritten Arzt käme ein *ärztlich assistierter Suizid* (Selbsttötung) unter bestimmten Bedingungen in Frage. Die Legalisierung des ärztlich begleiteten Selbstmordes lehnten 62 % ab, 30 % aller Ärzte befürworteten sie, 33 % der niedergelassenen Ärzte, jedoch nur 11 % der Palliativmediziner. Eine Legalisierung der aktiven Sterbehilfe lehnen 78 % der Ärzte ab. Jedoch könnten sich 25 % von ihnen vorstellen, unter bestimmten Bedingungen eine aktive Sterbehilfe, also Tötung, durchzuführen. 79 % sind der Überzeugung, dass ein Ausbau der Palliativmedizin die Wünsche nach Sterbehilfe verringern würde. Die derzeitige palliativmedizinische Versorgung halten 73 % der Ärzte insgesamt für ungenügend. In der Bevölkerung ab 16 Jahre sind 58 % für den Einsatz der ärztlich durchgeführten Tötung, falls keine Chance auf Überleben besteht und der Patient große Schmerzen erduldet. Jeder dritte Arzt wurde schon um Hilfe beim Suizid gebeten.

Der Anteil der Befürwortung von Tötung am Lebensende ist erheblich niedriger, wenn es um die hypothetische persönliche Inanspruchnahme geht. Ebenso entsteht ein anderes Bewertungsbild, wenn Alternativen wie Palliativmedizin und Hospizarbeit mit einbezogen werden.

Die Bewertung der Anwendung verschiedener Maßnahmen hängt darüber hinaus wesentlich davon ab, welche Alternativen bestehen und angeboten werden. Ist z. B. unerträgliches Leiden die Grundlage dafür, eine Lebensbeendigung zu befürworten, so kann es sein, dass durch gute Palliativmedizin und Hospizarbeit das Leiden gemindert und erträglich wird und damit der Wunsch auf Lebensbeendigung nicht mehr besteht. So ist es verständlich, dass mit der Zunahme der Hospizarbeit und Palliativmedizin in Deutschland eine Abnahme der Zustimmung zur aktiven Sterbehilfe erwartet wird (vgl. Klinkhammer, Interview mit Hoppe, 2010).

7.4 Beispiele der Meinungsänderung bei Betroffenen zur Lebensbeendigung

Sehr oft hängt es ja von situativen Faktoren und sehr persönlichen Meinungen ab, ob lebensverlängernde Maßnahmen abgelehnt werden oder Tötung gewünscht wird. Wir wissen, dass sowohl die Situation als auch die persönliche Reaktion der Betroffenen eigentlich gar nicht gedanklich vorweggenommen werden können und auch nicht konstant bleiben. Wie unterschiedlich die Beurteilung einer Situation bezüglich des Lebenswertes durch dieselbe Person sein kann, möchte ich an folgendem Beispiel deutlich machen.

Im Rahmen der Schmerztherapie betreute ich einen Mann, der nach einem Unfall nach Kopfsprung ins Meer an einer Querschnittslähmung im Halsmarkbereich litt mit erheblichen neuropathischen Schmerzen, d. h. Schmerzen, die von zerstörten Nerven ausgehen (Beispiel Phantomschmerzen). In unserem Gespräch über den Wert des Lebens berichtete er, dass in den Wochen direkt nach dem Ereignis oft der Wunsch in ihm wach wurde, sein Leben zu beenden. Er sagte, dass, wenn ihm damals jemand Beihilfe zur Selbsttötung angeboten hätte, er sicher darauf eingegangen wäre. Heute würde er solch eine Überlegung als Lösung nicht einmal in Erwägung ziehen. – Dieses Beispiel zeigt sehr deutlich, wie relativ und veränderlich Bewertungen sind, ob ein Leben lebenswert oder -unwert und ob ein Leiden erträglich oder unerträglich ist. Es macht auch deutlich, wie schwierig, ja nahezu unmöglich es ist, dies für andere zu entscheiden. Nie werde ich diesen jungen Mann vergessen.

Ein anderes Beispiel betrifft eine junge Frau, die nach einem Unfall mit einer Querschnittslähmung ebenfalls im Rückenmarksbereich der Halswirbelsäule bei uns auf der Intensivstation behandelt wurde. Sie wurde beatmet und konnte nur die Gesichtsmuskulatur bewegen. In der Frühphase der Behandlung äußerten sie und die Eltern den Wunsch nach Lebensbeendigung durch uns. Es ergaben sich lange und schwierige Gespräche. Dann erfolgte schließlich die Verlegung in die Rehabilitation. Etwa ein dreiviertel Jahr später erhielt ich einen mit dem Mund über Computer geschriebenen Brief von ihr, in dem sie sich bedankte und um einen Besuch bat. Sie lebte inzwischen zu Hause, beatmet und ganztags betreut von einem Pflegeteam. Sie hatte gelernt, über das Beatmungsgerät zu sprechen, und machte regelmäßig Ausflüge in die Stadt zum Einkaufen von Kleidung und anderen persönlichen Dingen. Ihr Leben war wieder etwas wert, es gab keine Frage mehr nach Lebensbeendigung.

Folgende Aussagen lassen sich aus verschiedenen Untersuchungen ableiten:

- Das Verlangen unserer Gesellschaft nach Gewährleistung eines »guten Sterbens« durch ärztliche Maßnahmen einschließlich aktiver Sterbehilfe – sprich Tötung – ist bemerkenswert groß. Der Anteil liegt bei bis zu 64 %.
- Alternative Lösungswege wie hospizliche Begleitung und Palliativmedizin bewirken eine Abnahme der Zustimmung zur aktiven Sterbehilfe von 41 auf 35 %.
- Die Zahlen über tatsächliche Anwendung der Beihilfe zur Selbsttötung sind wesentlich niedriger, in der Schweiz für Krebskranke 0,5 %, bei Amyotropher Lateralsklerose 3,4 % und bei Multipler Sklerose 4,5 %. In den Niederlanden betrug der Anteil registrierter Todesfälle durch Tötung auf Verlangen 3,9 %, bezogen auf die nicht plötzlichen Todesfälle.

Auch die zuletzt genannten, relativ niedrigen Zahlen dürfen nicht darüber hinwegtäuschen, dass im Einzelfall Ärzte in den Konflikt zwischen dem Wunsch des Patienten und evtl. der Angehörigen auf Lebensbeendigung und ihrer ethischen Verantwortung kommen. Die Brisanz der Thematik ist deutlich, und Ärzte müssen mit dieser Konfliktmöglichkeit leben.

7.5 Aktuelle, brisante Fragestellungen

(1) Fehlentwicklungen und Missbräuche sind nicht ausgeschlossen, wie es in unseren Nachbarländern zu beobachten ist. Um Konflikte und juristische Unsicherheiten im Bereich letzte Lebensphase so gering wie möglich zu halten – vermeiden lassen sie sich nie ganz –, ist oft der Wunsch nach Lösungen in Ausnahmesituationen zu hören, in denen ärztliche Beihilfe zur Selbsttötung oder Tötung auf Verlangen zugelassen sein sollen. Dabei stellt sich die Frage: *Führen Ausnahmen zu immer mehr Ausnahmen?*

Dabei werden als Voraussetzung für diese Maßnahmen unheilbare und unerträgliche Leiden zur Bedingung gemacht. Leider müssen wir jedoch feststellen, dass gut gemeinte Regularien nicht befolgt werden. Das gilt für Organisationen, die Beihilfe zur Selbsttötung leisten, und betrifft auch die Entwicklung in den Niederlanden bezüglich Tötung auf oder ohne Verlangen, auf die im Kapitel 7.6 näher eingegangen wird. Danach wurden die nach dem Gesetz erforderlichen Bedingungen nicht immer eingehalten, ja, es wurden sogar auch Tötungen auf Wunsch der Angehörigen durchgeführt, ohne dass der betroffene Patient gefragt wurde, obwohl er hätte gefragt werden können. Es lässt sich also nicht ausschließen, dass bei noch so strikten Regeln Ausnahmen gemacht und geduldet werden. Und das nicht, weil die Regeln nicht deutlich genug formuliert sind, sondern weil es zu Regeln immer Ausnahmen gibt und die gemachten Ausnahmen zu immer mehr Ausnahmen führen können. Ob die in den Niederlanden vorgesehenen Sterbekliniken grundsätzlich etwas ändern können, muss stark bezweifelt werden.

(2) Eine weitere wichtige Frage ergibt sich: *Wie verhält es sich mit dem ärztlichen Berufsethos zu diesem Themenkomplex?*

Nach Aussagen der Vertretungen der Ärzteschaften in den meisten europäischen Ländern gehören die Beihilfe zur Selbsttötung und die Tötung auf Verlangen, um das Leben aussichtslos kranker und unerträglich leidender Patienten zu beenden, nicht zum beruflichen Handeln von Ärzten.

Wie schon dargestellt, gibt es in der Ärzteschaft zum Thema Sterbehilfe sehr unterschiedliche Meinungen. In der Bevölkerung meinen 55 %, dass die Beihilfe zur Selbsttötung, und 61 %, dass die aktive Sterbehilfe, also die Tötung, zu den beruflichen Aufgaben von Ärzten gehören. Angesichts dieser bedrückenden Befragungsergebnisse in der Gesellschaft und bei den Ärzten stellt der Nationale Ethikrat die Frage: *Wird durch die Zulassung der Tötung auf Verlangen die Tötung ohne Verlangen wahrscheinlich?*

Klaus Strasser

(3) Eine weitere wichtige Frage muss in diesem Kontext diskutiert werden: *Bewegen wir uns bei der Bewertung einer Lebenssituation als lebensunwert nicht in gefährlicher Nähe zur utilitaristischen Philosophie des Australiers Peter Singer?* Nach dessen Auffassung darf ja nur der leben und gilt nur der als Person, der für die Gesellschaft nützlich ist. Demente jedoch oder erheblich geistig Behinderte und andere menschliche Wesen ohne Bewusstsein, z. B. auch Neugeborene, haben nach dieser Bewertung kein Lebensrecht (s. Kapitel 1: *Gelingendes Begleiten am Lebensende*).

Zu der Frage, ob die Zulassung der Tötung auf Verlangen auch die Tötung ohne Verlangen wahrscheinlich macht, können Untersuchungen aus den Niederlanden Hinweise geben, die uns kritisch machen und weiter darin bestärken, eine Legalisierung oder Reglementierung der Tötung auf Verlangen abzulehnen. Danach ergab sich für das Jahr 2001, dass bei 1541 Todesfällen, bei denen Beihilfe zur Selbsttötung oder Tötung durch Ärzte erfolgte, bei 10 % kein Verlangen oder ein sonst dokumentierter Wille der Patienten vorlag. Es erfolgte auch kein in den strengen Regularien vorgeschriebenes Gespräch mit den Betroffenen, obwohl es hätte erfolgen können und müssen. – Die Beispiele in den Niederlanden von Tötungen ohne Verlangen und ohne Befragung lassen die Vermutung, zumindest aber die Befürchtung zu, dass die Zulassung der Tötung auf Verlangen die Tötung ohne Verlangen wahrscheinlich macht.

Die Auseinandersetzung mit den Wünschen des Patienten nach Lebensbeendigung und dem ärztlichen Ethos einschließlich der Hilfsangebote durch Hospizarbeit und Palliativmedizin erfordert die jeweilige gründliche Prüfung des Einzelfalles als wichtige Basis für schwierige Entscheidungen. Das betrifft das Einstellen von Therapien beim Sterben, also das Sterben-Zulassen, aber auch die ärztliche Beihilfe zur Selbsttötung, die in Deutschland straffrei, berufsrechtlich aber verboten ist. Es können Entscheidungsprozesse vorkommen, die so schwierig sind, dass die ärztliche Entscheidung so oder so äußerst problematisch ist. So kann z. B. das Leiden eines Patienten trotz palliativmedizinischer Behandlung und hospizlicher Betreuung sehr groß, ja unerträglich sein. Der Wunsch nach Lebensbeendigung ist dann nachvollziehbar, jedoch auch mit der Frage verbunden, ob es richtig ist, das unerträgliche, allenfalls durch ein künstliches Koma zu mindernde Leiden dem Patienten zuzumuten? In diesen sehr seltenen Fällen kommt der Arzt in einen Gewissenskonflikt, aus dem er sich kaum lösen kann, egal, ob er das Leiden zulässt oder hilft, das Leben zu beenden. In diesen Fällen ist das ärztliche Handeln richtig und falsch zugleich. Wer wollte sich in diesem Fall zum Richter über den nach bestem Gewissen handelnden Arzt setzen?

7.6 Regelungen zur Euthanasie in europäischen Ländern

Im Folgenden werden an den Beispielen der Niederlande, von Belgien und Dänemark verschiedene gesetzlich geregelte Umgangsformen mit Euthanasie am Lebensende erläutert. Da eine ausführlichere Darstellung der Regelungen aller übrigen europäischen Länder den Rahmen dieses Beitrages überschreiten würde, sei diesbezüglich auf die Literatur verwiesen (vgl. Sohn/Zenz, 2001).

Bestimmte Verfassungen sind eher geeignet, Willkür, Unterdrückung und Unmenschlichkeit als regulatives Prinzip einzusetzen; andere Verfassungen orientieren sich mehr an der Wahrung der Würde des Menschen, seiner Entscheidungsfreiheit und Individualität. Bei der Entwicklung von Unrecht und Unmenschlichkeit spielen die vorgegebenen gesellschaftlichen Rahmenbedingungen einerseits und zum anderen die im Menschen vorhandene, unterschiedlich ausgeprägte Neigung zum Missbrauch von Macht und Entscheidungskompetenz eine wesentliche Rolle. Diese Eigenschaft der Menschen, Regeln zu missbrauchen, treffen wir in allen Lebensbereichen auch unserer Gesellschaft an, egal, ob im Sport oder Spiel, im Gesellschaftsleben, im Umgang mit staatlichen Einrichtungen wie Steuersystem oder Gesundheitswesen, in der großen Politik wie schon in der kleinsten sozialpolitischen Einheit, der Familie. Weil das so war, so ist und so sein wird, sollten Regularien so gestaltet sein, dass die Entstehung von Missbrauch möglichst gering gehalten wird.

7.6.1 Niederlande

Das am 1. April 2002 in den Niederlanden in Kraft getretene »*Gesetz über die Kontrolle der Lebensbeendigung auf Verlangen und der Hilfe bei der Selbsttötung*« hat die Rahmenbedingungen gesetzlich festgelegt, die schon seit Anfang der 1990er Jahre in den Niederlanden geduldet wurden. Man kann also wirklich nicht sagen, dass nicht genügend Zeit zur Erprobung bestand. Nach dem Niederländischen Euthanasie-Gesetz bleiben die Tötung und die Beihilfe zur Selbsttötung gesetzwidrig. Sie werden jedoch strafrechtlich nicht verfolgt, wenn folgende Kriterien dabei berücksichtigt wurden:
- Der Zustand des Patienten ist aussichtslos, und es liegt ein unerträgliches Leiden vor.
- Der Todeswunsch ist freiwillig und das Ergebnis eines längeren Entscheidungsprozesses.
- Der Patient muss befragt und umfassend aufgeklärt sein.

Klaus Strasser

- Eine medizinische Alternative zur Tötung gibt es nicht.
- Diese Kriterien müssen von zwei Ärzten bestätigt werden.

Die Ein- bzw. Ausschlusskriterien vermitteln den Eindruck von Eindeutigkeit. Sie sind allerdings sehr stark von subjektiven Einschätzungen abhängig, die unterschiedlich interpretiert und damit in der Auslegung auch ausdehnbar sind. Sie ermöglichen, dass auch Patienten mit Demenz oder psychischer Erkrankung darunter fallen können, sofern sie von Ärzten als unheilbar eingeschätzt werden und das Leiden als unerträglich bewertet wird.

Eine erste Auswertung der Anwendung des Euthanasie-Gesetzes in den Niederlanden war für das Frühjahr 2003 angekündigt. Aus dem zurückliegenden Zeitraum vor der Gesetzeseinführung von mehr als zehn Jahren gibt es jedoch genügend Datenmaterial, das deutlich macht, dass in der Vergangenheit die Kriterien nicht immer eingehalten wurden.

Für das Jahr 1995 wurden anhand einer Stichprobe von 7.000 Todesfällen und 405 befragten Ärztinnen und Ärzten folgende Ergebnisse bekannt: 3.200 Menschen wurden mit vorliegendem Einverständnis getötet. Das entspricht 2,4 % der 135.675 im Jahr 1995 verstorbenen Menschen in den Niederlanden. In 400 Fällen handelte es sich um ärztliche Beihilfe zur Selbsttötung. 900 Patienten wurden ohne ausdrückliches Ersuchen des Betroffenen getötet, wobei es sich hauptsächlich um behinderte Neugeborene und Menschen im Koma handelte. Die besonders bedrückende Zahl von 144 Menschen, die ohne ihre Zustimmung getötet wurden, obwohl sie hätten befragt werden können, setzt den Schlusspunkt unter die bemerkenswerte Erhebung (vgl. Spaemann/Fuchs, 1997). Es sei noch einmal betont, dass dieses auf einer Hochrechnung basiert und vermuten lässt, dass die Dunkelziffer höher ist und damit auch der Anteil der Zahlen, die uns mit großer Sorge erfüllen. Wahrscheinlich kann man nicht davon ausgehen, dass die Handhabung nach Inkrafttreten des Gesetzes wesentlich anders ist als vorher.

7.6.2 Belgien

Auch in Belgien gibt es seit Ende September 2002 ein Euthanasie-Gesetz, wobei sich das Belgische Parlament im Grundsatz an die niederländische Konzeption angelehnt hat. Es gibt allerdings Passagen, die weniger weitreichend sind, und ebenfalls Bereiche, die Tötungen umfassender erlauben, z. B. auch bei dauerhaftem psychischen Leiden. Das belgische Gesetz sieht allerdings eine schriftliche Einwilligung vor, und falls keine Einwilligung gegeben ist, muss grundsätzlich eine Patientenverfügung mit Todeswunsch bestehen, die weniger als fünf Jahre vor Beginn dieses Zustandes erstellt oder erneuert worden ist.

7.6.3 Dänemark

In Dänemark erlaubt die Rechtslage die aktive Sterbehilfe, also die Tötung durch ärztliches Personal, nicht, legitimiert aber die Patientenverfügungen und verlangt die zentrale Registrierung derselben. So existiert inzwischen seit 1992 ein landesweites Register für Patientenverfügungen. Jeder Arzt, der einen schwerkranken, nicht einwilligungsfähigen Menschen behandelt, ist verpflichtet, in Kopenhagen bei der zentralen Erfassungsstelle anzufragen, ob eine Patientenverfügung des Patienten registriert ist oder nicht.

7.6.4 Deutschland

Die rechtliche Regelung in Deutschland wurde ausführlich bereits dargelegt.

Besonders betont sei hier nur, dass die so genannte indirekte Sterbehilfe, heute besser als *Therapie in der Sterbephase* bezeichnet, als ärztliche Maßnahme akzeptiert wird. Sie ist dann gegeben, wenn die Linderung des Leidens so im Vordergrund steht und deshalb die Medikamentendosierung so hoch gewählt werden muss, dass eine möglicherweise unvermeidbare Lebensverkürzung die Folge ist (vgl. Wernstedt et al., 2008).

7.7 Kommunikation – Gespräche mit Sterbenden

Die Kommunikation mit dem Patienten und nicht nur seine Information ist eine der sehr wichtigen ärztlichen Aufgaben, besonders in der letzten Lebensphase.

Die Antwort »Ja« auf die Frage »Haben Sie mich verstanden?« bedeutet nicht, dass Kommunikation wirklich stattgefunden hat. Vielmehr kann dies der Ausdruck für nicht gelungene Verständigung sein und für den Wunsch des Betroffenen nach Beendigung eines für ihn unergiebigen Gespräches. Wenn sich dieses Dilemma in der Bedingungslosigkeit und besonderen Einmaligkeit der letzten Lebensphase ereignet, bedeutet es für den Betroffenen eine enorme Belastung, die zusätzlich die Gesamtsituation erschwert. Wir wissen, dass Gespräche mit Sterbenden zu den schwierigsten kommunikativen Aufgaben zählen (vgl. Gaspar et al., 2010).

Klaus Strasser

In Kapitel 1: *Gelingendes Begleiten am Lebensende* werden die Bedeutung und die Voraussetzung gelingender Kommunikation in der hospizlichen Begleitung besonders hervorgehoben. Hier sind Hoffnung und Beistand Hauptinhalte der Gespräche mit dem Betroffenen. Die Kommunikation mit dem Arzt hat als weiteres Anliegen die Vermittlung der Diagnose und Prognose, d. h. des voraussichtlichen Krankheitsverlaufs. Neben den allgemeinen Grundlagen menschlicher Kommunikation sind palliativmedizinische Besonderheiten zu beachten.

Als Zeichen für einfühlendes Verständnis gelten Haltungen wie z. B. aktives Zuhören, und Gesprächstechniken wie die des so genannten Spiegelns: der Wiedergabe des Verstandenen mit mehreren Methoden wie Verbalisieren, Paraphrasieren oder wörtliches Wiederholen.

7.7.1 Kommunikation mit Demenz-Patienten

Eine besonders schwierige, aber lösbare Aufgabe stellt die Kommunikation mit Demenz-Patienten dar. Es gilt ganz besonders, die Angst infolge zunehmender Orientierungslosigkeit und die Misstrauensbereitschaft dieser Menschen zu berücksichtigen.

Folgende Empfehlungen aus der Publikation von B. Rakowitz (2012) sind sehr hilfreich:
- Die Ausdrucksweise sollte kurz, einfach und klar sein.
- Die Misstrauensbereitschaft sollte nicht geschürt werden, z. B. durch Kommunikation mit anderen Personen.
- Die besondere Sensibilität für Emotionen sollte berücksichtigt werden.
- Der Nahraum des Patienten sollte besonders beachtet und bewahrt werden.
- Bezugspersonen des Patienten sollten in das Gespräch mit einbezogen werden, dadurch wird eine vertrauensvolle Atmosphäre geschaffen.
- Aggressivität kann Ausdruck von Angst und Schmerzen sein.
- Eine Bevormundung des Patienten sollte vermieden werden, möglicherweise versteht der Demente mehr als vermutet (vgl. Rakowitz, 2012).

7.7.2 SPIKES-Protokoll

Als wesentliche Grundlage für Kommunikation in der letzten Lebensphase sei das von Baile/Buckman u. a. vorgestellte SPIKES-Protokoll erwähnt (vgl. Baile et al., 2000), das klare Strukturen für den Gesprächsrahmen, die empathische Wahrnehmung der Patientenreaktionen und die Gesprächsinhalte enthält. Ein besonderes Gewicht erhält die prozessorientierte Übermittlung einer infausten (ungünstigen, aussichtslosen) Prognose.

SPIKES steht für

S = Setting = Gesprächsrahmen

P = Perception = Kenntnisstand, Wahrnehmung des Patienten

I = Invitation = Einladung des Patienten zur Informationsweitergabe

K = Knowledge = Wissensvermittlung

E = Exploration of Emotion = Emotionen ansprechen, mit Empathie reagieren

S = Strategy and Summary = Planen und Zusammenfassen

(1) Setting = Gesprächsrahmen

Wie jede elektive diagnostische Maßnahme, so muss auch das Aufklärungsgespräch in den Tagesablauf eingeplant werden, damit die Beteiligten sich darauf einstellen können. Wichtig ist ein geeigneter räumlicher Rahmen, wodurch die Privatsphäre respektiert und ein Gespräch in Augenhöhe ermöglicht wird. Der Zeitbedarf beträgt in der Regel bis zu 45 Minuten, mehr Zeitaufwand ist in aller Regel nicht mehr effektiv. Als Tageszeit sollte der Vormittag oder der frühe Nachmittag vorgesehen werden, damit der Betroffene vor Einbruch der Nacht noch genügend Gelegenheit hat, Abstand zum Gespräch zu gewinnen. Auch die Teilnahme der Angehörigen sollte mit dem Betroffenen abgestimmt werden, da dadurch ein gemeinsamer Informationsstand erreicht wird und auch das Gespräch noch einmal nachvollzogen werden kann. Allerdings ist die Entscheidung dazu vom Patienten und nur von ihm zu treffen und von allen zu respektieren. Oft ist es sinnvoll, eine Pflegekraft oder ein anderes Teammitglied an dem Gespräch zu beteiligen, sofern der Patient damit einverstanden ist. Es wird so Transparenz im Team gefördert, eine bessere Unterstützung des Patienten im Team wird ermöglicht, und das Teammitglied kann an das Gespräch anknüpfen, wenn der Patient zu einem späteren Zeitpunkt noch einmal dazu Fragen stellt, wie es häufiger vorkommt.

(2) Perception = Kenntnisstand, Wahrnehmung des Patienten

Eine gute Gesprächsatmosphäre ist eine wichtige Voraussetzung für eine gelingende Kommunikation. Der Arzt sollte dafür sorgen, dass der Patient das Signal erhält, als Person wahrgenommen zu werden und nicht nur als Träger einer Krankheit. Dazu tragen eine zugewandte Körperhaltung bei, ebenso das

Klaus Strasser

Suchen des Blickkontaktes, das Beachten, sich auf Augenhöhe zu befinden, die Begrüßung aller am Gespräch Beteiligten und die Vorstellung der eigenen Person. Der Patient sollte sich zu seinem Wissensstand und seiner Einschätzung der Erkrankung zu Beginn des Gespräches äußern und der Arzt sich durch angemessenes nonverbales Verhalten der Situation anpassen.

(3) Invitation = Einladung durch den Patienten, Informationen über ihn und seine Erkrankung zu thematisieren
Nicht alle Patienten sind bereit, eine ungünstige Diagnose und Prognose zu erfahren und zum Anlass für ein Gespräch zu nehmen. Dies muss berücksichtigt werden und die Gesprächsführung entsprechend an das Bedürfnis des Betroffenen angepasst sein und nicht nach dem paternalistischen (bevormundenden) Kommunikationsverständnis des Arztes erfolgen.

(4) Knowledge = Kenntnis und Weitergabe der Information
Das Heranführen des Patienten an die Wahrheit seiner Situation sollte in Schritten erfolgen und berücksichtigen, was für den Betroffenen zu ertragen ist. Nicht alles, was wahr ist, muss gesagt, aber alles, was gesagt wird, muss wahr sein. Das Gespräch sollte vorher mit dem Patienten vereinbart sein. Es kann mit einer Bemerkung beginnen, die auf die Schwere der Erkrankung und die Bedeutung des Gespräches hinweist, z.B.: »Haben Sie eine Vorstellung, worüber wir heute mit Ihnen sprechen müssen?«, oder: »Was denken Sie, über welches Problem wir uns heute mit Ihnen austauschen wollen?« Dadurch erhält der Patient die Möglichkeit, die Art und den Inhalt des Gespräches mitzugestalten.
Für die Vermittlung von wichtigen Informationen sind folgende Bedingungen zu berücksichtigen:
• die Ausdrucksweise muss verständlich sein
• klare Begriffe, also » Krebs«; keine Verniedlichungen
• kleine Informationsschritte mit Rückmeldung des Patienten über das, was er verstanden hat
• Wahrnehmung der Patientenreaktion
• evtl. Verdeutlichung durch Skizze und schriftliche Fixierung wichtiger Begriffe und Zusammenhänge.

(5) Exploration of Emotions = empathische Wahrnehmung der Patientenreaktion
Schlechte Nachrichten lösen beim Empfänger meist Emotionen wie Traurigkeit, Verzweiflung, Befürchtungen, Unruhe und Angst aus. Es gehört zur

ärztlichen Aufgabe, mit Empathie die emotionale Reaktion des Betroffenen wahrzunehmen und für die Weiterführung des Gesprächs zu berücksichtigen. Gesprächspausen können hilfreich sein. Auch können Fragen, mit denen der Arzt zeigt, dass er die emotionale Dimension erfasst, dem Betroffenen helfen, seine Gefühle zum Ausdruck zu bringen. Die Frage könnte z. B. lauten: »Empfinde ich es richtig, dass Sie jetzt sehr traurig sind?« Dabei muss die nonverbale Kommunikationsform des Fragenden in Übereinstimmung sein mit der Gefühlslage des Betroffenen, damit er das Vertrauen gewinnt, seine Emotionen verbal auszudrücken. Dann allerdings kann das Gespräch eine besondere Dimension und Tiefe gewinnen, die dem Betroffenen das Gefühl gibt, gehört und verstanden worden zu sein. Das ist viel besser als voreilige Lösungsmöglichkeiten, Ratschläge und Trostangebote, wie sie gerne von Ärzten in solchen Situationen gegeben werden.

Patienten sind dann oft auch von Fragen bewegt wie die hinsichtlich der Lebenserwartung, des Verlaufs der Krankheit und der damit verbundenen Prognose und ebenso der Hoffnung. Bezüglich der Lebensfrist sollten die Angaben sich an der medizinisch zu erwartenden Realität orientieren, wobei genaue Angaben in Monaten oder Wochen zu vermeiden sind, da sie keine Hilfe für den Patienten bedeuten.

Oft helfen hier Fragen, welche Ziele und Pläne der Patient noch hat, und gemeinsame Überlegungen, welche der Ziele für realisierbar gehalten werden können.

Gerade im Zusammenhang mit der Prognose und Lebenserwartung vermittelt der Patient oft verbal oder auch nonverbal, dass er ohne Hoffnung ist. Dafür sollte einerseits Verständnis gezeigt werden; anderseits kann auch dargelegt werden, dass jede Lebenssituation mit Hoffnung verbunden sein kann, z. B. der Hoffnung auf Begleitung: Begleitung und Beistand durch die Familie, durch Freunde oder auch durch ambulante hospizliche Betreuer. Gerade durch die liebevolle Begleitung von ehrenamtlichen Hospizmitarbeitern erfährt der Betroffene, dass er trotz aller krankheitsbedingter Einschränkungen als wertvoll empfunden wird. Das Erlebnis, auch bis zuletzt als wertvoll empfunden zu werden und nicht allein gelassen, sondern begleitet zu werden, gibt den Betroffenen Kraft, und manchmal kann es geschehen, dass dadurch die Lebensfrist verlängert wird.

(6) Strategy and Summary = Planen und Zusammenfassen
In der Regel sollte, wie erwähnt, das Gespräch nach 45 Minuten sanft beendet und für noch nicht besprochene Probleme und Fragen ein Folgetermin angeboten werden. – Die wichtigsten Gesprächsergebnisse fasst der Arzt

zusammen bzw. dokumentiert sie. Wenn ein neuer Termin folgen soll, wird er fest vereinbart.

Wichtig zu beachten ist, dass das Vermitteln und das Annehmen einer Erkrankung mit aussichtslosem Krankheitsverlauf (Prognose) immer ein Prozess ist, dessen Ablauf, Maß und Geschwindigkeit vom Patienten bestimmt wird.

7.7.3 Befähigung zur Kommunikation

Eine weitere wichtige Aufgabe kann auf den Arzt mit dem Beratungsgespräch für die Patientenverfügung und Vorsorgevollmacht zukommen, wie im nächsten Abschnitt dargestellt wird. Dabei stehen die Erhebung der Werteanamnese und die Vermittlung entsprechender Sachkenntnisse im Vordergrund. Da die meisten Patienten zu Hause sterben möchten, geht es auch darum, die bestehenden Hilfsangebote darzustellen, wie die ambulante hospizliche Begleitung, die palliativen pflegerischen und ärztlichen Strukturen bis hin zur SAPV, der spezialisierten ambulanten Palliativversorgung.

Da der Bereich Kommunikation im Rahmen des Medizinstudiums und auch später nicht systematisch zur Ausbildung gehört, ist es gut, dass es inzwischen entsprechende Simulationskurse auch zu diesem Themenbereich gibt, z. B. an der Uni in Köln. In einer Befragung junger Ärzte eineinhalb Jahre nach Studienabschluss schätzten diese ihre Kenntnisse und Fähigkeiten in der ärztlichen Gesprächsführung niedriger ein als im Beruf gefordert (Henke, 2012). Erfreulich ist, dass inzwischen an mehreren Universitäten spezielle Kommunikationsseminare angeboten werden.

Weitere Aspekte zum Thema Kommunikation werden im Kapitel 1: *Gelingendes Begleiten am Lebensende* dargestellt, da es gerade für diesen Bereich der Patientenbetreuung besondere Kommunikationsarten zu berücksichtigen gilt. Speziell wird auf Kommunikationsbrücken, auf Signale und auf Sprache von Sterbenden eingegangen.

7.8 Patientenverfügung

Das Gesetz zur Patientenverfügung trat im September 2009 in Kraft. Der schriftlich geäußerte Wille zur Behandlung eines bleibend einwilligungsunfähigen Patienten wird dadurch zur gesetzlich abgesicherten Richtlinie für Ärzte, Bevollmächtigte und Betreuer, unabhängig von einer Erkrankung oder ihrer Prognose. Dadurch kann eine unnötige Leidensverlängerung verhindert werden. Allerdings ist damit dem Patienten nicht das Recht gegeben, dem Arzt die Art der Behandlung vorzuschreiben (s. u.).

7.8.1 Das neue deutsche Gesetz

Es handelt sich um §§ 1901a ff. BGB. Der wesentliche Inhalt des neuen Gesetzes sei hier kurz entsprechend der Arbeit von Lipp und Strasser darge-stellt (vgl. Lipp/Strasser, 2012):

1. Die Patientenverfügung ist neben anderen Formen der Willensbekundung eines Patienten ausdrücklich gesetzlich anerkannt, § 1901a Abs. 1 BGB.
2. Der Wille des Patienten ist in jedem Stadium der Erkrankung zu beachten, § 1901a Abs. 3 BGB.
3. Der Arzt ist für die medizinische Indikation verantwortlich, der Bevoll-mächtigte/Betreuer für die Feststellung des Patientenwillens. Beides muss im Dialog zwischen Arzt und Patientenvertreter erfolgen, § 1901b BGB.
4. Eine Genehmigung des Betreuungsgerichts ist nur erforderlich, wenn Arzt und Bevollmächtigter/Betreuer uneinig sind, dass die ärztliche Maßnahme bzw. der Verzicht hierauf dem Willen des Patienten entspricht, § 1904 Abs. 4 BGB.

Infolge der langen öffentlichen und politischen Debatte bis zur Gesetzesver-abschiedung hat der Entwicklungsprozess sicher dazu beigetragen, dass die Thematik mehr und mehr in der Öffentlichkeit bewusst gemacht wurde. Eine Zunahme der Häufigkeit von Patientenverfügungen bei Kranken-hauspatienten von früher ca. 5 % auf heute ca. 10 % ist vermutlich z. T. auch darauf zurückzuführen. Für 2009 nannte das Bundesjustizministerium die beachtliche Zahl von mehr als 8 Millionen Bürger, die im Besitz einer Pati-entenverfügung seien (Disse, 2009). Ein weiteres Indiz für eine positive Ent-wicklung auch in der Gesellschaft ist die in der letzten Zeit zunehmende Anzahl an Publikationen zu dieser Thematik, sowohl in den öffentlichen Medien und der allgemeinen medizinischen Literatur, z. B. Deutsches Ärz-teblatt, oder in der Fachliteratur, z. B. Zeitschrift für Palliativmedizin. Auch die Aufnahme der Palliativmedizin als Pflichtlehr- und Prüfungsfach in die Approbationsordnung mit dem Ziel, bis 2013 an jeder Universität ein ent-sprechendes Lehrangebot zu realisieren, bewirkt mit Sicherheit eine positive Beeinflussung der jungen Ärztegeneration im Umgang mit Patientenverfü-gungen und damit auch wechselwirkend in der Gesellschaft.

Auch die mündliche Erklärung des Patientenwillens zur Therapiebeendi-gung gewinnt an Bedeutung angesichts des Urteils des Zweiten Senats des

Bundesgerichtshofs vom 25. Juni 2010. Danach konnte aufgrund des gegenüber der Tochter mündlich geäußerten Willens der Mutter bei einer irreversiblen Komaerkrankung derselben die künstliche Ernährung eingestellt werden. Diese Entscheidung stärkt die Rechtssicherheit bei der Berücksichtigung des Patientenwillens (vgl. Klinkhammer: Entscheidungshilfe, 2010).

Gerade unter Berücksichtigung der Menschenwürde gilt es unter allen Umständen, eine sinnlose Sterbensverlängerung und Leidenszumutung zu vermeiden. In dem Entscheidungsprozess über Therapiemaßnahmen am Lebensende ist der Anspruch auf Selbstbestimmung als wichtiges Element zu berücksichtigen. Dazu können Patientenverfügungen sehr hilfreich sein. Menschen können und müssen selbst entscheiden, wie sie leben und sterben wollen. Allerdings erfährt der Anspruch auf Selbstbestimmung dann seine Begrenzung, wenn die vom Betroffenen erwartete Maßnahme nicht mit den ethischen Grundsätzen des Arztes zu vereinbaren ist, wie z. B. bei Tötung auf Verlangen.

Die Verbindlichkeit von Patientenverfügungen ist durch die Gesetzesentscheidung von 2009 klar geregelt, sodass diese als sehr hilfreich im Entscheidungsprozess anzusehen sind. Dies gilt besonders dann, wenn durch eine so genannte Vorsorgevollmacht eine Person bestimmt worden ist, die bei Therapieentscheidungen mit einbezogen werden soll, falls eine Entscheidungsfähigkeit des Patienten nicht mehr gegeben ist.

Die jetzt erreichte Rechtssicherheit entspricht den Erwartungen in der Gesellschaft, die sehr eindringlich seit Längerem forderte, dass Patientenverfügungen rechtsverbindlich und auch für Ärzte bindend sind und befolgt werden müssen. Darüber hinaus ist von besonderer Bedeutung, dass die Patientenverfügung nicht nur für den Sterbevorgang gelten soll. Dies betrifft z. B. fortgeschrittene Demenz oder ein irreversibles Koma.

7.8.2 Gedanken zur Patientenverfügung aus ärztlicher Sicht

Verschiedene Aspekte gewinnen aus ärztlicher Sicht besondere Bedeutung, wenn es um die Erstellung einer Patientenverfügung geht. Dies sind:

- die Gründe und Anlässe zur Erstellung einer Patientenverfügung,
- das Beratungsgespräch,
- die ärztliche Kompetenz,
- der mutmaßliche Wille,
- die Demenz,
- die Notfallsituation.

7.8.3 Gründe und Anlässe zur Erstellung einer Patientenverfügung

In einer neueren Studie zur Patientenverfügung untersuchen die Autoren die Gründe für die Erstellung und für die Ablehnung derselben (vgl. Jaspers et al., 2010). Die Gründe für das Nichterstellen einer Patientenverfügung sind danach der Mangel an Information, an Bildung, an Kraft und an Möglichkeiten, ein solches Vorhaben zu Ende zu bringen. Die Gründe für die Erstellung einer Patientenverfügung sind bisher wenig untersucht, aber gewiss ist die Handlungsautonomie als ein wesentliches Element anzunehmen. Weitere Hauptgründe sind die Diagnose oder die Verschlechterung einer eigenen schweren Erkrankung und auch die schwere Erkrankung oder der Tod eines anderen Menschen. In der zitierten Studie wurden in der Zeit von 8/2008–7/2009 48 Personen in drei Gruppen untersucht: 20 Gesunde, 16 chronisch Kranke und 12 Palliativpatienten. Gründe für die Erstellung waren aktive (eigene) und reaktive (am Sterben anderer gespiegelt) Vorstellungen. Bei den aktiven Gründen wurden 5 Kategorien und bei den reaktiven 2 Kategorien von Wünschen und Vorstellungen für die Versorgung am Lebensende gefunden. Dies sind bei den aktiven: (1.) Einforderung therapeutischer Maßnahmen, (2.) Qualität des Sterbens, (3.) Anforderung an Entscheidungsfindung, (4.) Abwehr von therapeutischen Maßnahmen, (5.)Vermeidung von unerträglichen Zuständen – und bei den reaktiven: (1.) Abwehr therapeutischer Maßnahmen, (2.)Vermeidung von unerträglichen Zuständen. – Es ergaben sich fünf verschiedene Typen für die Ansprüche an eine Patientenverfügung: Typ 1: *Nicht so wie mein Vater;* Typ 2: *So wie mein Vater;* Typ 3: *Leichter für andere;* Typ 4: *So will ich nicht sterben;* Typ 5: *So will ich sterben.*

Die Autoren weisen abschließend darauf hin, dass möglicherweise wichtige persönliche Aspekte beim Verfasser unberücksichtigt bleiben, weil die Erlebnisse mit anderen Menschen und die dadurch gewonnenen Anlässe und Gründe die eigenen Gedanken und Aspekte zudecken (vgl. Jaspers et al., 2010). Sowohl der Anlass als auch die Gründe sollten deshalb in der Beratung besprochen werden.

7.8.4 Das Beratungsgespräch

Damit eine Patientenverfügung bei vorhandenen ernsthaften Erkrankungen wirklich die gewissenhaft getroffene Entscheidung des Patienten über die Erwartung an Leben und Lebensqualität wiedergibt, und da die diesbezüglichen Wünsche und Wertvorstellungen individuell sehr verschieden sind (vgl. Hillier et al., 1995), haben das Vorgespräch und damit die Erhebung der Werteanamnese durch den Arzt eine wichtige Bedeutung (vgl. Sass, 2009).

Das Beratungsgespräch sollte wenn möglich in Gegenwart vertrauter Personen erfolgen, die gegebenenfalls vorsorgebevollmächtigt sind oder werden sollen. Es dient der Vermittlung sachlicher Inhalte und der Erhebung der persönlichen Einstellung und Wünsche. Die Initiative für ein Gespräch sollte im Allgemeinen vom Patienten ausgehen. In besonderen Fällen kann es aber auch der Fürsorgepflicht des Arztes entsprechen, auf die Sinnhaftigkeit einer Patientenverfügung aufmerksam zu machen. Dies kann z. B. dann zutreffen, wenn die Erkrankung oder auch die Therapie in absehbarer Zeit den Eintritt der Einwilligungsunfähigkeit sehr wahrscheinlich machen. Bei der Vermittlung von Sachkenntnissen sollte deutlich werden, dass z. B. eine Beatmung zur Überwindung einer kurzfristigen Atemstörung sinnvoll ist und deshalb nicht generell abzulehnen ist. Das Gleiche gilt auch für andere lebenserhaltende Maßnahmen, wie z. B. künstliche Niere oder künstliche Ernährung im Rahmen einer intensivmedizinischen Therapie. Auch Begriffe wie irreversibles Koma, fortgeschrittene Demenz, passive, aktive und indirekte Sterbehilfe sollten verständlich gemacht werden bzw. durch die neueren, oben erwähnten Formulierungen ersetzt werden. Bei der Bewertung der Lebensqualität ist auch zu berücksichtigen, ob der Patient gesund und ohne die Erfahrung einer schweren Krankheit ist oder ob er durch eine Krankheit existenziell bedroht ist (vgl. Bundesärztekammer/Zentrale Ethikkommission, 2010).

Eine Dokumentation über Gespräch und Teilnehmer sollte auf jeden Fall erfolgen. Der Arzt muss über das Gespräch die Schweigepflicht einhalten außer gegenüber dem Bevollmächtigten, dem Betreuer und weiteren Personen, die in der Verfügung zusätzlich benannt sind. Oft wird der Wunsch geäußert, zu Hause zu sterben. Die ärztliche Beratung sollte dem Verfasser der Patientenverfügung und den begleitenden Personen die örtlichen Hilfsangebote zur Realisierung dieses Wunsches darstellen, nämlich die hospizliche Betreuung, die ärztlichen und pflegerischen palliativen Angebote bis hin zur SAPV, der **s**peziellen **a**mbulanten **P**alliativ**v**ersorgung. Inwieweit eine vorbereitende Information zu einem Beratungsgespräch auch von nichtärztlichem Personal, z. B. Hospizkräften oder Palliativpflegediensten, wahrgenommen werden kann, indem z. B. auch ein Fragebogen erstellt und besprochen wird, muss im Einzelfall geprüft werden.

7.8.5 Ärztliche Kompetenz für die Beratung

Welche Forderungen sind an Ärzte zu stellen, damit sie die erforderliche Kompetenz für die Beratung zur Erstellung einer Patientenverfügung besitzen? Ihnen muss die wichtige Literatur bekannt und vertraut sein, so z. B. die »Grundsätze der Bundesärztekammer zur ärztlichen Sterbebegleitung« von 2011, ebenso die Schrift des Nationalen Ethikrates »Selbstbestimmung und Fürsorge am Lebensende« von 2006. Es müssen die Begrifflichkeiten, wie oben (7.1 und 7.2) dargestellt, verstanden sein. Es muss Ärzten bekannt sein, dass sie für die Gewährung der *Basisbetreuung* entsprechend den Grundsätzen der Bundesärztekammer verantwortlich sind. Wegen der großen Bedeutung der Basisbetreuung seien die damit bezeichneten Maßnahmen noch einmal zitiert: »menschenwürdige Unterbringung, Zuwendung, Körperpflege, Lindern von Schmerzen, von Atemnot und Übelkeit, Stillen von Hunger und Durst«. Ärzte müssen diese Leistungen nicht alle persönlich erbringen, aber sie sollten dafür sorgen, dass sie von entsprechenden Einrichtungen und Menschen erbracht werden. Im Beratungsgespräch sollten gemäß den offiziellen Empfehlungen (vgl. Nationaler Ethikrat, 2006) die Formulierungen *passive Sterbehilfe* durch *sterben lassen*, *indirekte Sterbehilfe* durch *Therapie am Lebensende* und *aktive Sterbehilfe* durch *Euthanasie* ersetzt werden. Als weiterer Begriff wird vom Nationalen Ethikrat *Sterbebegleitung* vorgeschlagen, womit Maßnahmen der Pflege und Betreuung von Menschen gemeint sind, bei denen der Sterbeprozess bereits begonnen hat.

Entgegen der Erwartung ist derartig grundsätzliche Literatur Ärzten oft nicht geläufig. Es ist daher mehr als wünschenswert, dass in der Ärzteschaft diese Literatur bekannt ist und die Sicht kompetenter Gremien beim ärztlichen Handeln zunehmend an Bedeutung gewinnt und berücksichtigt wird.

In meinem Seminar *Ärztliche Begleitung am Lebensende* für Studenten im Praktischen Jahr der Universität Düsseldorf, das ich bis 2008 gehalten habe, konnte ich meine Studenten ermutigen, die Kollegen auf den Stationen, auch die Oberärzte und Stationsärzte, auf den Inhalt und die Bedeutung der erwähnten Literatur anzusprechen; die wenigsten der Angesprochenen hatten Kenntnis davon.

7.8.6 Besondere Situationen für die Patientenverfügung

Folgende Situationen sind von besonderem Gewicht für die Patientenverfügung: die Bewertung des mutmaßlichen Willens (1), die Demenz (2) und der Notfall (3).

Klaus Strasser

(1) Für den *Fall der Geschäfts- oder Einwilligungsunfähigkeit des Patienten* trifft der Bevollmächtigte oder der Betreuer *nach Maßgabe des mutmaßlichen Willens* und der Behandlungswünsche des Patienten die Entscheidung über die Einwilligung in die ärztliche Therapie oder deren Ablehnung. – Die Komplexität und die Schwierigkeit, dem mutmaßlichen Willen zu entsprechen, lassen sich an folgendem Beispiel verdeutlichen.

Ein 70-jähriger Patient ist nach einer schweren nicht operablen Hirnmassenblutung seit drei Monaten im Koma. In seiner Patientenverfügung hat er für den Fall eines irreversiblen Komas festgelegt, dass alle Therapiemaßnahmen einschließlich der künstlichen Ernährung eingestellt werden. Der Patient entwickelt eine akute Entzündung im Bauchraum mit schweren septischen Allgemeinreaktionen. Der hinzugezogene Chirurg hält eine Operation für angezeigt, da andernfalls mit dem Ableben zu rechnen sei. Der beratende Neurologe sieht die Prognose ausgesprochen kritisch, kann aber nicht sicher ausschließen, dass der Patient aus dem Koma wieder erwacht und eine Teilgenesung erfolgt. – Es findet ein Gespräch zwischen den Ärzten und der bevollmächtigten Person statt, die entsprechend dem mutmaßlichen Willen des Patienten eine Operation ablehnt. Das hinzugezogene Betreuungsgericht entscheidet sich für die ärztlich empfohlene Therapie, da das Koma als nicht sicher irreversibel bezeichnet werden kann.

Gerne erwähne ich in diesem Zusammenhang eine Begebenheit, die wegen der beteiligten Personen von besonderem Reiz ist. Sie ereignete sich vor nicht zu langer Zeit: Der berühmte Thorax- und Herzchirurg DeBakey litt im letzten Abschnitt seines Lebens an einem thorakalen Aortenaneurysma, einer Erkrankung, die er selbst oft operiert hatte und deren von ihm gegebene Stadieneinteilung allgemein anerkannt ist. Es handelt sich um eine dünnwandige Aussackung der Hauptschlagader in Herznähe. Wegen der dünnen Aderwand birgt diese Veränderung ein großes Risiko des Zerreißens und einer starken, lebensbedrohlichen Blutung. Da DeBakey über 90 Jahre alt war und er als Herzchirurg die Risiken einer Operation gut kannte, hatte er verfügt, dass bei ihm keine Operation durchgeführt werden sollte, auch nicht im Notfall, wenn es zu einer Ruptur (Zerreißen) käme. Es kam zu einer Ruptur, und DeBakey wurde als Notfall in seine eigene Klinik eingeliefert. Er verlor das Bewusstsein, und der verantwortliche Kollege operierte ihn trotz der ablehnenden Entscheidung. Die Operation war erfolgreich und DeBakey lebte noch einige Jahre und in Dankbarkeit gegenüber seinem mutigen Fachkollegen (vgl. Gaul/Helm, 2009).

Aus beiden Beispielen wird deutlich, wie schwierig es oft sein kann, in der aktuellen Situation die richtige Entscheidung zu treffen. Im ersten Beispiel orientierte sich die Meinung des Bevollmächtigten an dem mutmaßlichen Willen des Patienten, während das Betreuungsgericht sich entsprechend der Aussage des Ärzteteams dagegen und für die Therapie entschied. Im zweiten Fall operierte der Chirurg den Patienten, obwohl dieser sich in der Patientenverfügung ausdrücklich gegen eine Notfalloperation ausgesprochen hatte. Der Dank des erfolgreich operierten Patienten bestätigte nachträglich, dass die Entscheidung richtig war, obwohl sie nicht der Patientenverfügung entsprach.

(2) *Die Demenz erfordert eine spezielle Beurteilung*, da sie in mehreren Phasen verläuft. Weder die Stufe 1 mit relativ geringfügigen Einschränkungen noch die 2. Stufe, wenn auch mit stärker ausgeprägten Störungen, können als Grund für entsprechende Therapieeinschränkungen in einer Patientenverfügung berücksichtigt werden. Das Stadium 3 mit völligem Verlust der Großhirnfunktion und einer Lebenssituation, die gerne als Leben im ständigen Augenblick bezeichnet wird, gilt oft als nicht mehr lebenswert. Allerdings ist zu bedenken, dass der Gehirnanteil, der für Emotionen und für die affektive Tönung des Gesamtverhaltens verantwortlich ist, das so genannte Limbische System, von der Störung nicht betroffen ist und die Menschen mit Demenz sehr wohl ein Gefühl für Unwohlsein und Schmerzen haben, aber auch Wohlbefinden und Schmerzfreiheit spüren können. Demente äußern Schmerzen und Unwohlsein oft in stereotypen, lauten Hilferufen oder Schreien, sich wiederholenden Bewegungen, Klopfen auf bestimmte Körperpartien oder auf Gegenstände.

Nicht selten werden solche Verhaltensweisen fälschlich als herausfordernd und aggressiv bezeichnet, aber nicht als indirekte Schmerzzeichen erkannt und oft vorschnell mit der Gabe von sedierenden Medikamenten unangemessen behandelt (vgl. Mayer, 2012).

Die Demenz bedarf einer intensiven ärztlichen Bewertung und einer besonderen Berücksichtigung in der Patientenverfügung. Eine frühzeitige Erfassung der Patientenbedürfnisse bei beginnender Demenz mittels eines differenzierten Aufklärungsgespräches unter Einbeziehung der Angehörigen hat eine wichtige Bedeutung (vgl. Schwermann, 2012).

(3) *Notfälle bei Patienten am Lebensende* bedeuten eine lebensbedrohliche Störung des Bewusstseins, der Atmung, der Herz-Kreislauf-Funktion oder der Stoffwechselfunktionen sowie nach Unfällen (vgl. Wiese et al., 2012). Derartige Situationen haben in der präklinischen Notfallmedizin in Deutschland einen Anteil von etwa 3 %. Da sich palliative Notfallsituationen oftmals aufgrund eines Fortschreitens der Grunderkrankung ergeben, ist es sinnvoll, in einer vorausschauenden Planung die Therapieziele mit dem Patienten und gegebenenfalls mit den Angehörigen abzustimmen. Nach einer neueren Stu-

Klaus Strasser

die über Notfallsituationen bei Palliativpatienten ist eine spezielle Notfall-Patientenverfügung sehr sinnvoll (vgl. Gerth et al., 2012). Eine besondere Situation stellt die kardiopulmonale Reanimation dar. Sie macht bis zu 60 % aller palliativen Notfälle bei Patienten im weit fortgeschrittenen Krankheitsstadium aus. Hier ist die Patientenverfügung oder auch ein Palliativnotfallbogen eine wichtige Entscheidungshilfe für den Arzt. Allerdings muss das nichtärztliche Rettungsdienstpersonal immer nach dem Rettungsassistenzgesetz mit der Reanimation beginnen, falls es vor dem Arzt am Notfallort erscheint (vgl. Wiese et al., 2012).

Für die möglichen Notfallsituationen kann die Patientenverfügung mit einer Vorabentscheidung einer Therapieablehnung für das Team der Notfallärzte und Rettungssanitäter sehr hilfreich sein. Vor allem bei schweren Erkrankungen, die nicht heilbar sind und wahrscheinlich in absehbarer Zeit zum Tode führen, ist eine Therapieablehnung, z. B. die Verneinung einer Wiederbelebung, für die Maßnahmen im Notfall sehr wichtig. Allerdings liegt es immer in der Entscheidungskompetenz des Notarztes, welche Therapie er wählt und welche er unterlässt.

7.8.7 Zusammenfassende Schlussgedanken zur Patientenverfügung aus ärztlicher Sicht

(1) Durch das Patientenverfügungs-Gesetz ist der schriftlich geäußerte Wunsch des Patienten bezüglich der Ablehnung einer medizinischen Behandlung gesetzlich abgesichert und verbindlich für Ärzte, Pflegepersonal, Bevollmächtigte und Betreuer.

(2) Eine umfassende ärztliche Aufklärung einschließlich der Information über Wesen und Folgen der Patientenverfügung ist für eine verbindliche Erklärung des Patienten erforderlich. Die Aufklärung und das Vorliegen einer nicht gestörten Urteilsfähigkeit des Patienten hat der aufklärende Arzt unter Angabe seines Namens und seiner Anschrift zu dokumentieren.

(3) Das Aufklärungsgespräch dient der Erhebung einer Werteanamnese und der Ermittlung der Patientenwünsche.

(4) Vertraute und Bevollmächtigte sollten möglichst am Aufklärungsgespräch teilnehmen.

(5) Der Arzt muss die erforderlichen Sachkenntnisse zum Thema der letzten Lebensphase haben und die Hilfsangebote der örtlichen medizinischen und nicht medizinischen Dienste kennen, z. B. ambulante und stationäre Hospize sowie palliative ärztliche und pflegerische Einrichtungen.

(6) Besonders schwierige Situationen für das Aufklärungsgespräch sind

die Erschließung des mutmaßlichen Willens, die Demenz im fortgeschrittenen Stadium und die Notfallsituation.

(7) Die Ablehnung von lebenserhaltenden Maßnahmen im Notfall, z. B. der Herz-Lungen-Wiederbelebung, sollte besonders beim Vorliegen schwerer chronischer, nicht heilbarer und in absehbarer Zeit zum Tode führender Erkrankungen in der Patientenverfügung berücksichtigt werden.

(8) Die Erstellung einer Patientenverfügung bedarf einer gründlichen und gewissenhaften ärztlichen Begleitung auf der Basis einer guten Fachkompetenz und Einfühlungsgabe. Die Werteanamnese und die Besprechung der persönlichen Gründe für die Ablehnung bestimmter Therapieformen sind ebenso wichtig wie die Auswahl der Personen, die eine Vorsorgevollmacht erhalten. Besondere Berücksichtigung sollten der mutmaßliche Wille, die Demenz und die Notfallsituation finden.

(9) Eine Zunahme der Patientenverfügung in unserer Gesellschaft ist sehr wünschenswert, da diese eine wichtige Entscheidungshilfe besonders auch bei schwierigen Situationen darstellt.

7.9 Palliativmedizin

Gerade weil die letzte Lebensphase oft von den Ärzten schwierige Entscheidungen abverlangt, ist es wichtig, dass Ärzte entsprechende Fachkenntnisse erwerben. Für die Schmerztherapie hatte Klaus Kutzer auf dem Deutschen Juristentag 1994 das Recht eines jeden Patienten auf Schmerzbehandlung postuliert. Durch die gesetzliche Regelung gilt das Gleiche seit 2007 für die Palliativmedizin. Palliativmedizin leitet sich vom lateinischen Wort »Pallium = der Mantel« ab. Sie ummantelt und behütet Patienten, die an einer fortschreitenden und nicht mehr heilbaren Erkrankung leiden. Das Ziel der Palliativmedizin ist die Wiederherstellung und der Erhalt der bestmöglichen Lebensqualität. Ein wesentlicher Teil der Palliativmedizin ist die Schmerztherapie, die palliative Sedierung und die Symptomkontrolle, auf die Marianne Kloke in ihrem Beitrag (s. o. Kapitel 2) besonders eingeht.

7.9.1 Situation in Deutschland

Palliativmedizin ist in Deutschland ein relativ junges medizinisches Fach, das ärztliche und pflegerische Qualifikation beinhaltet. Es gibt inzwischen Palliativstationen mit besonders qualifiziertem Personal und einem aufgrund der hohen Anforderungen besonderem Personalschlüssel: Patient zu Pflegenden 1:1,4 und 2,5 Ärzte für zehn Betten. Die durchschnittliche Verweildauer beträgt elf Tage (vgl. Kloke/Rudolph, 2009), wobei nach der Entlassung eine weiterführende ambulante palliative Therapie erforderlich ist. Weitere palliative Angebote sind Palliativtageskliniken, in denen die Patienten, die zu Hause oder in anderen Einrichtungen leben, tagsüber Therapien erhalten, z. B. Punktionen von Wasseransammlungen im Bauch- oder Rippenfellraum, und dann wieder zurückgehen in ihren Wohnraum.

In Krankenhäusern ohne Palliativstationen ist die Einrichtung palliativer Konsiliardienste sehr sinnvoll. Diese kümmern sich um die Palliativpatienten und bestehen aus Ärzten und Pflegediensten mit speziell erworbenen palliativ-medizinischen Kenntnissen.

Im ambulanten Bereich gibt es inzwischen Ärzte und Pflegedienste mit speziellen palliativ-medizinischen Qualifikationen, so z. B. den qualifizierten Hausarzt mit einer 40-stündigen Fachweiterbildung und den qualifizierten Palliativarzt (QPA) mit der Zusatzbezeichnung Palliativmedizin. Dazu ist eine Prüfung bei der Ärztekammer erforderlich, nachdem er zuvor ein Jahr an einer anerkannten Einrichtung (i. d. R. Palliativstation) gearbeitet oder 40 Stunden palliativen Grundkurs plus 120 Stunden Spezialweiterbildung an von den Ärztekammern anerkannten Seminaren absolviert hat. Für den Pflegebereich gibt es entsprechend qualifizierende Weiterbildungsmöglichkeiten.

In Rahmen ambulanter Patientenbehandlung sollen die allgemeine ambulante Palliativversorgung (AAPV) und die spezialisierte ambulante Palliativversorgung (SAPV) etabliert werden. Voraussetzung ist, dass ein Palliative Care Team, bestehend aus mindestens drei Palliativärzten und vier Palliativpflegenden, den Patienten betreut. Hierzu müssen noch die strukturellen und finanziellen Bedingungen realisiert werden.

Trotz der erzielten Fortschritte wird nachdrücklich darauf hingewiesen, dass bei vielen Menschen, die eine hospizliche und palliative Betreuung benötigen, eine Mangelversorgung besteht. Dies betrifft besonders pflegebedürftige und an Demenz erkrankte alte Menschen (vgl. Weihrauch, 2010). Der Ausbau der häuslichen Versorgung ist noch nicht so weit fortgeschritten, wie es für eine bedarfsgerechte Versorgung notwendig ist und es entsprechend den Gesetzeseinführungen der letzten Legislaturperiode seit 2007 vorgesehen war, wonach jeder Mensch ein Recht auf palliativmedizinische Behandlung hat.

7.9.2 AAPV und SAPV

Die ambulante Palliativversorgung, gegliedert in allgemeine, ambulante Palliativversorgung (AAPV) und spezialisierte, ambulante Palliativversorgung (SAPV) muss gefördert und intensiviert werden. Das forderte auch der Präsident der DGP, Prof. Dr. F. Nauck, auf dem 114. Deutschen Ärztetag in Kiel (vgl. Meißner, 2011).

Strukturen sind erforderlich, die das Zusammenwirken der von verschiedenen Arztgruppen wahrgenommenen palliativen Aufgaben reibungslos, zumindest reibungsarm ermöglichen.

Dazu haben der Deutsche Hospiz- und PalliativVerband (DHPV) und die Deutsche Gesellschaft für Palliativmedizin (DGP) eine Arbeitsgruppe gegründet, die gemeinsam mit Vertretern aus der Praxis der ambulanten Palliativversorgung in Projektgruppen aktuelle Fragestellungen themenbezogen bearbeiten. Ärzte sollten fundierte Kenntnisse besitzen über die Begrifflichkeiten und Therapiemöglichkeiten in der letzten Lebensphase, über die juristischen Konsequenzen und über alternative Hilfsangebote, wie z. B. ambulante und stationäre Hospize. Das bedeutet, dass Ärzte entsprechende Weiterbildungskurrikula absolvieren, um palliativmedizinische Kenntnisse zu erwerben. Dies wird im Übrigen auch von unserer Standesorganisation gefordert.

Aus eigener Erfahrung kann ich die erfolgreiche Arbeit seit 2001 im Alfried Krupp Krankenhaus (Essen) in einem interprofessionellen palliativmedizinischen Team bestätigen. In diesem Team gab es Ärzte und Pflegende mit palliativmedizinischer Fachqualifikation, sodass ein entsprechender palliativmedizinischer Konsiliardienst etabliert werden konnte. Zu dem Team gehörten auch andere Berufsgruppen, z. B. Seelsorger, Sozialer Dienst, Psychologen und Mitarbeiter des ambulanten Hospizdienstes.

Ein sehr wichtiger und begrüßenswerter Fortschritt in der palliativen Versorgung der Patienten mit betäubungsmittelhaltigen Schmerzmedikamenten ist durch die Zustimmung des Bundesrates zur Änderung betäubungsmittelrechtlicher Vorschriften erreicht worden. Sie ermöglicht erstmals, Notfallvorräte von Betäubungsmitteln, z. B. vom Morphintyp, in stationären Hospiz- und Palliativeinrichtungen und in der SAPV vorzuhalten und so eine Schmerzbehandlung rund um die Uhr zu gewährleisten (vgl. Klinkhammer, 2010; Weihrauch, 2011).

Ergänzende Lösungsangebote bieten so genannte Ethikteams. Wichtig ist, dass es in den Institutionen entsprechende Ansprechpartner mit fundiertem Fachwissen gibt. Das gilt auch für Ärzte, die Patienten in Pflegeheimen betreuen und oft alleine sind mit den Fragen am Lebensende, z. B. bezüglich

Klaus Strasser

der künstlichen Ernährung, die oft ja in einer Art Automatismus begonnen und durchgeführt wird. Auf die diesbezügliche Stellungnahme der Bundesärztekammer gehe ich im Abschnitt *7.9.3 Künstliche Ernährung* ein. Auch im Bereich der ambulanten und stationären Pflege sollte es Mitarbeiter mit der Weiterbildungsqualifikation »Palliativmedizin« geben.

Auch die Hospize sollten untereinander und mit den ambulanten Pflegediensten vernetzt sein. In Essen beispielsweise sind alle Hospize, drei stationäre und neun ambulante, durch die Mitgliedschaft im Verein Hospizarbeit Essen e. V. miteinander verbunden. Es finden regelmäßig gemeinsame Treffen statt, und Veranstaltungen werden gemeinsam durchgeführt, davon bisher sieben gemeinsame Symposien. Mit ambulanten Pflegediensten existieren gemeinsam erarbeitete Kooperationsverträge.

Folgende Maßnahmen helfen, im schwierigen Entscheidungsprozess der letzten Lebensphase das Richtige zu tun:

- Beachtung der Grundsätze der Bundesärztekammer zur ärztlichen Sterbebegleitung
- Änderung der Terminologie:
  - statt *aktive Sterbehilfe*: *Tötung oder Euthanasie*
  - statt *passive Sterbehilfe*: *Sterben lassen*
  - statt *indirekte Sterbehilfe: Therapie in der Sterbephase*
- Erwerb palliativmedizinischer, besonders auch schmerztherapeutischer Kenntnisse bei Ärzten und Pflegenden
- palliativmedizinische, interprofessionelle Teams an Krankenhäusern, evtl. Ethikteams
- Vernetzung von Pflege, Hospizen und palliativen Einheiten im ambulanten Bereich
- Palliativmedizinische Schulung von Pflegenden in Heimen
- Berücksichtigung von Patientenverfügungen
- Gute Kommunikation
- Schmerztherapie
- Förderung hospizlicher Arbeit

7.9.3 Künstliche Ernährung

Bei Patienten mit schwersten zerebralen Schädigungen und anhaltender Bewusstlosigkeit wird nach den Grundsätzen der Bundesärztekammer die künstliche Ernährung als geboten aufgeführt. Allerdings wird eingeräumt, dass auch bei diesen Patienten eine Änderung des Therapiezieles und die

Unterlassung lebenserhaltender Maßnahmen in Betracht kommen kann.

Die langfristige künstliche Ernährung erfolgt heute überwiegend über Magensonden, die in der Regel nicht durch die Nase und die Speiseröhre, sondern endoskopisch kontrolliert durch die Bauchhaut in den Magen vorgeschoben werden.

Von diesem Vorgehen leitet sich der Name PEG ab. Er steht für die Anfangsbuchstaben der lateinischen Bezeichnungen:

P = **p**ercutan = durch die Haut
E = **e**ndoskopisch kontrolliert
    (optische Kontrolle durch Sonde mit Fiberoptik)
G = **G**astrostomie = Verbindung zum Magen

Die so gelegten Sonden bedeuten für den Patienten kein großes Risiko und werden langfristig besser vertragen als die über die Nase vorgeschobenen Schläuche. Die Patienten, die hierfür in Frage kommen, sind meist alte Menschen mit fortgeschrittener Demenz bzw. anderen erheblichen Einschränkungen der geistigen Fähigkeit, Patienten im Wachkoma oder dem so genannten apallischen Syndrom (der Großhirnmantel = das Pallium als Sitz unseres Denkvermögens ist ohne Funktion), Tumorpatienten in der letzten Lebensphase, oder bei Erkrankungen mit gestörter oder unmöglicher Nahrungsaufnahme.

Die ärztliche Entscheidung, ob eine künstliche Ernährung durchgeführt werden soll, richtet sich ganz entscheidend nach der Situation, in der sich der Patient befindet. Sie darf nicht schematisch erfolgen, sondern muss differenziert bewertet werden. Dies wird auch aus den verschiedenen Beurteilungen in den Grundsätzen der Bundesärztekammer deutlich. In der Präambel wird u. a. das Stillen von Hunger und Durst zur Basisbetreuung gezählt. In Abschnitt 1 wird dann besonders darauf hingewiesen, dass nicht immer Nahrungs- und Flüssigkeitszufuhr erfolgen muss, falls der Tod in kurzer Zeit zu erwarten ist und kein Hunger- und Durstgefühl besteht. In Abschnitt 3 wird betont, dass eine anhaltende Bewusstseinsbeeinträchtigung nicht den Verzicht auf lebenserhaltende Maßnahmen rechtfertigt.

Das Behandlungsziel und eine eventuelle Änderung sind immer wieder neu zu bedenken und mit dem Betreuer zu besprechen, wobei der in der Patientenverfügung geäußerte oder der mutmaßliche Wille zu beachten ist. Dies betrifft auch die Aufrechterhaltung oder Beendigung der künstlichen Ernährung.

Klaus Strasser

7.10 Wichtigste ärztliche Aufgaben am Lebensende – Resümee

Abschließend möchte ich die wichtigsten Aspekte der *Ärztlichen Aufgaben am Lebensende* zusammenfassen.

In den Grundsätzen der Bundesärztekammer zur ärztlichen Sterbebegleitung, zuletzt 2011 erschienen, sind die Aufgaben des Arztes in der letzten Lebensphase klar festgelegt. Für die unklaren Begrifflichkeiten aktive, passive und indirekte Sterbehilfe sollten allgemein die vom Nationalen Ethikrat vorgeschlagenen Bezeichnungen Euthanasie oder Tötung, sterben lassen und Therapie in der Sterbephase gewählt werden.

- Immer beginnt die ärztliche Tätigkeit mit der Klärung der Ausgangssituation. Sterben und Tod werden heute wieder mehr als Teil des Lebens, als Übergang und als letzte Lebensphase wahrgenommen. Die Gesellschaft und die Ärzte haben gelernt und lernen, offener und freier damit umzugehen.
- Durch vor allem ambulante, häusliche Hospizarbeit und zunehmende palliativmedizinische Angebote kann der Wunsch nach Lebensbeendigung abnehmen und vielleicht weitestgehend verstummen.
- Wichtige ärztliche Aufgaben sind eine gute Kommunikation mit dem Patienten, besonders bei der Überbringung schlechter Nachrichten bezüglich Diagnose und Prognose, und ebenso das Beratungsgespräch zu Patientenverfügungen. Diese sind nach der gesetzlichen Regelung von 2009 verbindlich und müssen beachtet werden. Ihre Häufigkeit sollte von z. Zt. ca. 10 % weiter zunehmen.
- Die künstliche Ernährung über Sonden muss situationsangemessen und differenziert bewertet werden.
- Das ärztliche Bemühen sollte bewirken, dass betroffene Menschen mit Unterstützung ihrer Angehörigen es wagen, dort zu sterben, wo die meisten Menschen gerne sterben möchten, in einer friedlichen, häuslichen Atmosphäre.
- So lässt sich erreichen, dass Strömungen in unserer Gesellschaft, die das Beispiel Niederlande (s. o.) als vorbildlich empfinden und für unsere Gesellschaft ebenfalls als erstrebenswert betrachten, durch die Hospizbewegung und die Palliativmedizin an Bedeutung und Einfluss verlieren. Ärztliche Standesorganisationen haben sich bisher solchen Entwicklungen erfolgreich widersetzt und sollten sich weiterhin dagegen aussprechen.

8. Gibt es einen guten Tod? –
Fragen nicht erst zum Lebensende

| Michael Zenz |

8.1 Sterben in Würde

Das Schlagwort »Sterben in Würde« ist seit Jahren in aller Munde und Titel zahlreicher Zeitschriften (z. B. Stern 48/2006) und auch der Grundsätze der Bundesärztekammer. Dabei ist der Begriff »Würde« sehr heterogen definiert und von vielen Vorurteilen geprägt.

»Der sterbende Mensch muss sicher sein können, mit seinen Vorstellungen, Wünschen und Werten respektiert zu werden. Ein würdevolles Sterben verlangt Zeit, Raum und kompetenten Beistand« (Charta zur Betreuung schwerstkranker und sterbender Menschen in Deutschland, 2010).

Wir begegnen heute einem Paradox in der aktuellen Diskussion: Den enormen technischen und personellen Möglichkeiten zur Symptomlinderung und Begleitung steht eine zunehmende Besorgnis über Tod und Sterben gegenüber. Gleichzeitig müssen wir anhaltendes Leiden von Sterbenden zusammen mit Verleugnung des Todes feststellen (Emanuel/Emanuel, 1998). Sterben auf der Intensivstation als Ausdruck der so genannten Apparatemedizin wird als Schreckgespenst an die Wand gemalt. Und das gilt für tatsächlich viele Patienten. In den USA betreffen 20 % der Todesfälle den Tod auf einer Intensivstation. Viele Patienten leben nach dem Intensivaufenthalt mit signifikanten Einschränkungen ihrer Lebensqualität, viele Patienten müssen erneut auf der Intensivstation behandelt werden. Tröstlich ist vielleicht, dass 70–90 % der Todesfälle auf Intensivstationen im Zusammenhang mit Therapiebegrenzung auftreten, also in Situationen, wo das Leiden nicht verlängert, sondern begrenzt wird (Angus et al., 2004; SUPPORT, 1995). Tröstlich ist auch die Feststellung, dass in Deutschland kaum noch Kliniken und Intensivstationen auf Beratungen durch Ethikkommissionen verzichten. – Morris beschreibt die aktuelle Situation:

»The consequences of this continuing modernist deconstruction of mortality have brought us to the current postmodernist impasse in which dying patients are trapped between two evils: a runaway medical technology of ventilators, surgeries, and organ transplants that can keep bodies alive indefinitely and – as if this prospect were not frightening enough – an understandable but reckless public clamor for physician-assisted suicide as the only alternative to such ignominious physician-assisted suffering.«

Deutsch: »Die Konsequenzen der kontinuierlichen Verleugnung von Tod und Sterben hat uns in die postmoderne Sackgasse geführt, in der sterbende Patienten zwischen zwei Übeln gefangen sind: Eine unkontrollierte medizinische Technologie von Beatmungsgeräten, Operationen und Organtransplantationen kann den Körper nahezu unbegrenzt am Leben halten und – als ob diese Aussicht nicht beängstigend genug wäre – ein verständliches, aber unkontrollierbares öffentliches Rufen nach ärztlich-assistiertem Suizid als einzige Alternative zu diesem schändlichen ärztlich-assistierten Leiden« (freie Übersetzung zu Morris, 1998).

Die kurative Medizin hat einen »unglaublichen Kampf ums Leben aufgenommen auf Kosten von erheblichem iatrogenem Leiden« (Quill, 2000). Und der Autor stellt zu Recht die Frage: Warum tun wir das, obwohl das Problem so klar sichtbar ist wie ein »Elefant in einem Raum«? Jedoch sind viele Ängste berechtigt. So haben die Angehörigen von Intensivpatienten gesagt, dass nicht einmal in der Hälfte der Fälle etwas so Einfaches wie Schmerztherapie ausreichend erfolgte (Mularski et al., 2005).

Es gibt eine ganze Reihe von Untersuchungen über die Wünsche von Patienten und Angehörigen im Zusammenhang mit dem Sterben, und es sind Modelle zur »Messung« dieser Wünsche und Wertvorstellungen entwickelt worden. Ein Konzept zur Ermittlung der Qualität von Sterben und Tod aus den USA wurde von Patrick et al. (2001) dargestellt. Vorangestellt ist dieser Arbeit ein deutsches Zitat: »Unser Leben kann sicherlich durch die Ärzte um keinen Tag verlängert werden, wir leben, so lang Gott bestimmt hat; aber es ist ein großer Unterschied, ob wir jämmerlich wie arme Hunde leben oder wohl und frisch, und darauf vermag ein kluger Arzt viel« (Goethe in einem Gespräch mit F. von Müller, August 12/1827). Der erste Teil des Zitats stimmt heute nicht mehr, und der zweite Teil geht zu wenig auf die Qualität des Lebens als ein Teil der Qualität des Sterbens ein.

Die aus der Literatur abgeleiteten möglichen Qualitätskriterien stellen Patrick et al. umfangreich anhand verschiedener Kriterien dar. Zu diesen konzeptionellen Kriterien zählen:

Symptome – persönliche Behandlung
1. Schmerzkontrolle
2. Kontrolle über das Geschehen
3. Selber essen/trinken können

4. Darm- und Blasenfunktion intakt
5. Keine Atemnot
6. Kraft genug, um Dinge zu regeln

Vorbereitung auf den Tod
1. Frieden mit dem Sterben
2. Keine Angst vor dem Sterben
3. Keine Belastung für die Nächsten
4. Gesundheitskosten bezahlbar
5. Spirituelle Unterstützung
6. Gottesdienst vor dem Tod
7. Begräbnis vorbereitet
8. Verabschieden können
9. Bei einem wichtigen Ereignis dabei sein
10. Reinen Tisch machen

Moment des Todes
1. Sterben am gewünschten Ort
2. Sterben im gewünschten Zustand (wach, schlafend, bewusstlos)
3. Mit den gewünschten Personen anwesend

Andere Faktoren betreffen die Familie, die Behandlungswünsche und »Whole Person Concerns«. Dieses Gefühl, ganzheitlich wahrgenommen zu werden, spielt in der angloamerikanischen Literatur eine zentrale Rolle. Es umfasst nach Patrick et al.:

Whole Person Concerns
1. Lächeln und lachen können
2. Berührt und umarmt werden
3. Sinn finden
4. Würde und Selbstachtung behalten

Diese insgesamt 31 Kriterien (es sind hier nicht alle erwähnt) zur Beurteilung haben sich mittlerweile als Messinstrument durchgesetzt und werden als beste Näherung in Studien eingesetzt (Curtis et al., 2002; Hales et al., 2008). Die Reihenfolge der einzelnen Punkte setzt der Patient oder der Angehörige fest, sodass die oben beschriebene Reihenfolge völlig verändert werden kann.

Patienten und medizinisches Fachpersonal setzen unterschiedliche Schwerpunkte bei der Frage nach einem guten Tod (Clark, 2003). Auch bei der

Bewertung einer Patientenverfügung setzen Patienten ganz andere Schwerpunkte als das Fachpersonal (Rüddel/Zenz 2011). Für Patienten hat die freie Wahl des Todeszeitpunkts eine wesentlich größere Bedeutung, ebenso wie die Symptomlinderung. Dagegen wird der Wunsch nach einem Tod in häuslicher Umgebung von Patienten weniger wichtig eingeschätzt als vom Fachpersonal (Clark, 2003).

8.2 Für einen guten Tod

Schon vor mehr als 15 Jahren ist in Großbritannien eine Kommission eingesetzt worden, die Kriterien für gesundes Altern und einen guten Tod erarbeiten sollte (Age Concern). Die zentralen Punkte für einen guten Tod ähneln sehr den oben genannten Stichworten von Patrick et al. (2001) und wurden so formuliert:
- Wissen, wann der Tod kommt
- Kontrolle behalten
- Würde behalten
- Schmerz- und Symptomlinderung
- Wahl haben, wo der Sterbeort ist
- Informiert sein
- Zugang zu spiritueller Unterstützung
- Zugang zu einem Hospiz
- Kontrollieren, wer anwesend ist
- Verfügung abgeben können
- Zeit zur Verabschiedung
- Keine unnötige Lebensverlängerung

8.3 Divergierende Studienergebnisse

Unsere eigenen heutigen Vorstellungen von den Wünschen der Patienten unterscheiden sich teilweise dramatisch von den tatsächlichen Ergebnissen aus wissenschaftlichen Studien. So wird ja immer als ein zentraler Wunsch das Sterben im häuslichen Umfeld angegeben. Demgegenüber hat eine Untersuchung aus Kanada aufgezeigt, dass dieser Wunsch bei Patienten erst an 24. Stelle erscheint. Auch die Symptom- und Schmerzlinderung wurde erst an Position 8 genannt. Dagegen wird – vielleicht überraschend – »Vertrauen zum Arzt« als erstes Kriterium genannt und der wahrhaftige Umgang mit der Diagnose ohne »mildtätige Lüge« an dritter Stelle (Heyland et al., 2006). Diese Befragung betraf Patienten, die schwer krank waren und eine Überlebenswahrscheinlichkeit über sechs Monate von nur 50 % hatten, also Patienten, die wirklich von dem Problem betroffen waren.

Angesichts manch überraschender Ergebnisse betonen die Autoren die Notwendigkeit einer individuellen und auf jeden Patienten angepassten Pflege und Versorgung zum Lebensende. Die Ergebnisse bei der Befragung von Angehörigen zeigten einige andere Ergebnisse, aber doch gewisse Übereinstimmungen. Wie bei den betroffenen Patienten stand das Vertrauen zum Arzt an erster Stelle und ähnlich wie bei den Patienten die Symptomlinderung erst an 5. Stelle. Aber das Versterben am gewünschten Ort war jetzt an 14. Position, doch damit immer noch weit hinten (Heyland et al., 2006).

Ein ähnliches Ergebnis zeigte eine Untersuchung aus dem Jahr 2000 von Steinhauser et al. aus den USA. Auch hier war das Sterben zu Hause erst auf Position 9, die Schmerzlinderung aber auf Position 1, und »Frieden mit Gott« an zweiter Stelle. Dies zeigt die Bedeutung der spirituellen Betreuung im palliativen Umfeld. Auch hier betonen die Autoren, dass es keine einheitliche Definition eines guten Todes gibt, sondern nur individualisierte Antworten. Sie weisen auch darauf hin, dass verständlicherweise die Ärzte bei dieser Befragung eine stark körperliche Sichtweise haben, während die betroffenen Patienten die psychosozialen Aspekte in den Vordergrund stellen (Steinhauser et al. 2000).

Eine aktuelle Untersuchung aus Singapur zeigte eine globale Übereinstimmung zwischen Patienten und Angehörigen über einen »guten Tod«. Aber es wurden auch Unterschiede deutlich. So wollen die Patienten nicht die Kinder um sich haben, die Kinder aber wollen das Sterben begleiten (Lee et al., 2012). Grundsätzlich besteht eine globale Übereinstimmung über Kriterien für einen guten Tod. Es wird aber auch deutlich, dass Patienten und Angehörige, Patienten und Gesunde völlig andere Schwerpunkte setzen.

Auch die Pflegekräfte geben wichtige Hinweise in der Diskussion, die die Lebensqualität am Ende und das Sterben verbessern können. Der Mangel an Zeit wird als die häufigste Barriere für einen »guten Tod« genannt (»Lack of time was the most frequent barrier to providing a ›good death‹«, heißt es bei Beckstrand et al., 2006). Zu oft versuchen wir, unsere eigene Sicht von einem guten Tod dem Patienten aufzuzwingen (Steinhauser et al., 2000).

Michael Zenz

8.4 »Bist du im Frieden mit dir selbst?«

Der Umgang mit der Wahrheit und die Vermeidung der »mildtätigen Lüge« ist dabei ein wichtiger Punkt bei der Vorbereitung auf den Tod. Der Hauptgrund, dass alte Menschen oft nicht gut auf den Tod vorbereitet sind, ist die Unklarheit über den bevorstehenden Tod (Cicirelli, 1997). Dadurch ist den Patienten die Chance genommen, Regelungen zu treffen, zu verzeihen, sich zu entschuldigen, Ungesagtes auszusprechen und Abschied zu nehmen. Karen Steinhauser hat eine zentrale Frage zum Lebensende in der Überschrift »Are you at peace?« zusammengefasst (Steinhauser et al., 2006): »Bist du im Frieden mit dir selber?« Und immer wieder begegnen wir damit dem einen Stichwort: Kommunikation. – Richard Smith hat 2000 im »British Medical Journal« dazu ein Editorial verfasst und folgende Punkte aufgezeigt:

Prinzipien eines guten Todes
- Wissen, wann der Tod kommt, und verstehen, was zu erwarten ist
- Die Kontrolle über das Geschehen behalten
- Würde und Privatsphäre zugestanden bekommen
- Eine gute Behandlung der Schmerzen und anderer Symptome
- Die Wahl haben, wo man sterben möchte (zu Hause oder anderswo)
- Alle nötigen Informationen bekommen
- Jede spirituelle und emotionale Unterstützung bekommen
- Hospizbetreuung überall, nicht nur im Krankenhaus
- Bestimmen können, wer beim Ende dabei sein soll
- Vorausbestimmen können, welche Wünsche respektiert werden sollen
- Zeit haben für den Abschied
- Gehen können, wenn die Zeit gekommen ist, und keine sinnlose Lebensverlängerung erleiden (Übersetzung L. Geisler).

8.5 Vorbereiteter, natürlicher Tod

Wir haben als Ärzte eine viel größere Aufgabe als gute Medizin, nämlich einfach gute Ärzte zu sein. Wir müssen Brücken schlagen, um das von Morris so genannte »ärztlich assistierte Leiden« zu vermeiden.

»Can a ›good death‹ be made better?« Kann ein »guter Tod« noch besser gemacht werden? – so lautet der vielleicht überraschende Titel einer Veröffentlichung. Und tatsächlich zeigt das Ergebnis dieser Studie, dass dies geht. Die Lösung heißt: Kommunikation, Überprüfung und wieder Kommunikation. Ein Patienten-zentrierter Zugang kann die Lebensqualität zum Lebensende deutlich verbessern und vielleicht auch den Diskussionen um vorzeitige Lebensbeendigung Einhalt gebieten (Powis et al., 2004).

Ein guter Tod ist ein vorbereiteter, natürlicher Tod zur »rechten Zeit« mit vollendetem Lebenswerk, erfüllten Verpflichtungen und beantworteten Fragen (Johnson et al., 2000). Aber es wird auch deutlich, dass Sterben kein Moment im Leben ist, sondern ein Prozess, der Vorbereitung erfordert (Proulx/Jacelon, 2004). Ein guter Tod ist für jeden etwas anderes. Daher kommt dem individuellen Willen oder der individuellen Patientenverfügung und der Kommunikation darüber eine zentrale Bedeutung zu. Zu beidem können wir zumindest in unserem persönlichen Umfeld etwas beitragen.

Vielleicht stellen wir uns zu sehr die Frage nach dem Sterben und zu wenig die Frage nach dem Ziel des Lebens. Cicely Saunders hat einmal gesagt: »Es ist nicht das Schlimmste für einen Menschen, festzustellen, dass er gelebt hat und sterben muss. Das Schlimmste für einen Menschen ist, festzustellen, dass er sterben muss, aber nicht gelebt hat« (nach Borasio, 2012).

9. Leben und Sterben – Kirche, Religion, Spiritualität und unsichtbare Bindungen

| Ernst Richard Petzold |

»Jeder Mensch eine halboffene Tür,
die in ein Zimmer für alle führt.«

Tomas Tranströmer, aus: Der halbfertige Himmel, München 1997

Einleitung

In diesem letzten Kapitel mischen sich viele Facetten des Lebens und Sterbens. Diesseits- und Jenseitsvorstellungen, Innere Bilder, Verletzungen, Traumata. Das Leiden und Sterben kann bewusst erlebt werden. Es kann etwas von der eigenen Transzendenz vermitteln. Die Immanenz, das Diesseits, spiegelt sich in Ärger, Wut, Ungerechtigkeit, Nichtanerkennung. Das sind häufige Gefühle, die das Sterben begleiten, auch bei den Hinterbliebenen. Viele erleben bei diesem Prozess aber auch eine große Kraft. Patienten und Sterbende, aber auch die Angehörigen brauchen in dieser Phase sehr häufig und dringend das Gespräch mit einem Begleiter. Der Gesprächspartner, der Begleiter, kann Arzt oder Seelsorger sein oder auch eine ehrenamtlich tätige Person.

Mit jedem Sterben beginnt ein Prozess der Trauer und der Trauerarbeit. Dabei erkennen wir unsere Bindungen oder auch unsere Bindungslosigkeit. Fragen an Kirche und Religion können uns Antwort geben und bei der Orientierung in dieser schweren Zeit helfen.

Die Geschichte dieses Buchs »Begleitet sterben – Leben im Übergang« beginnt in unserer Schulzeit. In den 1950er Jahren gab es in unserer Heimatstadt eine mitreißende Musik, die Spirituals der Schwarzen. Einer von uns fand hier sein Instrument, das Banjo. Bis heute hat es ihn begleitet, selbst bei Besuchen in einem Seniorenwohnheim oder bei der Begleitung von Sterbenden setzt er es ein, wenn niemand mehr sprechen mag. »Heaven« ist der Titel eines ergreifenden Spirituals. Immer wieder lieh ich mir die Schallplatte von der Schwester des Freundes aus, einem kleinen Mädchen mit Down-Syndrom. Bald nannte sie mich »Heaven«. Sie lebt nicht mehr, aber wir nehmen an, dass sie dort lebt – und nicht nur in der Musik, die sie mit dem Namen verband – dem Heaven (Himmel).

Wer aber sind wir? Professionelle Begleiter, Familienangehörige, ehrenamtlich tätige Menschen. Was sind das für Menschen, die ehrenamtlich Sterbende begleiten – oft ohne finanziellen Ausgleich?

9.1 »Ehrenamtliche«

Unlängst hörte ich in einer Kirche bei einem Dankgottesdienst, zu dem alle Ehrenamtlichen der Region eingeladen worden waren, eine Definition, der ich nicht zustimmen mochte. Ich hörte: »Ehrenamtliche – das sind Menschen, die nicht ›Nein‹ sagen können.« Ich dachte an eine frühere Arbeit, in der ich die Depression als eine Erkrankung der Menschen beschrieb, die unfähig seien, »Nein« sagen zu können. Meine Nachbarin, eine befreundete Pfarrerin, aber flüsterte mir zu: »Gott sei Dank gibt es solche Leute. Was würden wir ohne sie machen?« Diese Frage machte mich nachdenklich. Menschen, die freiwillig ein Ehrenamt übernehmen, sagen »Ja«, nicht »Nein« zum Leben. Aber eindeutig und klar sind weitere Forderungen: Ehrenamtliche Helfer konkurrieren nicht mit professionellen, sonst wären sie keine ehrenamtlichen. Sie setzen sich alleine oder mit Gleichgesinnten für ein Ziel ein, das Einzelnen oder einer Gruppe zugutekommt. Beispielhaft dafür mögen die vielen Jugendlichen sein, die sich schon früh in einem Ehrenamt engagieren.

2011 waren von 2.400 Jugendlichen im Alter zwischen 14 und 15 Jahren fast 50 % ehrenamtlich aktiv – 22 Stunden im Monat. Die Schüler engagieren sich in der Kirche um die Ecke, beim Kindergottesdienst oder in der Schule, in Sportvereinen. Warum machen sie das? Antwort: Wer sich sozial engagiert, erlebt eine Selbstwirksamkeit, spürt, dass es möglich ist, die Gesellschaft im Kleinen zu verändern, spürt, dass das, was sie machen, sinnvoll ist (Reinders, H., 2011). Im Tübinger Raum werden rund 15–20 % der Sterbenden ehrenamtlich begleitet. Im Diakonischen Werk der EKD engagieren sich in den letzten Jahren neben 453.000 hauptamtlichen Mitarbeitern rund 700.000 Menschen in ihrer Freizeit in den Einrichtungen des Wohlfahrtverbandes (Ev. Gemeindeblatt, 2.8.2011). Sterbebegleitung ist primär die Aufgabe von professionellen Ärzten, Schwestern, Pflegern und Seelsorgern, also von denen, die diese Aufgabe gelernt haben. Der Jenenser Professor Bruno Hildenbrand warnt davor, das Feld der Sterbebegleitung »hinterweltlich« zu besetzen. Er stützt sich dabei auf eine Studie von Hospizmitarbeitern aus Bonn und Köln.

Ernst Richard Petzold

Er warnt vor der Gefahr eines »pseudowissenschaftlichen Vorgehens« (der Ehrenamtlichen). Ihre Stärke und ihre zentralen Ressourcen seien das, was man alltagsweltliche Kompetenz nennen kann. Ersetzen aber könnten Ehrenamtliche die Professionellen nicht. Sie könnten sie jedoch unterstützen (Hildenbrand, B., 2011).

9.2 Geschichten für die »große Reise«

Die folgenden Geschichten sollen auf das aufmerksam machen, was bei der »großen Reise« – denn das ist jede Sterbebegleitung – zu berücksichtigen ist. Die »große Reise« ist eine Metapher für etwas, von dem wir nicht wissen, wie und wo es weitergeht, also auch für Diesseits- und Jenseitsvorstellungen und für das Leben nach dem Tod. Was wir aber sicher wissen: Mit jedem Sterben ist ein Abschied verbunden. Trauer und Trauerarbeit sind unvermeidlich. Bindungen wie Bindungslosigkeit spielen dabei eine große Rolle. Seelsorger, Pfarrer und Priester werden unerwartet zu wichtigsten Ansprechpartnern. Sie müssen gar nicht eine Kirche oder Religion vertreten, aber es ist gut, wenn sie da sind und wenn sie an das anknüpfen können, was wir in der Kindheit oder auch später gehört und gelernt haben.

9.2.1 Tolstoi – Parzival

Oft sind es ganz einfache Geschichten, die wir irgendwann einmal gehört oder auch selbst erlebt haben. Geschichten, die uns getröstet haben, die auf Zusammenhänge hinweisen, auf Verborgenes, auf unsichtbare Bindungen. Andere Geschichten waren voller Verzweiflung und ohne Trost, ohne Antwort auf unsere Fragen. Und wieder andere erinnern an pragmatische Lösungen.

Ein sehr schönes Beispiel für die Verwicklungen und Lösungen im Sterbeprozess findet man in *Leo Tolstois* Roman »Anna Karenina«, wo Katja und ihr Mann dessen todkranken Bruder in einem heruntergekommenen Hotel besuchen. Ihr Mann will ihr den Anblick des Sterbenden ersparen, ist aber selbst völlig hilflos im Umgang mit seinem sterbenden Bruder. Sie dagegen versteht sofort – vielleicht auch aufgrund ihrer eigenen Krankheitserfahrungen –, was der Bruder braucht: frische Wäsche, richtige Lagerung, ein Gespräch. Sie unternimmt alles denkbar Mögliche, um dem Sterbenden seine Situation zu erleichtern (Tolstoi, L.: nach Zalidis, 41 ff, BJ 2009).

Adolf Muschg, der Schweizer Schriftsteller, schrieb über Parzival und sagte, dass Heilung für einen Kranken erst dann möglich sei, wenn sie im Helfer selbst stattfände. Parzival musste lernen, Amfortas, den schon lange sterbenden König des Grals, zu fragen, was seine Krankheit sei. Parzival musste lernen, sich nicht nur für sein eigenes Leid (die vergebliche Suche nach dem Gral), sondern auch für das Leid eines anderen zu interessieren (Muschg, A., 1997). Der Gral ist eine wunderbare Metapher für Sinn, den wir in unserem Leben suchen. Bei der Begleitung Sterbender und ihrer Angehörigen übernehmen wir eine vergleichbare Aufgabe wie Parzival.

9.2.2 Die Frage nach dem Himmel

Himmel wie Heaven sind Bilder, Metaphern und Orientierungshilfen. Die Himmelsscheibe von Nebra aus der frühen Bronzezeit (1600 v. Chr.), die 1999 entdeckt wurde, stellt das Sternbild der Plejaden in einen Zusammenhang mit dem abnehmenden Mond und dem Vollmond, um den Zeitpunkt von Aussaat und Ernte zu charakterisieren. Heaven und Himmel gibt es in vielen Religionen der Welt und steht für die Weite, den Ort Gottes, der zugleich überall weilt, als Orientierung und Trost (Kießling, K., 2010, 232).

Der Himmel gehört sodann zu den inneren Bildern und den Werten, die uns mit Gott verbinden. Dieser Himmel kann uns auch mit den Ahnen verbinden, die sich uns in Träumen zeigen. Wir sprechen von »unsichtbaren Bindungen«. Unsichtbare Bindungen erleben wir im Alltag und bei besonderen Ereignissen. Wir erleben sie im Gottesdienst, bei Taufen, Hochzeiten oder Beerdigungen. Mitunter – und in glückhaften Augenblicken – machen wir spirituelle Erfahrungen. Darüber lässt sich kaum sprechen, und doch bleibt die Frage offen, wie wir Derartiges weitergeben. Gespräche, Erzählungen, Sprache und Kommunikation sind Prozesse, die auf zwei unterschiedlichen Ebenen verlaufen, auf einer Beziehungsebene und einer inhaltlichen. In der Beziehung bildet sich die Basis eines gegenseitigen Vertrauens, auf der inhaltlichen Ebene werden Informationen zwischen Individuen durch ein allgemeines System von Symbolen, Zeichen oder Verhalten ausgetauscht (Webster, 1984). Diese Prozesse des Austausches werden oft ritualisiert. Es entstehen neue Rituale.

Was wären wir ohne Rituale? Was wären die Kirchen ohne Rituale? Was wäre Religion ohne Kirche, ohne Gemeinschaften, in denen man sich regelmäßig über Glaubensfragen und -erfahrungen austauscht, auch wenn diese durch tiefe Zweifel geprägt werden, ja geprägt werden müssen?

Ernst Richard Petzold

9.2.3 Tod – Jenseitsglaube – Rituale

Der Grund der Religion ist Glauben. Was haben die Menschen im Laufe der Zeit über ihren Glauben und über ihren Unglauben gesagt? Wie haben die Menschen im Laufe der Zeit über das Jenseits nachgedacht? Diese Fragen sind eng mit den Fragen der Bestattung der Toten verbunden. Schon früh haben Menschen Gefühle von Liebe und Trauer beim Hinscheiden eines anderen erfahren. Um sich mit dem Sterben abzufinden, um den Verlust in ein Bleibendes zu verwandeln, begannen sie, die Gräber zu schmücken und zu pflegen. Der Beginn der Religionen, die Überzeugung vom ewigen Leben, wird mit diesen Bräuchen in Verbindung gebracht (Beinert, W., 2006).

»Von dem Augenblick an, in dem man nicht mehr an das ewige Leben glaubt, kann es keine Religion mehr geben«, sagt eine Romanfigur in »Elementarteilchen« von *Michel Houellebecq*. Sie fährt fort: »Und wenn es die Gesellschaft ohne Religion nicht geben kann, wie du zu glauben scheinst, dann kann es auch keine Gesellschaft mehr geben« (Houellebecq, M., zit. von Beinert, W., a.a.O., 46). Hundert Jahre zuvor schrieb der junge Karl Marx: »Das religiöse Elend ist in einem der Ausdruck des wirklichen Elends und in einem die Protestaktion (der Protest) gegen das wirkliche Elend. Die Religion ist der Seufzer der Natur, das Gemüt einer herzlosen Welt, wie sie der Geist geistloser Zustände ist. Sie ist das Opium des Volkes« (Marx, K., zit. bei Wengst, K., 2010).

»Was ist mit der Seele, wenn sie im Augenblick des Todes den Körper verlässt?«, wird seit Jahrtausenden gefragt. Wir erinnern uns an das Sterben des *Sokrates* (469–399 v. Chr.). Sokrates hatte den Schierlingsbecher geleert (mit dem Todestrank). Unmittelbar danach soll er gesagt haben: »Nun aber ist es Zeit fortzugehen, für mich zu sterben, für euch zu leben. Wer aber von uns dem besseren Los entgegengeht, das ist allen verborgen außer Gott.« Danach erinnerte Sokrates seinen Freund Kriton, den Göttern noch einen Hahn als Dankopfer zu spenden. Im Gespräch zuvor hatte er den Tod mit dem Auswandern von hier an einen anderen Ort verglichen. »Und wenn es wahr ist, was man sagt, dass alle, die gestorben sind, sich dort befinden, welch ein größeres Glück gäbe es wohl als dieses?« (Platon: Apologie des Sokrates. Dritte Rede).

Wir erinnern uns aber auch an einen anderen großen griechischen Philosophen, an *Epikur* (341–270 v. Chr.). Dieser argumentierte, dass der Tod gar keinen Anteil am individuell erfahrbaren Leben hat. Er schrieb an Menoikeus, einem seiner Schüler: »Gewöhne dich daran zu glauben, dass der Tod keine Bedeutung für uns hat. Denn alles, was gut, und alles, was schlecht ist,

ist Sache der Wahrnehmung. Der Verlust der Wahrnehmung aber ist der Tod. Daher macht die richtige Erkenntnis, dass der Tod keine Bedeutung für uns hat, die Vergänglichkeit des Lebens zu einer Quelle der Lust, indem sie uns keine unbegrenzte Zeit in Aussicht stellt, sondern das Verlangen nach Unsterblichkeit aufhebt. [...] Das schauerlichste aller Übel, der Tod, hat also keine Bedeutung für uns; denn solange wir da sind, ist der Tod nicht da, wenn aber der Tod da ist, dann sind wir nicht da« (Epikur).

Wie anders klingt das, was *Martin Luther* 1519 in seinem »Sermon von der Bereitung zum Sterben« sehr viel konkreter schreibt. Ich zitiere gekürzt: »Erstens: Weil der Tod ein Abschied ist von dieser Welt und von allen ihren Geschäften, ist es nötig, dass der Mensch sein zeitliches Gut in Ordnung bringe, wie es sich gehört oder er es zu regeln gedenkt, damit nach seinem Tode kein Anlass zu Zank, Hader oder sonst einen Zweifel unter seinen Hinterbliebenen zurückbleibt. Das ist ein leiblicher und äußerlicher Abschied von dieser Welt; hier wird Hab und Gut entlassen und verabschiedet.

Zweitens soll man auch geistlich Abschied nehmen, das heißt, man soll freundlich, rein nur um Gottes willen, allen Menschen vergeben, sosehr sie uns auch Leid zugefügt haben mögen. Umgekehrt soll man auch, rein um Gottes willen, von allen Menschen Vergebung erbitten; denn zweifellos haben wir vielen von ihnen Leid zugefügt, zum mindesten mit bösem Beispiel oder mit zu wenig Wohltaten, wie wir nach dem Gebot brüderlicher, christlicher Liebe schuldig gewesen wären. Das sollen wir tun, damit die Seele nicht mit irgendwelchen Händeln auf Erden behaftet bleibe.

Drittens: Wenn man so jedermann auf Erden Abschied gegeben hat, dann soll man sich allein auf Gott richten. Denn dorthin wendet sich und führt uns auch der Weg des Sterbens. Und zwar fängt hier die enge Pforte an, der schmale Weg zum Leben; darauf muss sich jeder fröhlich wagen. Denn er ist wohl sehr enge, aber nicht lang; es geht hier zu, wie wenn ein Kind aus der kleinen Wohnung in seiner Mutter Leib mit Gefahr und Ängsten hineingeboren wird in diesen weiten Raum von Himmel und Erde, das heißt auf diese Welt; ebenso geht der Mensch durch die enge Pforte des Todes aus diesem Leben, und obwohl der Himmel und die Welt, worin wir jetzt leben, für groß und weit angesehen wird, so ist doch alles gegenüber dem zukünftigen Himmel viel enger und kleiner, als es der Mutter Leib gegenüber dem zukünftigen ist.«

Es folgen weitere Punkte, die u. a. in der Angst vor dem Tode, der Sünde und der Hölle bestehen und gegen die Luther fast wie ein Psychotherapeut unserer Zeit mit kognitiven Gegenstrategien reagiert – Punkt 6: »... Denn je tiefer der Tod betrachtet, angesehen und erkannt wird, desto schwerer und

Ernst Richard Petzold

bedenklicher ist das Sterben. Im Leben sollte man sich mit dem Gedanken an den Tod beschäftigen und ihn vor uns treten heißen, solange er noch ferne ist und uns noch nicht bedrängt; im Sterben dagegen, wenn er schon von selbst nur allzu stark da ist, ist es gefährlich und nichts nütze. Da muss man sich sein Bild aus dem Sinne schlagen und es nicht sehen wollen. So hat der Tod seine Kraft und Stärke in der Furchtsamkeit unserer Natur und darin, dass man zur Unzeit ihn zu viel ansieht oder betrachtet.« Ähnlich liebevoll pragmatisch sind seine Vorschläge für den Umgang mit den anderen Ängsten (Luther, M., 1519).

9.2.4 »Das Leben selbst stirbt nicht«

In der Distanz und dem Rückblick auf sein Werk bedachte der Heidelberger »Vater der Psychosomatik«, *Viktor von Weizsäcker* (1886–1957), die Endstrecke eines physiologischen Reflexes auch als Bild für Leben und Sterben. Den Tod sah er als konstitutives Element des Lebens. Er schreibt: »Der eigene Tod konstituiert (begründet) den Sinn des eigenen Lebens.« Der Tod stellt einen sinnvollen Widerspruch für das Leben als solches dar; er ist ein Teil des Lebens selbst, ohne den Leben nicht Leben wäre. Dass das Leben als »Leben zum Tode« bestimmt wird, heißt nicht, es handele sich dabei um eine beliebige Eigenschaft. Erst als »Leben zum Tode« ist Leben überhaupt erst Leben.

Auch in den verschiedenen Vorworten zu seinem Hauptwerk, dem »Gestaltkreis«, verdeutlicht er dies: »Das Leben selbst stirbt nicht; nur die einzelnen Lebewesen sterben. Geburt und Tod verhalten sich wie Rückseite und Vorderseite des Lebens, nicht wie logisch einander ausschließende Gegensätze. Leben ist: Geburt und Tod. Das ist eigentlich unser Thema« (Weizsäcker, V. v., 1947). »Die Einführung des Subjektes (in die Medizin)«, Weizsäckers zweites großes Thema, »zieht die Einführung des Todes nach sich« (ders., 1951).

Vom Ende her denkt er über den Sinn ärztlichen Handelns nach und findet Formulierungen, die auch heute noch als Leitlinien in Gesprächen mit Sterbenden dienen können. Im Mittelpunkt steht nicht mehr die Krankheit, sondern der kranke Mensch, d. h. ein Patient, der durch seine Krankheit in seiner Existenz betroffen ist und sich fragt: Woher kommt mein Leiden? Wohin geht es mit mir? Woher? Wohin? Warum? Das sind die Grundfragen der Anthropologischen Medizin.

9.2.5 Religion: was den Menschen und seine Welt übersteigt

Die Frage nach dem Himmel ist der Schlüssel zu den innersten Geheimnissen der Religion. Das Wort Religion – lateinisch re-ligere – wird mit zurück-, auf-, empor- und anbinden übersetzt. Oder auch mit: wieder verbinden, z. B. in eine erneuerte Verbindung mit Gott. Ähnlich verstanden auch die Reformatoren den Begriff der Religion. Andere denken an re-legere = wieder lesen, aufmerksam befolgen, gewissenhaft beachten. Im Englischen heißt es: »go over again, or choose, or consider carefully« (Webster, 1984). Für *Cicero* (106 – 43 v. Chr.) beispielsweise war Religion der gute Kult der Vorväter, der gepflegt werden müsste. Der Tübinger Theologe *Hans Küng* und Initiator des zukunftsträchtigen Weltethos-Projektes definierte »Religion als eine in einer Tradition und Gemeinschaft sich lebendig vollziehende (in Lehre, Ethos und meist auch im Ritus) sozial- individuell realisierte Beziehung zu etwas, was den Menschen und seine Welt übersteigt oder umgreift zu einer wie auch immer zu verstehenden allerletzten, wahren Wirklichkeit … Im Unterschied zur Philosophie geht es in der Religion um Heilsbotschaft und Heilsweg zugleich« (Küng, H., 1999).

Ein viel zitierter Philosoph des 19. Jahrhunderts, *Ludwig Feuerbach* (1804–1872), schrieb: »Zur Vollendung des Menschen gehört auch der Tod; denn auch er gehört zur Bestimmung, d. h. zur Natur des Menschen.« Feuerbach beschreibt aber auch die Unversöhnlichkeit des christlichen Glaubens mit der Philosophie. Feuerbach sieht den Untergang der Religion in einem Säkularisierungsprozess, in dem der Mensch anfangs alles auf Gott zurückführte (Dobler, R., 2012). Das wurde im Laufe der Geschichte aber immer weniger und sei nun abzuschließen.

Peter Härtling erzählt demgegenüber in seiner Biographie: »Leben lernen«, wie er als Junge, von anderen Jungen angesteckt, dem Pfarrer recht vorwitzig sagte: »Deinen Gott gibt es nicht.« Die Antwort des Pfarrers: »Das musst du ihm schon selber sagen« hat sicher nicht nur ihn verblüfft (Härtling, P., 2003).

»Die Himmel erzählen die Ehre Gottes«, sagt der biblische Psalmist. Aber erzählen die Himmel wirklich? Eigentlich sprechen sie ja doch wohl eher durch den Mund der Propheten oder durch den der Dichter. Ob Propheten oder Dichter, es ist die Sprache, durch die uns die Bildhaftigkeit der verschiedenen Himmel vermittelt wird.

Ernst Richard Petzold

9.2.6 Gilgamesch, Orpheus – Himmel, Hölle, Fegefeuer

Ich will meine Frage noch einmal wiederholen: Wie haben die Menschen im Laufe der Zeit über die verschiedenen Himmel und über das Jenseits nachgedacht? In allen Religionen gibt es Himmelseinblicke, Visionen, Jenseitsreisen. Eine der ersten Jenseitsreisen in der Menschheitsgeschichte ist in dem *Gilgamesch-Epos* beschrieben, einem uralten Mythos von der Suche eines Königs nach seinem verstorbenen Freund. Die unsichtbare Bindung des Königs Gilgamesch an seinen Freund Enkidu treibt Gilgamesch an, den Freund nach seinem Tode auf der ganzen Welt, der sichtbaren und der unsichtbaren, zu suchen und alle Hindernisse, die sich ihm entgegenstellen, zu überwinden.

Bekannter noch als diese Geschichte ist die von *Orpheus*, der in die Unterwelt eindringt, um seine *Eurydike* von der Göttin der Unterwelt, Persephone, zurückzuerbitten. Die Dramatik dieses Weges beschreibt Rainer M. Rilke in dem Gedicht: Orpheus, Eurydike und Hermes. In dem Augenblick, in dem sich Orpheus umdreht, um nach den ihm Folgenden (Eurydike und Hermes) zu sehen, ist sein Traum, die Verstorbene mit Hilfe seiner Musik auf diese Erde zurückholen zu können, geplatzt. Eurydike entschwindet für immer.

Die alten Griechen sprachen vom Hades, wenn sie an die Unterwelt dachten. Dort sahen sie die Verstorbenen als blutleere Schatten. Christen im Mittelalter fürchteten sich vor dem Fegefeuer und vor der Hölle. Hölle wie Himmel sind Metaphern, die viele von uns auch heute noch benutzen: »Das war die reinste Hölle«, sagen viele, die einer Katastrophe entgingen. »Wie im Himmel« heißt der Titel eines Filmes, in dem nach der Ermordung des schwedischen Premiers Olaf Palme 1986 mit Hilfe der Musik Hoffnung gesetzt wurde. In der Vorbereitung auf den eigenen Tod kommen diese Metaphern aber selten zur Sprache. Als jenseitige, außerhalb unserer Existenz liegende Größen sind sie außerhalb von Raum und Zeit.

Vier Bedeutungen der Himmel werden unterschieden:

(1) Himmel ist das sich (scheinbar) über uns wölbende Firmament mit den Sternen, den Galaxien. Dieser Himmel hat eine Geschichte. Er ist entstanden, verändert sich ständig und wird vergehen.

(2) Himmel ist der Ausdruck der Transzendenz, also dessen, was unsere Welt übersteigt, das »Umgreifende«, sagte Karl Jaspers.

(3) Himmel ist ein Bildbegriff, eine Metapher, mit deren Hilfe wir außerordentlich Angenehmes, Beglückendes oder Befriedigendes bezeichnen, vergleichbar dem Garten Eden oder dem Paradies.

(4) Himmel ist der Ort oder Zustand der Beseelung nach dem Tode. In »den Himmel« kommen die Menschen oder Seelen, die entsprechend den Weisungen Gottes gelebt haben (Beinert, W., 2006).[2]

9.3 Leben im Übergang – Sterben und Tod

Nach offensichtlich gut überstandenem Eingriff am offenen Herzen war die Patientin auf dem Weg der Besserung. Sie und ihre Angehörigen hatten sich zu dem Eingriff entschlossen, nachdem diese unabhängige, dem Leben zugewandte Frau eher zufällig auf ihren Herzklappenfehler aufmerksam gemacht wurde. Sie stimmte bei vollem Bewusstsein einer Operation gleich nach den Weihnachtstagen zu. Zu Beginn des neuen Jahres besuchte ich die Frischoperierte. Sie konnte wieder aufstehen und das Bett verlassen. Dann kam der Zusammenbruch, plötzlich und unerwartet. Ein Embolus oder eine Hirnblutung führte zu einem Koma. Ich besuchte sie auf der allgemeinen Intensivstation, dort wurde sie noch beatmet, dann auf der Station der Neurologie. Da war keine Hirnaktivität mehr, auch wenn der Atem selbstständig weiterging. Unvergessen bleibt mir die eigentümliche Ferne und Distanz zu dieser Frau, die sich von der Nähe, die wir vorher hatten, unterschied. Eine Rolle für diese Veränderung der Wahrnehmung spielte möglicherweise, dass die Angehörigen, die ich gut kannte und mit denen ich in ständigem Kontakt war, sie nun nicht mehr besuchen wollten. Ich konnte dem nichts mehr entgegensetzen. Es war so abgesprochen: Das vitale Bild von der Mutter sollte erhalten bleiben. Das war ihr Wunsch. Dem wurde entsprochen.

In der eigentümlichen Ferne an ihrem Sterbebett verbarg sich ein Thema, das uns bis heute bei jedem Wachkoma beschäftigt. Es sind die nicht realisierten Affekte, auf die wir erst in jüngerer Zeit aufmerksam wurden. Ein junger Medizinstudent fragte unlängst bei einer Gruppenarbeit über eine Student-Patient-Beziehung: »Wie kann man mit Menschen sprechen, die in einem künstlichen Koma sind?« Als Pflegehelfer beobachtete er andere Pfleger bei der Pflege. Manche sprachen überhaupt nicht, andere sprachen miteinander über den Patienten hinweg, weil sie dachten, der Patient hörte sie nicht. Er selbst fühlte sich unsicher, die Teilnehmer der Gruppe waren in ihrer Meinung gespalten. Die einen verglichen die Situation mit einem Zu-

---

2. »Bilder des Himmels« ist ein kostbares Bilderbuch von Klaus Berger, Wolfgang Beinert, Christoph Wetzel u. Medard Kehl (Freiburg i. Br. 2006) mit einem lesenswerten Text zur Geschichte des Jenseits von der Bibel bis zur Gegenwart.

Ernst Richard Petzold

stand wie bei einer Vollnarkose, andere mit der geistigen Abwesenheit eines Patienten, der an einer Alzheimererkrankung leidet. Das Fehlen einer Antwort war für alle ein Problem. Während die einen Lösungen im Literaturstudium suchten – es gibt zwischenzeitlich einige wertvolle Studien über die Wahrnehmungsfähigkeiten der so genannten Wachkoma-Patienten –, warf der Gruppenleiter die Frage auf, ob die so schwere Gesprächssituation nicht vergleichbar sei mit der Situation eines Betenden. Mitunter habe doch jeder Betende das Gefühl, keine Antwort zu bekommen, und somit auch das Gefühl, er werde nicht gehört.

Wir können uns während eines Gesprächs mit einem anderen unseren eigenen inneren Gedanken nähern. Diesen Vorgang nennen wir »Hören mit dem dritten Ohr«. Das entspricht einer nach innen gerichteten Aufmerksamkeit. Gemeint ist die Wahrnehmung einer Stimmung oder die einer Situation, eines Konfliktes oder auch die eines Problems. Diese Wahrnehmung mit dem »dritten Ohr« öffnet eine Vielzahl von Möglichkeiten, die zu reflektieren sind. Die Reflexion führt auf eine andere Ebene. Auf dieser anderen Ebene sind Bedeutungen zu klären. Das »Hören mit dem dritten Ohr« braucht Übung. Über das Gehörte zu sprechen braucht Mut. Es handelt sich um mitunter recht persönliche Gedanken. Es können ängstliche oder aggressive sein, schuld- oder schambesetzte. Wenn man mit anderen darüber sprechen will, muss man sicher sein, dass diese gut damit umgehen. In der Medizin, besonders in den Fächern, die sich schwerpunktmäßig mit den Fragen nach der menschlichen Seele (Psyche) befassen, wird man sich eher als in den anderen Disziplinen diesen persönlichen Themen zuwenden.

Für das Gespräch mit Gott aber und seine Annäherung an uns oder unsere Versuche, ihm mit Beten, mit Loben und Danken näher zu kommen, da braucht man keine besonderen Bedingungen, da genügt das einfache »Hören mit dem dritten Ohr«.

Als der o. g. Medizinstudent sein Problem in der Gruppe vorstellte, wurde es ein allgemeines Problem. Als wir das besprachen und reflektierten, wurde es nicht gelöst; aber das, was im Alltag einer Klinik nicht besprochen werden kann, bekam einen Raum. Der Hinweis auf andere Berichte und auf Studien, aber auch auf das Beten machte deutlich, wie notwendig und hilfreich ein geschützter Gesprächsraum sein kann, z. B., um ungewöhnliche Lösungen zu finden. Diese Erfahrungen können wir Ärzte mit Klinikseelsorgern, aber gelegentlich auch mit Nachtschwestern, Pflegern oder Begleitern von Sterbenden teilen.

9.4 Rituale und Bräuche im Umgang mit Tod und Sterben

Die folgende kleine Geschichte führt uns in eine dörfliche Tradition, die ich in den 1960er Jahren noch erlebt habe, die es heute so nicht mehr gibt. Sie ist beispielhaft dafür, wie Menschen zusammen mit Tod und Trauer umgehen.

9.4.1 Totenglocke

»Auch mit der Leich?« – »Auch mit der Leich ...!« – Mit diesem Gruß reihten sich die Trauernden der Gemeinde in den Trauerzug ein, an dessen Spitze der Sarg des Verstorbenen, von Pferden gezogen, zum Friedhof gefahren wurde. Ein Leichenchor sang Psalmen und Lieder auf dem Weg zum Grab, begleitet von Kirchenglocken, die dem Zug so lange Geleit gaben, bis der Sarg in die Erde gesenkt wurde. Es war üblich, dass eine große Anzahl von Gemeindemitgliedern der Bestattung beiwohnte und den Angehörigen mit ihrem Geleit zum Friedhof ihre Anteilnahme ausdrückte. Üblich war es – und das ist dort heute noch so –, dass mit dem Bekanntwerden des Todes – konfessionsunabhängig – am Abend vor dem Läuten der Abendglocke der dumpfe Klang der Totenglocke die Gemeinde über das Ableben eines ihrer Mitglieder informiert. Ich erinnere mich noch gut, dass die Älteren in dem Ort beim Klang dieser Glocke innehielten und für den oder die Verstorbene beteten.

Wie können wir auch solche Werte weitergeben? »Um ein Kind zu erziehen, bedarf es eines ganzen Dorfes«, lautet ein afrikanisches Sprichwort. Warum? Die Antwort ist einfach. Ein so komplexes Geschehen wie die Erziehung eines Kindes kann nicht von Einzelnen bewältigt werden. Es braucht Eltern, Geschwister und viele andere Menschen, wohlwollende und auch strenge, die eine Vorbildfunktion einnehmen. »Ehrfurcht vor dem Leben«, dieses Wort und Lebensmotto Albert Schweitzers kam nicht von ungefähr. Es waren seine Erfahrungen in Afrika. Patienten und ihre Familien waren es, die ihn dies lehrten. Respekt ist Ehrfurcht. Das ist nicht angeboren. Ehrfurcht und Respekt werden durch Vorbilder vermittelt, durch Nachahmung erworben. Vergleichbar ist die Erziehung eines Kindes zur Ehrfurcht vor dem Leben und Respekt vor dem jeweils anderen mit den Aufgaben derer, die Sterbende begleiten. Hilfreich sind dabei Bräuche und Rituale. Hilfreich ist eine tragfähige Gemeinschaft, wenn jemand stirbt. Trauer, Trauerarbeit und Trost sind zentrale Aufgaben der Wegbegleitung. Die obige Geschichte »Auch mit der Leich« beschreibt die Komplexität eines alten Brauches, eines dörflichen Rituals, das

Ernst Richard Petzold

dem Tod eines Menschen mit Ehrfurcht und Respekt begegnet und der Trauer und dem Trost für die Angehörigen Raum und Zeit gibt. Obwohl sich heute kaum noch eine Gemeinde zusammenfindet, um die Toten und ihre Angehörigen zu begleiten, so zeigen die immer und überall noch praktizierten Rituale einer Beerdigung den Respekt der Lebenden vor den Toten.

9.4.2 Ewigkeits-/Totensonntag

Jahr für Jahr erinnern wir uns anlässlich des Ewigkeitssonntages, auch Totensonntag genannt, der Verstorbenen. In den Kirchen werden für sie Kerzen angezündet, in einer Andacht wird ihrer gedacht. Unlängst konnte ich an einer derartigen Feier teilnehmen. Über hundert Menschen hatten sich in der Friedhofskapelle zur Gedenkfeier versammelt. Der anschließende Gang über den Friedhof gehört genauso zu dem Ritual wie die Grabpflege, die von den Angehörigen oder den dazu Beauftragten durchgeführt wird. Grabsteine, in die die Namen, Geburts- und Sterbedaten der Toten eingemeißelt werden, sind ebenso eine uralte Tradition. Man findet Skulpturen, die zum Nachdenken anregen, Inschriften, die den Verstorbenen gewidmet sind. Zwei solcher Skulpturen sind mir in bleibender Erinnerung: eine gebrochene Säule und eine umgekehrt zur Erde gehaltene auslöschende Fackel. Beide Skulpturen symbolisieren in ihrer Art den Tod und setzen ein Erinnerungszeichen: »*Memento mori*«, das heißt: »Gedenke, *dass du sterben musst*«.

9.4.3 »Liegen hier Menschen?«

Vor einigen Jahren kamen bei der Grabpflege unserer Eltern die Kinder eines Kindergartens vorbei. Die Erzieherinnen wollten ihnen etwas über den Tod erzählen. Die kleinen Jungen und Mädchen schauten zuerst schüchtern und verwundert, was wir da machten, dann aber fragte ein mutiger Junge: »Was tut ihr hier?« Und weiter: »Liegen hier Menschen?« Unsere ersten Antworten lösten die Zungen. Von allen Seiten kamen eigene Erinnerungen an Familienangehörige, die auf dem Friedhof begraben waren. Großvater, Großmutter, Onkel und Tanten. Es sprudelte nur so heraus. Es war eindrucksvoll zu erleben, wie die Kinder mit dem Tod umgingen, und es wurde deutlich, dass viele dies von ihren Eltern oder zu Hause erfahren hatten. Der Umgang mit Tod und Sterben kann früh gelernt werden und ebenso der Respekt vor den Verstorbenen.

Unabhängig davon, welches Medium wir benutzen – Sprache, Bilder, Skulpturen oder Filme –, mit jeder Dokumentation beginnt auch eine Distanzierung von einem unmittelbaren Geschehen. Indem wir beschreiben, indem wir dokumentieren, halten wir eine Situation, ein Ereignis, ein Geschehen fest. Wir dringen in ein Geschehen ein, indem wir respektvoll Abstand halten. Das ist paradox. Paradox ist es, dass wir durch einen Rückblick in die Vergangenheit, durch Rituale und Bräuche Kraft bekommen, Zeichen oder besser Hinweise, wie Leben gelingen kann. Hinweise auf ein »zweites Leben«, ein Leben *nach* diesem Leben.

9.4.4 Bestattungsweisen

Die Möglichkeiten und die Art und Weise, wie man heute bestattet werden möchte, sind vielfältig geworden, aber es wird wenig darüber geredet, wenn noch Zeit dafür da ist. Neben der herkömmlichen Erdbestattung stehen Feuerbestattungen mit anschließender Urnenbeisetzung analog einem Erdgrab. Urnen können auch in einem Rasengrab beigesetzt werden. Bei der Seebestattung wird die Asche über das Wasser gestreut. Eine neue Entwicklung und Bestattungsform ist die Waldbestattung in einem so genannten Friedwald. Hier können sich die Menschen bereits zu ihren Lebzeiten einen Baum aussuchen, zu dessen Füßen sie bestattet werden möchten. Besonders berührt hat mich in der Nähe von Tübingen der »Sternschnuppenbaum«, unter dem Kinder unentgeltlich bestattet werden können.

9.4.5 Zur Funktion von Ritualen und Bräuchen

Rituale und Bräuche haben aber auch gegenläufige Tendenzen: Einerseits schließen sie Menschen ein und verbinden sie durch das, was sie gemeinsam tun, andererseits sind diejenigen, die nicht dazugehören, ausgeschlossen. Rituale und Bräuche sind Beispiele für Möglichkeiten der Teilnahme und der Distanz, der Erinnerung und der Vergegenwärtigung. Sie öffnen die Möglichkeit zur Trauer und Trauerarbeit, für Trost, Erinnerung und Vergessen. Bestattungsrituale sind »Übergangsrituale«. Oft wird am Anfang der Beisetzung der Tote noch wie ein Anwesender angesprochen, dann aber wird er immer mehr zu einem Nicht-mehr-da-Seienden. Aber auch für die zurückbleibende Frau, den Mann oder die Kinder ändert sich ihr gesellschaftlicher Status. Jetzt sind sie Witwe oder Witwer, ihre Kinder Waisen.

Rituale in Familien gehören zu den Grund- und Verhaltensmustern unseres Lebens. In der Schweiz (Bern) untersuchte man Abendrituale in Familien auch auf ihre religiösen Spuren hin. In 40 Familien wurden diese untersucht und videographiert. In individuellen Interviews gaben die Familienmitglieder

Auskunft über ihre Erfahrungen. Einige Familien waren ortsansässig, andere waren von außerhalb in diesen Ort gezogen, hatten »Umzugserfahrungen«. Man fand Gemeinsamkeiten zwischen den Gruppen, aber auch Unterschiede. Generell konnte man feststellen: Die Rituale wie beispielsweise das Abendgebet der Eltern mit den Kindern dienen dem Austausch zwischen den Generationen und geben den Kindern das Gefühl, aufgehoben zu sein. Besonders bei denen, die umgezogen waren, erwiesen sich diese Gebete mit den Kindern als Hilfe bei der Abwehr von Trennungs- und Verlustängsten. Sie dienten der Identitätsstiftung und der familiären Bindung. Sie halfen aber auch bei der Festigung des erweiterten Beziehungsnetzes in dem Dorf, der Verbundenheit mit neuen Spielgefährten. Man könnte auch sagen, sie dienten der Implantierung der religiösen Kompetenz des Kindes, der Sicherheit und des Vertrauens, des Zugangs zur Transzendenz (Morgenthaler, Chr., 2004).

9.4.6 Zugang zur Transzendenz

Was aber versteht man unter Transzendenz? Zu dieser Frage sagte unlängst in einem Dialog über Naturwissenschaft und Religion der Schweizer Theologe Urs Baumann: »Transzendenz geht über unser Verstehen (lat.: trans = jenseits). Wir nähern uns ihr über Vergleiche und Gleichungen. Wir benutzen Mikroskope und Makroskope, schauen tief in das Innere des Lebens und weit, unendlich weit in den Weltraum. Der Menschenverstand hat sich in der Evolution nicht so entwickelt, dass er alles verstehen kann. Er hat sich aber so entwickelt, dass er sich immer wieder an das Leben auf dieser Erde anpassen konnte. Transzendenz liegt jenseits, liegt hinter den Grenzen, die der Mensch zu überwinden verstanden hat!« (Baumann, U.).

Aber wir können darüber sprechen, wir können uns über unsere Erfahrungen austauschen. Ein Tübinger Kollege drückte das so aus: »In der Nacht gehen Transzendenz und Immanenz (lat.: immanere = darin bleiben, anhaften) ineinander über. Die Nacht ist für viele Menschen die Kontaktstelle für Unfassliches. Träume sind Widerfahrnisse (d. h., sie treten uns entgegen). Wir erleben uns in vielen Träumen als Empfangende, als Beschenkte« (Kuschel, K. J.).

9.4.7 Wozu Religion und Kirchen?

Kirchen gründen in Religionen. Sie sind sichtbarer Ausdruck dessen, was Menschen glauben und praktizieren wollen. Wir gebrauchen hier die Mehrzahl für Religion, denn es gibt natürlich viele unterschiedliche Religionen, aber alle definieren Lebensräume und Identitäten. Ob Religionen zu einem Gelingen des Lebens notwendig sind, wird in einer säkularisierten Welt immer mehr in Frage gestellt. Die Gegenfrage allerdings muss auch gestellt werden: Was wären wir ohne Kirchen und ohne die von ihnen getragene Kultur? Diese Fragen hängen sicher mit familiären und persönlichen Entscheidungen zusammen, stehen aber auch in einem gesellschaftlichen Kontext, in dem diese Fragen oft verdrängt werden. In der traditionellen Welt wird sie von den Eltern positiv beantwortet, beispielsweise, wenn sie ihre Kinder taufen lassen und wenn Kinder diese Entscheidung bei der Konfirmation oder Firmung bestätigen.

Die Kirche bietet wie keine andere Institution mit ihren großen Traditionen, mit ihren »Heiligen Büchern« und in ihren Ritualen ein Wissen an, das in Bildern, Liedern und Übergangsritualen Hilfe und Trost den Sterbenden und ihren Angehörigen gibt und auch denen, die sie begleiten. »Tröste, tröste mein Volk«, wird schon im Alten Testament der Prophet aufgefordert, das jüdische Volk zu trösten. Trost – die vornehmste Aufgabe der Kirche? Jedenfalls eine wesentliche. Aber wie? In der Erzählung vorhin sind es die Glocken, die zu den Feierlichkeiten der Beisetzung einladen und zum Trost. Ein leeres Ritual? Sicher nicht für den, der eine Verstorbene, einen Toten zu beklagen hat. Das Leid mit anderen zu teilen ist ein uralter, ein tröstender Brauch.

Aber etwas hat sich verändert. 1979 erklärte die katholische römische Glaubenskongregation: »Wenn es sich aber um die Lage der Menschen nach dem Tode handelt, muss man sich in besonderer Weise vor Vorstellungen hüten, die sich einzig auf die Erdichtung und Willkür der Einbildungskraft stützen: Solche Maßlosigkeit ist nämlich ein nicht unwesentlicher Grund für Schwierigkeiten, auf die der christliche Glaube stößt. (...) Weder die Heilige Schrift noch die Theologen bieten genügend Licht, um das künftige Leben nach dem Tod richtig zu beschreiben.« Man könne nur sagen, dass ein Zusammenhang mit dem derzeitigen Leben besteht und dass sich beide Formen sehr unterscheiden. »Der Ordnung des Glaubens folge die Ordnung des vollen Lichtes nach« (Römische Glaubenskongregation, zit. von Beinert, W., 2006, 112f).

Der von der Ev. Kirche Deutschlands (VELKD) herausgegebene »Evangelische Erwachsenenkatechismus« stellt kurz und knapp fest, dass heute Jenseitsvorstellungen ihre Plausibilität verloren haben. »Aber man wird den Preis dafür auch nennen müssen: Seit der Säkularisierung des Jenseits hat sich eine Sprach- und Bildlosigkeit verbreitet, die heute oft schweigsam macht angesichts des Ewigen« (Ev. Erwachsenenkatechismus 2000, zit. von Beinert, W., 2006, 115).

Ernst Richard Petzold

Demgegenüber lese ich in einer Einladung der Arbeitsgemeinschaft Christlicher Kirchen in Deutschland mit dem Thema »Gemeinsame Hoffnung über den Tod hinaus«: »Zu den tiefsten Fragen der Menschheit gehört die, welche Hoffnung es über den Tod hinaus gibt. Dazu gibt das Evangelium von Jesus Christus Antwort: Es spricht von der Auferstehung der Toten, dem Jüngsten Gericht und dem ewigen Leben in einer neuen Welt« (Arbeitsgemeinschaft Christlicher Kirchen, Münster 2010).

Eine rational ausgerichtete Kirche wäre ohne Rituale, ohne das immer wieder von Generation zu Generation wiederholte Singen und Beten eine tote Veranstaltung. »Das, woran Erwachsene sich im Bereich der Religion als Erstes erinnern, sind nicht irgendwelche Bekenntnisinhalte, sondern das sind: Weihnachten, Kerzen und Lieder. Dies wird emotional abgespeichert und ist von bestimmten Atmosphären/Auren/Hallos umgeben« (Arbeitsgemeinschaft Christlicher Kirchen, Münster 2010). Ein Kritiker äußerte sich gegenüber der Gefühlsarmut in der Kirche: »Die christliche Religion ist in einem hohen Maße sklerotisiert (verharzt), weil sie sich in ganz großem Maße auf Rationalität bezieht, auf Dogmatik, auf Inhalte und auf Lehren. Glaube bestünde im Fürwahrhalten von Bekenntnissätzen. Das sei eine extreme Engstellung« (Kunstmann, J., 2010). Diese Engstellung mag es geben. Die Aussage aber zu verallgemeinern geht an der Wirklichkeit vieler Menschen vorbei.

9.5 Unsichtbare Bindungen

Fragen der Religion, der Ethik, der Spiritualität können unseren Blick für unsichtbare Bindungen öffnen. Die Frage nach dem Zusammenhang von der Auferstehung, nach der Unsterblichkeit der Seele und unseren Jenseitsvorstellungen ist bis heute spannend und für unser Thema relevant. Es geht um Grenzen, Grenzziehungen, Grenzsituationen und um Übergänge und Überwindungen von Grenzen – Fragen und Aufgaben, die seit Jahrtausenden den Menschen beschäftigen.

Dazu die Geschichte zweier Klosterbrüder: Beide waren in die Jahre gekommen und unterhielten sich über die Frage, was nach ihrem Tode sein würde. Wie es drüben wäre und wie sie miteinander in Kontakt treten könnten, wenn der eine früher als der andere sterben würde. Sie einigten sich auf kurze Formeln. »*Totaliter*«, sollte der eine sagen, wenn er als Erster sterben würde. Totaliter = es ist genau so, wie wir es uns vorgestellt haben. »*Aliter*« wollte der andere sagen, im Falle, dass er vorher sterben würde. Aliter = ganz anders. Als nun einer der Klosterbrüder starb, ging der andere auf »Empfang« und hörte von weit: »*Totaliter aliter!*« Es ist ganz und gar anders. Aber die Verbindung der beiden Klosterbrüder blieb erstaunlicherweise bestehen.

Es gibt zahlreiche Berichte über das Abschiednehmen. Im familiären Bereich, bei den Angehörigen und auch nahestehenden Freunden wiederholen sich die Gefühle des Sterbenden, eine weit verbreitete These von Elisabeth Kübler-Ross. Neben Nicht-wahrhaben-Wollen, Aggression, Depression und Resignation stehen Trauer und Vereinsamung: »Nun ist niemand mehr da, mit dem ich meine persönlichen Gespräche fortsetzen kann« (Bolwby, U., 2000). In seiner langjährigen Tätigkeit in dem von ihm gegründeten ambulanten Hospizdienst erlebte Klaus Strasser, dass den von E. Kübler-Ross beschriebenen Phasen des Sterbeprozesses vergleichbare Stadien der Hoffnung entsprechen (vgl. Kapitel 1: *Gelingendes Begleiten am Lebensende*).

Ursula Bolwby, die Witwe von John Bolwby, dem englischen Arzt und Begründer der Bindungsforschung, schrieb nach dem Tode ihres Mannes: »Statt am Boden zerstört zu sein, fühlte ich mich plötzlich getröstet. Er schien einen festen Platz in meinem Herzen zu haben, und ich wusste, dass ich ihn für den Rest meines Lebens herumtragen konnte. Ich habe dieses Gefühl, ständig begleitet zu werden. Ich bin nie einsam. Das Wie oder Warum kann ich nicht verstehen, als gläubiger Mensch akzeptiere ich es aber als ein wunderbares Geschenk Gottes. Und ich weiß, dass es anhalten wird. Denn auch wenn ich es nicht erwartet habe, erkenne ich es wieder. Meine geliebte Mutter starb vor zwölf Jahren, im Alter von 88 Jahren, und damals ist das Gleiche passiert. Ich hatte mein Leben lang Angst davor, sie zu verlieren. Doch als sie starb, fühlte ich sie fest in meinem Herzen und frei von den Gebrechen des Alters. Die beiden Menschen, deren Verlust ich am meisten fürchtete, sind für mich nicht verloren. Für mich hat sich John sowohl ausgedehnt – in die Welt der vollkommenen Freiheit, zusammen mit dem Wind, dem Meer, den Hügeln, den Blumen, als auch in meinem Herzen verdichtet« (Bolwby, U., 2000).

Unsichtbare Bindungen sind wichtig für das Gelingen des persönlichen Lebens, können umgekehrt aber auch Ursache für dessen Misslingen sein. Etwas zugespitzt könnte man sagen: Wie von einer unsichtbaren Hand wird das Zusammenleben mit anderen Menschen durch die Ahnen bestimmt – in der Familie, in der Gemeinde, an der Arbeitsstelle, in der Freizeit, beim Sport, beim Theater und sicher auch beim Musizieren. Bei all diesen Tätigkeiten spielen unsichtbare Bindungen eine Rolle. Sie bestimmen Werte und Regeln. Durch Zeichen und Rituale, durch Bilder und Skulpturen, außerdem durch Bücher können sie sichtbar gemacht werden. Durch Lieder, Gedichte und

Ernst Richard Petzold

Geschichten werden sie hörbar, verständlich und nachvollziehbar. Wir Menschen erteilen diesen Dingen eine Bedeutung oder verwerfen sie: »Ich weiß nicht, was soll es bedeuten, dass ich so traurig bin, ein Märchen aus uralten Zeiten, das kommt mir nicht aus dem Sinn«, so dichtete einst Heinrich Heine. Neben der Bindung an eine vergangene Zeit lesen wir von seiner Traurigkeit, einem Affekt, der tief im emotionalen Gedächtnis verankert ist und uns oft mit früher Geborenen, mitunter und gar nicht so selten mit den eigenen Eltern verbinden kann.

Unsichtbare Bindungen sind überall verborgen. Wir beschreiben sie bei Naturerlebnissen, ahnen sie in Bergen und Tälern, in Wolken und Winden, im Wasser, an Flüssen und Seen. Wir hören sie im Sturm und im Gewitter, oder in der Stille des Waldes, im Vogelgezwitscher in Gärten, in Sträuchern und Bäumen. Wir riechen den Duft der Blumen und freuen uns an dem Flug der Vögel. »Es schläft ein Lied in allen Dingen, die da träumen fort und fort, und die Welt fängt an zu singen, triffst du nur das Zauberwort« – war es nicht Joseph von Eichendorff, der Dichter des Taugenichts, der diesen Vers gedichtet hat? Bücher, Namen und Daten erinnern uns an unsichtbare Bindungen.

9.6 Träume können unsichtbare Bindungen sichtbar machen

»Schlaf und Traum« erklärt Gotthilf Heinrich von Schubert (1780–1860), dieser Vorgänger Freuds und Entdecker des Unbewussten, »zu Medien der Gottesbeziehung und Wege zum Menschheitsursprung«, die »eingesperrte Psyche« sei ein »versteckter Poet« (Schubert, G. H., zit. von Engelhardt, D. v., 2011).

Durch unsere Träume erfahren wir auch etwas von unsichtbaren Bindungen. Träume erzählen uns unsere Geschichte, beschreiben Episoden, Situationen und Beziehungen, aktuelle und frühere. Sie erzählen von Menschen, die uns nahe sind oder ferner stehen. Tief verborgene Affekte und Emotionen öffnen den Blick auf die unsichtbaren Bindungen. Bekannte und unbekannte Menschen nähern sich uns im Traum und verschwinden wieder, aber oft bleibt ein wunderbares Glücksgefühl, wenn sich liebe Verwandte oder Freunde genähert haben.

Viele Menschen beachten ihre Träume nicht. Für S. Freud aber waren die Träume der Königsweg zum Unbewussten. Sie halfen ihm und seinen Patienten, das wiederzuentdecken, was sie verdrängt hatten, z. B. Erlebnisse aus der Kindheit oder aktuelle Ereignisse aus dem täglichen Leben. Von daher die These: Träume können uns helfen, Fragen auch am Lebensende zu klären. Oft versteckt sich im Traum eine Geschichte, ein Konflikt oder ein Problem, und oft ist damit eine überraschende Lösung verknüpft. Sie zu finden können wir lernen. Die Entzifferung der Träume – u. a. der Verschiebungen wie der Verdichtungen, den bekanntesten Traumphänomenen – gehört zu der Arbeit, die wir Traumarbeit nennen. Jüngere Traumforscher rücken Träume wieder in den Fokus der Aufmerksamkeit. Sie betonen den Wert, den Träume haben, um unseren emotionalen Kompass erneut einzupendeln, unser psychisches Gleichgewicht wieder zu ordnen. Träume erzählen von Personen und Beziehungen, von Objekten und Subjekten, von Affekten, tief im Gemüt oder in der Erinnerung verborgen. Es sind nicht immer schwarze Vögel, die uns nachts besuchen. Oft versteckt sich im Traum das Ich als »erzählendes Subjekt« hinter einem anderen. Je deutlicher aber der andere zu erkennen ist, umso wahrscheinlicher ist er wirklich der andere und nicht das eigene verkappte Ich. Von daher die These: Träume können uns helfen, Fragen zu klären, auch am Lebensende.

Vor etlichen Jahren schenkte mir eine Mitarbeiterin das Buch »*Provocative Therapy*« von Frank Farrelly, ein Buch, das mich faszinierte. Sehr ernst und doch auch sehr humorvoll. Ich war überzeugt, dass es in deutscher Übersetzung eine Bereicherung für Therapeuten und ihre Patienten/Klienten sein könnte. Bevor wir uns an die Arbeit machten, wollte ich den Autor kennen lernen, und flog mit der Kollegin nach Madison/Wisconsin in die Vereinigten Staaten. Es interessierte mich, wie Farrelly psychotherapeutisch mit seinen Klienten arbeitete. Er war Sozialarbeiter und kein Arzt, weshalb er von Klienten sprach und nicht von Patienten. Er hatte einen warmen amerikanisch-irischen Humor und eine so liebevolle Art, mit den oft sehr verstörten Klienten umzugehen, was mich tief beeindruckte. Der provokative Therapieansatz Farrellys war ungewöhnlich, humorvoll und scharf – nicht gegen die Patienten, jedoch gegen ihre unfruchtbaren Bindungen beispielsweise an eine Sucht oder eine Depression, die er mit grimmigem Humor aushebelte.[3] Nach unserer Rückkehr machten wir uns an die Übersetzung, bei der uns auch etliche Studenten halfen. Ein Motiv unserer Übersetzungsarbeit war: Wir wollten eine Grundlage haben, wenn diese Therapie in Deutschland bekannt werden würde, was wir vermuteten. Wir wollten den potenziellen Anwendern etwas an die Hand geben, was als Orientierungshilfe dienen konnte.

---

3. Im Deutschen lässt sich das angelsächsische »provocative« kaum übersetzen. »Grimmiger Humor« ist eine Annäherung an das Gemeinte.

Ernst Richard Petzold

Mein 80-jähriger Vater, der die Übersetzung noch freundlich und kritisch begleiten konnte, war skeptisch. Er meinte, die Mentalität der Deutschen sei doch ganz anders als die der Amerikaner. Bald nach dem Erscheinen des Buches starb er.

9.7 Spiritualität und Religion – Kontakt mit »drüben«

Spiritualität (Achtsamkeit) kann unsichtbare Bindungen spürbar werden lassen. Eine junge Frau verspürte plötzlich einen heftigen Luftzug und ein unheimliches Rauschen, das durch ihr Schlafzimmer ging in der Nacht, als ihr Großvater starb. Es war die Todesstunde des Großvaters. »Er hat sich von mir verabschiedet«, sagte sie später.

9.7.1 »Readings«

Frank Farrelly war nicht nur ein außergewöhnlicher Therapeut, er verfügte auch über eine besondere Fähigkeit, die er »Readings« nannte, »Lesungen« sind nur eine ungenaue Übersetzung. Er erklärte das so: Er würde sich wie ein richtiges Medium auf einen Kontakt mit Verstorbenen einstellen. Das machte mich neugierig. Ich wollte wissen, wie und woran mein Vater so plötzlich gestorben war? Ich bat Farrelly um ein »Reading«. Er ließ sich darauf ein. Wir saßen bei einem Workshop mit anderen Kursteilnehmern nebeneinander. Die Szene wurde videographiert. Ich wollte immer so viel wie möglich dokumentieren. Farrelly stellte sich auf »drüben« ein, während ich wie beim autogenen Training gleichzeitig konzentriert und entspannt neben ihm saß, sodass er mich mit seiner Hand berühren konnte, wie er das auch bei seinen Therapiesitzungen zu tun pflegte. Dann lief das Reading. Farrelly sah so etwas wie einen Film ablaufen und teilte mit, was er sah und hörte: »Da kommt ein älterer Mann auf mich zu. Er trägt einen Hut. Er grüßt mich freundlich. Er trägt über den Schuhen irgendetwas wie gewickelt – was ist das?«

Das konnte ich (ERP) später identifizieren: Der Vater trug im Winter gerne Gamaschen, ein Kleidungsstück, das man noch in der Mitte des letzten Jahrhunderts über den Schuhen trug, das Farrelly aber nicht bekannt war.

Der Mann sagte: »Ich war auch in deinem Land. Damals. Ich hatte viele Betriebe besucht. Man hatte mich gefragt, ob ich nicht dort bleiben wollte. Vieles war wie bei uns zu Hause …«

In der Tat: Mein Vater war noch vor dem Zweiten Weltkrieg in den Vereinigten Staaten gewesen. Seine Berichte und Filme aus der damaligen Zeit haben uns später immer wieder fasziniert.

Ich wollte nun aber endlich wissen, woran mein Vater gestorben war. Farrelly stellte dem Mann diese Frage. Der griff sich an den Kopf, als ob da ein plötzlicher heftiger Schmerz wäre. Dann verschwand das Bild.

Im Nachgespräch und dank der Videoaufzeichnungen konnte ich mindestens zehn detailgetreue Merkmale identifizieren, die zu meinem Vater gehörten und über die ich niemals mit irgendjemand, also auch nicht mit Farrelly, gesprochen hatte.

Mir schien nun die gedankliche Möglichkeit des Ausschlusses eines Jenseits aus unserer realen Lebenswelt geringer zu werden, die Wahrscheinlichkeit eines Lebens nach dem Tod größer. Ein Jahr später wiederholten wir das Experiment mit meiner älteren Schwester. Ein Experiment, bei dem meine Erinnerungen an unsere Kindheit, an das Haus in Berlin, an die Wohnungseinrichtung bis hin zu den Sesseln, ihren Lehnen und den Stoffmustern bestätigt wurden. Später fragte ich Farrelly nach einer Anorexie-Patientin, die wir trotz intensivsten Einsatzes und jahrelanger Intensivmedizin und Psychotherapie verloren hatten. Er sah sie »drüben«: ein junges frisches Mädchen, dem es offensichtlich gut ging. – Woher hatte Farrelly sein Können? War es eine besondere Begabung? Mediale Fähigkeiten werden ja auch anderen Menschen nachgesagt.

Ich begann, von einer Konferenz mit Verstorbenen zu träumen, um zu erfahren, wie es ihnen im Jenseits ging – ein uralter Traum, den keiner großartiger beschrieben hat als Dante in seiner göttlichen Komödie. Das Jenseits aber in unsere heutige Sprache zu übersetzen, das gelang kaum jemand besser als dem Stuttgarter Pfarrer und Publizisten Jörg Zink, der einer größeren Öffentlichkeit durch das »Wort zum Sonntag« bekannt geworden ist. Zu erinnern ist an das Buch des fast 90-Jährigen: »Auferstehung« bei Herder, 2005. Das Reading Frank Farrellys mit einem Mann, den ich gut für meinen verstorbenen Vater halten konnte, war für mich wie eine Tür, durch die ich hinüber ins Jenseits zu sehen glaubte. Dies nahm mir Angst vor dem Tode, mehr noch, es mehrte die Hoffnung auf das, was wir mit dem Wort Auferstehung verbinden, also auf das Leben nach dem Tode, wie immer das auch werden mag.

Ernst Richard Petzold

9.7.2 »Ewiges Leben«

Ein anderer Erfolgsautor unserer Zeit, der Benediktinermönch Anselm Grün, schlägt einen anderen Weg ein. In seinem *Buch der Antworten* heißt es: »Ewigkeit ist eine Qualität der Zeit. ... Ewiges Leben ist nicht in erster Linie das Leben nach dem Tod, sondern es ist eine eigene Qualität von Leben. ... Ewiges Leben ist ein Leben, das in der Zeit ist, aber doch über der Zeit steht, das nicht vergänglich und brüchig ist, sondern beständig und dauerhaft. In dem Augenblick, in dem wir ganz im Schauen sind, in dem Zeit und Ewigkeit zusammenfallen, haben wir eine Ahnung von etwas Dauerhaftem, Beständigem, Ewigen, das nicht wieder zerfällt« (Grün, A., 2007, 236).

Die Frage nach der Unsterblichkeit der Seele ist eng verbunden mit der anderen Frage, die ein Schriftgelehrter im Lukasevangelium Jesus stellt: »Was muss ich tun, dass ich das ewige Leben ererbe?« Die überraschende Antwort Jesu ist eine Gegenfrage: »Was steht im Gesetz? Was liest du?« Der Schriftgelehrte zitiert aus dem Alten Testament: »Du sollst Gott, deinen Herrn, lieben von ganzem Herzen, von ganzer Seele und von ganzem Gemüte und deinen Nächsten wie dich selbst.« Wer aber der Nächste ist, wird mit dem Gleichnis vom barmherzigen Samariter geklärt (Lukas 10,25ff). Jesus verweist mit diesem Gleichnis auf ein Tun im Diesseits hin und nicht auf ein Jenseits, das im jüdischen Denken der damaligen Zeit nur bei einer bestimmten Gruppe, den Pharisäern, eine besondere Rolle spielte (Apostelgeschichte 23,6ff).

9.7.3 »Spiritualität« – »Religiosität«

Spiritualität ist für viele Menschen heute attraktiver als Religiosität. In einem Aufsatz über Kinderspiritualität fragt der Religionspädagoge K. Kießling seinen fünfjährigen Sohn nach den geheimen Quellen seiner Überzeugungen, und dieser antwortet: »Papa, das hat mir doch der Gott gesagt.« Kießling schreibt, Spiritualität erlaube gegenüber Religion eine größere Weite. Religion und Religiosität gehen mit einer stärkeren institutionellen Verankerung einher. Eine stärkere institutionelle Verankerung sei für spirituelle Bewegungen nicht zwingend notwendig. »Menschen, die erzählen, wes Geistes Kinder sie sind, aus welchem Geist, aus welchem Spiritus (lat. = Geist) sie leben, gewähren Einblick in ihre Spiritualität.« Dann fährt er fort: »Spiritualität ist Aufmerksamkeit.« Er erinnert daran, was viele von uns schon gesehen haben, mit welcher Achtsamkeit und Behutsamkeit Kinder in der Kirche z. B. eine Taufkerze anzünden und zum Altar bringen. Sie lernen durch ihre spirituelle

Aufmerksamkeit, auf Beziehungen zu achten, in denen, aus denen und für die die Menschen leben. Und das ist ein altes Recht. Als Kinderrecht wurde es schon 1924 in der Generalversammlung des Völkerbundes in Genf verabschiedet. Dort heißt es, »dem Kind müsse ermöglicht werden, sich normal zu entwickeln, und zwar sowohl in materieller wie in spiritueller Hinsicht« (Kießling, K., 2010).

In einer Bielefelder Studie zur Biographischen Religionsforschung fand man heraus, dass die Menschen sich mit ihrer Hinwendung zur Spiritualität weniger eingegrenzt fühlen als durch eine durch Kirchen organisierte Religiosität (Ev. Gemeindeblatt für Württemberg, 11/2012, 3). Ich halte diese Polarisierung für ein Missverständnis der Religiosität und auch der Spiritualität. Spiritualität und Religiosität sind keine Gegensätze. Sie ergänzen sich gegenseitig. Sie werden bestimmt durch Einstellungen, Offenheit und Vertrauen, aber auch durch Bindung und Verantwortung. Die Berücksichtigung spiritueller Fragen gehört beispielsweise zur Palliativmedizin genauso wie die Behandlung von Schmerzen oder Atemnot (WHO, 20, zit. von Borasio, G. D., 2012, 55).

9.8 Fragen an die Religion sind Lebensfragen

Bei meiner Annäherung an das, was Religion meinen könnte, beziehe ich mich nicht nur auf meine eigene berufliche und kirchliche Lebenserfahrung, sondern auch auf viele Anregungen aus der Theologie, besonders auf den Heidelberger Theologen Dietrich Ritschl. Er umreißt zusammen mit M. Hailer die großen Kapitel christlicher Theologie seit ihren Anfängen in der hebräischen Bibel, dem Alten Testament. In dem Buch »Diesseits und Jenseits der Worte« zeigen sie im Dialog, wie die biblische Bildersprache zu theologischen Lehren entwickelt wurde, wie die großen Themen der Kirche in den geschlossenen Gesellschaften der frühen Christenheit bis ins Mittelalter aufgearbeitet wurden und wie sie sich seit der Aufklärung in einem neuen Licht darstellten. Wir können dieses Buch wie viele andere zur Orientierung nutzen, wenn wir uns auf die große Reise in das unbekannte Land aufmachen, das wir Ewigkeit nennen.

9.8.1 Gegenwind Gottes

»Im Unterschied zu meinen theologischen Lehrern Barth, Cullmann und anderen«, schreibt D. Ritschl, »glaube ich an die Unsterblichkeit der Seele.«

Ernst Richard Petzold

Seine theologischen Lehrer hätten drohende Warnschilder aufgestellt, so nicht zu reden, aber sie waren auch nicht wie er selbst über Jahre durch das läuternde Feuer Wittgensteins und anderer Sprachanalytiker gegangen. Diese sprachanalytische Philosophie fordert uns heraus, die Bedeutung der Sprache und Metaphern, die wir heute gebrauchen, genau anzusehen. Das gälte auch für die möglicherweise am häufigsten gebrauchte Metapher »Gott«. Die Unsäglichkeiten der Kirchengeschichte, auch und gerade im vergangenen 20. Jahrhundert, Unsäglichkeiten, die niemals von einem liebenden Gott gewollt sein können, haben Ritschl veranlasst, von dem »Gegenwind Gottes« zu sprechen, »Gegenwind zu dem, was wir Menschen betreiben«. Der Gegenwind Gottes ist ihm »wie eine Metapher, in der sich die Elemente der großen, durch Verdichtungen bedrohten Lehren der Kirche und der Vorstellungen von Gott und Geschichte neu ordnen wie die Glasteilchen in einem Kaleidoskop bei jeder Drehung« (Ritschl, D., 2006, 68–72).

Die Fragen nach der Unsterblichkeit der Seele, die Fragen nach Gott sind auch Fragen nach dem Sinn unseres Lebens. Sie begleiten uns unser Leben lang und werden auch unser Sterben begleiten. Sie sind mit Fragen an den Glauben, an die Ethik und mit einer praktizierten Spiritualität verbunden. Spirituelle Praxis aber ist das Erbe traditioneller Religionen. Zum Erbe gehören im kirchlichen Raum: Predigt, Gebet, Rituale, aber auch Lieder und Meditationen. Zur Tradition, die nur dann wirkkräftig ist, wenn man sie pflegt, gehört das Singen und Musizieren, das gemeinsame Lesen der heiligen Schriften und das Sprechen über diese Texte. Muslime haben ihren Koran, Hindus die Bhagavadgita, Buddhisten die Predigten und Gleichnisse des Gautama Buddha, Chinesen die Schriften von Kungfutse und Laotse, das Tao te king. Christen haben die hebräische Bibel und das Neue Testament.

9.8.2 Worte und Zeichen

In der Geschichte »Auch mit der Leich? …« werden Zeichen und Worte genannt, alte Bräuche beschrieben und Riten erwähnt. Früher sagte man, dass der Glauben der evangelischen Christen sich an und durch das Wort erhelle, der Glaube der Katholiken dagegen vielmehr durch Zeichen. Das aber scheint sich heute angeglichen zu haben. Generell werden wir tagtäglich durch Fernsehen und Internet, d. h. durch visualisierende Medien, auf Zeichen fixiert. Sprache aber erfordert mehr, nämlich zuzuhören und auch sich selbst zu positionieren.

Aufgabe aber und Funktion der Kirche ist die Pflege dieser Tradition – und auch deren Weiterentwicklung in der jeweiligen Zeit. Der Theologe Jörg

Zink vergleicht die Kirche mit einem Gasthaus und stellt den feierlichen Raum, den Schmuck in den Hintergrund. Wirklich wichtig seien »das Kommen und Gehen, die Begegnung, das Reden, das Hören, das Gespräch« (Zink, J., 2002). Die Kirche können wir aber auch als »ein sprachliches Großsystem« ansehen, »in dem Gottes Gegenwart gefeiert und gepriesen wird und in dem er tatsächlich anwesend ist«. Wir sehen auch die vielen Untersysteme und können trotzdem sagen: »Ja – im ökumenischen Vertrauen kann die eine Kirche zum Reformator der anderen werden.« Ritschl schreibt: »Obwohl uns die Wahrheit gewiss im Partikularen begegnet und nicht im Ganzen oder im Axiomatischen – etwa auch in den einzelnen Bibeltexten und nicht in der Bibel als solcher, ist die Letztbeurteilung nur vom Ganzen her möglich« (Ritschl, D./Hailer, M., 2006).

Die Schwierigkeit, letzte Wahrheiten in Worte zu fassen, kann kein Grund dafür sein, dass das, was wir in unserem Inneren wahrnehmen, nicht ernst genommen wird. Auch der Austausch darüber braucht einen Raum, braucht Zeit. Das Kerzen-Anzünden ist eine symbolische Handlung, genauso wie die Taufe selbst. Symbole werden von Zeichen unterschieden. Sie stehen für sich, sind nicht austauschbar wie Zeichen. Beim Sterben achten wir auf die Zeichen des nahenden Endes. So weist eine Unruhe der Hände, das »Fingern« eines Sterbenden an der Bettdecke, auf das nahende Ende. Der Volksmund sagte dann: »Er oder sie knüpft sein oder ihr Totenhemd.« Man achtet auf den Atem, der mühsamer wird, auf den Herzschlag, der unregelmäßig wird.

Wann aber ist der Tod da? Wann ist der Begleiter am Ziel? H. Wiedebach, ein Philosoph unserer Tage, denkt an die Hand des Begleitenden, die die des Sterbenden hält. Wenn der Begleiter die Hand loslässt, ist die Begleitung an ihrem Ziel. Das Hand-Loslassen bedeutet ein Wissen, dass der Tod vollbracht ist. Das Wissen aber, es ist vollbracht, ist kein sichtbares Phänomen und – stimmt trotzdem. Es ist der Ausdruck des Friedens dessen, der sich vom Bettrand erhebt. Menschen mit dem Ausdruck des Friedens nach einem solchen Gelingen besitzen Autorität (Wiedebach, H., 2011).

9.8.3 »Diktate über Tod und Sterben«

Wie sehr sich unsere Vorstellung von dem Jenseits verdichten kann, mag eine Geschichte von Peter Noll, einem Strafrechtler aus Zürich, erzählen. Nach seiner Krebsdiagnose hat er sich bewusst auf seine letzte Lebensphase eingestellt. In seinen »Diktaten über Tod und Sterben« hat er sein Erleben und seine Erfahrungen mit der Krankheit und im Kranksein festgehalten (Pieper

1982, 210): »Dass der Glaube an die Gesundheit Ersatzreligion geworden ist (Du sollst nicht rauchen, Du sollst nicht übermäßig Alkohol trinken, Dich körperlich fit halten ...) und dass Wunderheiler aller Art großen Zulauf haben, mag sehr wohl mit der Wundertätigkeit Jesu zusammenhängen, die damals ihren Sinn hatte, heute aber nur als Gleichnis verstanden werden kann. Das Wunder als Beweis ist äußerst anfällig gegenüber späteren wissenschaftlichen Erklärungen. ... Wunder stimmen immer misstrauisch. Der Gedanke an Gott stimmt nicht misstrauisch.«

Etwas später schreibt er: »Die beste Analyse von Ewigkeitsvorstellungen ist leider nicht in meiner Sammlung enthalten, doch habe ich das Märchen von Kindheit her in meinem Gedächtnis. Ein reicher Mann und ein armer Mann kommen gleichzeitig in den Himmel. Petrus lässt sie ein und erklärt ihnen, dass jetzt alle ihre Wünsche in Erfüllung gehen würden, doch müssten sie sie ihm genau beschreiben. Der reiche Mann wünschte sich ein großes Schloss mit einem riesigen Park, einen See davor, eine große Dienerschaft, täglich gutes Essen usw., der arme Mann wünschte sich, für immer vor dem Angesicht Gottes zu sitzen. Beider Wünsche gingen in Erfüllung. Schon nach wenigen Jahren wurde der reiche Mann seines ›ewigen Lebens‹ überdrüssig; immer dasselbe, und am Rande seines großen Besitztums das Nichts. Er quälte sich, versuchte, sich abzulenken, kam sich vor wie ein Gefangener, stieg eines Tages in den Dachstock des Hauses, öffnete dort ein Dachfensterchen und sah einen kleinen Schimmer, der vom Antlitz Gottes ausstrahlte. Von nun an betrachtete er Tag und Nacht mühsam, auf einem hohen Stuhl stehend, seine Ewigkeit an dem Fensterchen, alles Übrige war ihm verleidet. Schließlich sagte ihm Gott, dass er, der reiche Mann, nun lange genug gelitten habe und ebenfalls eintreten dürfe zu ihm, vor das Angesicht Gottes. Da war der reiche Mann endlich erlöst.« Über den armen Mann schreibt Noll interessanterweise kein weiteres Wort.

Peter Noll deutet das Märchen als Gleichnis für das Fegefeuer. Doch es enthalte zugleich die metaphysische Antwort auf die Frage nach der konkreten Ewigkeit. »Jede Ewigkeit wird zur Hölle, wenn sie aus konkreten Details besteht. Da helfen auch Vorstellungen wie ewige Jugend und dergleichen nichts. Es sein denn, man gehe zugleich von der Annahme aus, der körperliche Mensch könne in der Ewigkeit sich ständigem Wechsel, immer neuen Überraschungen und nie der Gewöhnung unterziehen. Da sind wir dann bei den echten Märchen« (Noll, P., München 1982).

Ich schließe meine Überlegungen: Ohne Glauben ist Religion sinnlos. Durch Glauben wird sie sinnvoll bzw. wird das Leben selbst sinnvoll. Wir können nicht ohne Sinn leben. Leben heißt: angewiesen sein, heißt: bedürftig sein. Glauben ist wie eine Antwort auf dieses Bedürftig-Sein. Von Schleiermacher stammt das Wort: »Glaube ist das Gefühl der absoluten Abhängigkeit.« Daraus resultiert: »Nicht Du musst Dein Leben ändern. Er ändert's.« Also Gott – eine sehr entlastende Äußerung. Ohne Gnade undenkbar. Was steuert unseren Glauben? Paulus: das Wort. Was ist gemeint? Gemeint ist das Leben in einem Kontext, in dem nicht nur über Gott und Jesus Christus geredet wird, sondern in der Gottes Wirken im Geist für möglich gehalten und ernst genommen wird, also auch in unserem Leben und Sterben.

Zusammenfassung

Sprachen öffnen und ordnen Zeiten und Räume im Diesseits, in der Vergangenheit, der Gegenwart und – soweit die Erfahrung es zulässt – auch in der Zukunft. Unsere Sprache ist reich gefüllt mit Bildern. Wir übersetzen Bilder in Sprache wie beispielsweise in den Bildern vom Himmel, von den Landschaften, von den Städten und Dörfern, die wir gesehen, in denen wir gelebt haben. Wir sagen, ein Mensch ist das, was seine Geschichten erzählen. Wir erzählen von den Menschen, die uns nahe sind. Wir denken an die, die vor uns waren, und auch an die, die nach uns kommen werden. Spiritualität, die wir als Achtsamkeit definieren, öffnet unseren Blick auf unsichtbare Bindungen. Unsichtbare Bindungen bilden Netze, die uns halten, vielleicht auch bestimmen. Unsere inneren Bilder und Erinnerungen, ja auch Träume öffnen Räume und Zeiten – Räume, die uns prägen. Familien, Schulen, Berufe und Kirchen sind wie Kontexte, in denen wir unsere Texte schreiben. Was nach unserem Tode sein wird, wissen wir nicht, auch wenn sich viele kluge Theologen und Philosophen zu allen Zeiten darüber Gedanken gemacht haben. Das Nicht-Wissen aber hat die Menschen nie davon abgehalten, sich Vorstellungen von etwas zu machen, was jenseits des irdischen Lebens liegen mag.

Literaturhinweise

Kapitel 1
Bucka-Lassen, E.: Das schwere Gespräch, Köln 2005.
Bundesärztekammer: Grundsätze der Bundesärztekammer zur ärztlichen Sterbebegleitung. Deutsches Ärzteblatt. 108 (7), C 278–280, 2011.
Eibach, U.: Leben ohne Bewusstsein?, Rheinisches Ärzteblatt. 5: 20–22, 1997.
Fröhlich, A., in: Kostrzewa, S./Kutzner, M.: Was wir noch tun können. Basale Stimulation in der Begleitung Sterbender, Bern 2004.
Jens, W./Küng, H.: Menschenwürdig sterben, München/Zürich 1995, 73.
Kübler-Ross, E.: Interviews mit Sterbenden, Stuttgart 1971.
Kübler-Ross, E./Kessler, D.: Dem Leben neu vertrauen. Den Sinn des Trauerns durch fünf Stadien des Verlusts finden, Stuttgart 2006.
Müller, M.: Dem Sterben Leben geben, Gütersloh 2004.
Piper, H.-C.: Gespräche mit Sterbenden, Göttingen 1990.
Singer, P.: Praktische Ethik, Stuttgart 1984.
Sieveking, C., in: Bienstein, C./Fröhlich, A./Haupt, S. (Hg.): Fördern – Pflegen – Begleiten, Düsseldorf 1997.
Spaemann, R./Fuchs, T.: Töten oder sterben lassen? Worum es in der Euthanasiedebatte geht, Freiburg i. Br. 1997.
Student, C.: christoph-student.homepage.t-online.de, 2011. Antworten auf wichtige Fragen (Elisabeth Kübler-Ross, Phasen des Sterbeprozesses).

Kapitel 2
Bausewein, C./Roller, S./Voltz, R.: Leitfaden Palliativmedizin. Palliative Care, München 2007.
Barbus, A.: Leitung des Workshops unter dem Thema »Der Todkranke und der Helfer«, in: Lansing/Michigan (USA, 1975): Deklaration der Menschenrechte Sterbender; abgedruckt in der Broschüre »Zu Hause sterben«, v. A. Busche und J.-Chr. Student, Hannover 1986.
Bush, S. H./Bruera, E. (2009): The Assessment and Management of Delirium in Cancer Patients. Oncologist. 14(10): 1039-49.
Caraceni, A./Zecca, E./Martini, C. et al (2011): Palliative Sedation at the End of Life at a Tertiary Cancer Center. Support Care Cancer. [Epub ahead of print].
Cherny, N. I./Radbruch, L.: Board of the European Association for Palliative Care (2009): European Association for Palliative Care (EAPC) Recommended Framework for the Use of Sedation in Palliative Care. Palliat Med 23(7): 581–93.
Dalal, S./Bruera, E. (2004): Dehydration in Cancer Patients: To Treat or Not To Treat. J Support Oncol. 2(6): 467-79, 483.
Ellershaw, J. (2003): Care of the Dying Patient: The Last Hours or Days of Life. BMJ. 326(7379): 30–34.
Heyland, D. K./Allan, D. E./Rocker, G. et al (Canadian Researchers at the End-of-Life Network (CARENET) (2009): Discussing Prognosis with Patients and their Families Near the End of Life: Impact on Satisfaction with End-of-Life Care. Open Med. 16;3(2): e101-10.

Kloke, M. (2011): Notfallpalliation statt Notarzt. Notfall und Rettungsmedizin. 14(6): 459.

Kloke, M./Reckinger, K./Kloke, O. (2009): Grundwissen Palliativmedizin. Begleitbuch zum Grundkurs Palliativmedizin, Köln 2009.

Kloke, M. (2009): Übelkeit und Erbrechen beim Palliativpatienten. (Pathogenese, Diagnose und Therapiemöglichkeiten). Z Palliativmed., 10: 1–8.

Krikorian, A./Limonero, J.T./Maté, J. (2011): Suffering and Distress at the End-of-Life. Psychooncology doi: 10.1002/pon.2087. [Epub ahead of print].

Laufenberg-Feldmann, R./Kappis, B./Weber, M./Werner, C. (2011): Leben retten – sterben zulassen. Erfassung notärztlicher Einsätze bei Patienten in der Terminalphase. Der Schmerz. 25: 69–76.

Laugsand, E.A./Kaasa, S./de Conno, F./Hanks, G./Klepstad, P.: Research Steering Committee of the EAPC (2009): Intensity and Treatment of Symptoms in 3030 Palliative Care Patients: A Cross-Sectional Survey of the EAPC Research Network. J Opioid Manag. 5(1): 11–21.

Mercadante, S./Villari, P./Ferrera, P. (2011): Refractory Death Rattle: Deep Aspiration Facilitates the Effects of Antisecretory Agents. J Pain Symptom Manage, 41(3): 637–39.

Quinten, C./Coens, C./Mauer, M. et al (EORTC Clinical Groups) (2009): Baseline Quality of Life as a Prognostic Indicator of Survival: A Meta-Analysis of Individual Patient Data from EORTC Clinical Trials. Lancet Oncol. 10(9): 865–71.

Watson, M./Lucas, C./Hoy, A./Back, I.: Oxford Handbook of Palliative Care, Oxford 2005.

Kapitel 3

Jakob-Krieger, C. et al (2004): Mehrperspektivität – ein Metakonzept der Integrativen Supervision. SUPERVISION: 3. Online unter: www.fpi-Publikationen.de/materialien.htm.

Merleau-Ponty, M.: Phénoménologie de la Perception, Paris 1945; dt.: Phänomenologie der Wahrnehmung, Berlin 1966.

Petzold, H.G.: Integrative Supervision, Meta-Consulting, Organisationsentwicklung. Ein Handbuch für Modelle und Methoden reflexiver Praxis, Wiesbaden 2007.

Petzold, H.G.: Integrative Therapie. Modelle, Theorien und Methoden für eine schulenübergreifende Psychotherapie. 3 Bände, Paderborn 2003.

Schuch, H.W. (2000): Grundzüge eines Konzeptes und Modells Integrativer Psychotherapie. Integrative Therapie, 2–3: 145–202.

Kapitel 4

(1) Petzold, E.R./Pöldinger, W. (Hg.): Beziehungsmedizin auf dem Monte Verità, Wien/New York 1998.

(2) Petzold, E.R./Otten, H. (Hg.): The Student, the Patient and the Illness. Ascona Balint Award Essays, Fuchstal 2010.

(3) Drees, A.: Prismatische Balintgruppen, Lengerich 2002.

(4) Ludwig-Becker, F./Petzold, E.R. (2000): Integrierte Balintarbeit. Balint Journal. 1.

(5) Otten, H.: Professionelle Beziehungen. Theorie und Praxis der Balintgruppenarbeit, Heidelberg 2012.

(6) Petzold, E.R.: Die Wartburggespräche – die Antizipation einer anthropologischen Medizin, in: Schüffel, W. (Hg.): Wartburgphänomen – Gesundheit. Eine Anthologie der Selbstwirksamkeit, Halle 2011.

(7) Hauff, W.: 1822; zit. von Petzold, E.R.: Die Schmerzen des Patienten, die Angst des

Arztes und die Salutogenese in der Balintarbeit, in: Die Schmerzen, hg. v. M. Schilten-wolf/W. Herzog, Würzburg 2011.

(8)   Schüffel, W.: Medizin ist Bewegen und Atmen, Halle 2009.

(9)   Schüffel, W.: Wartburgphänomen – Gesundheit. Eine Anthologie der Selbstwirksamkeit, Halle 2012.

(10) Petzold, E. R. (Hg.): Klinische Wege zur Balintarbeit, Jena 1984.

(11) Balint, E.: Imagination and Perception in Psychoanalysis, Stuttgart 1997.

(12) Petzold, E. R./Altmeyer, S. (1996): Balintarbeit im Krankenhaus. Krankenhausarzt, 220–227.

(13) Gahbler, W. (2004): Begleitung auf dem letzten Weg. Aspekte zur Arzt-Patienten-Be-ziehung in der Palliativmedizin, Balint Journal, 5(4): 109–111.

(14) Balint, M.: The Doctor, His Patient and the Illness, London 1957, Der Arzt, sein Pati-ent und die Krankheit (1957), 10. Auflage, Stuttgart 2000.

(15) Balint, E./Courtenay, M./Elder, A./Hull, S./Julian, P.: The Doctor, the Patient and the Group – Balint Revisited, London/New York 1993.

(16) Moreau Ricaud, M.: Michael Balint – Le renouveau de l'Ecole de Budapest, Toulouse 2000.

(17) Maoz, B.: The Conflict Between Balint Research – and the Balint Experience in Israel, in: Medicine, Evidence and Emotions. 50 Years on ... Proceedings of the 15th Interna-tional Balint Congress, Lisbon 2007.

(18) Matalon, A. et al: Obligatory Balint Groups for Family Medicine Residents: The Tel-Aviv Experience, in: Medicine, Evidence and Emotions 50 Years on ... Proceedings of the 15th International Balint Congress, Lisbon 2007.

(19) Rabin, S.: Expressing Passion and Creativity in Balint Groups, in: Medicine, Evidence and Emotions 50 Years on ... Proceedings of the 15th International Balint Congress, Lisbon 2007.

(20) Gerlach, F.: (2010), zit. in DÄB, Jg. 109, H. 9, 2.03.2012, C 356.

(21) Friedli, P.: Der Hausarzt als Begleiter, unveröffentlichtes Referat, Ascona 1985.

Kapitel 5

Angermeyer, M. C./Kilian, R./Matschinger, H.: WHOQOL-100 und WHOQOL-Bref. Handbuch für die deutschsprachigen Versionen der WHO-Instrumente zur internationa-len Erfassung von Lebensqualität, Göttingen/Bern/Toronto/Seattle 2000.

Barz, H.: Jugend und Religion, 3 Bände, Opladen 1992/93.

Benjamin, W.: Der Erzähler. Betrachtungen zum Werk Nikolai Lesskows, in: Unseld, S. (Hg.): Walter Benjamin – Illuminationen, Frankfurt a. M. 1977, 385–410.

Berger, P. L./Luckmann, T.: Die gesellschaftliche Konstruktion der Wirklichkeit, Frankfurt a. M. 1980.

Borasio, G. D.: Spiritualität in Palliativmedizin/Palliative Care, in: Frick, E./Roser, T.: Spiri-tualität und Medizin, Stuttgart 2011, 112–118.

Borasio, G. D.: Über das Sterben. Was wir wissen. Was wir tun können. Wie wir uns darauf einstellen, 6. Aufl., München 2012.

Bundesärztekammer o. J.: Weltärztebund – Deklaration von Genf (Genfer Gelöbnis). Online unter: http://www.bundesaerztekammer.de/downloads/Genf.pdf.

Charta zur Betreuung schwerstkranker und sterbender Menschen, Träger: Deutsche Gesell-schaft für Palliativmedizin e.V./Deutscher Hospiz und PalliativVerband e.V./Bundesärzte-kammer, Berlin (Charta-Geschäftsstelle) 2010.

Charta zur Betreuung schwerstkranker und sterbender Menschen. Online unter: http://www.charta-zur-betreuung-sterbender.de/ (Stand: 03. bzw. 04.09.2012).

Der Spiegel (Hamburg 1995): Sterben – SAG LÄCHELND GOOD BYE. 6: 114–120.

DGHS – Deutsche Gesellschaft für Humanes Sterben e. V. (2007): DGHS-Umfragen 2002–2007. Online unter: http://www.dghs.de/wissenschaft/dghs-umfragen.html.

Elias, N.: Über die Einsamkeit der Sterbenden in unseren Tagen, Frankfurt a. M. 1982.

Erbguth, F.: Medizin, in: Wittwer, H. et al. (Hg.): Sterben und Tod. Ein interdisziplinäres Handbuch, Stuttgart/Weimar 2010, 39–49.

Feldmann, K.: Aktive Sterbehilfe – soziologische Analysen, Universität Hannover 2005. Online unter: http://klaus.feldmann.phil.uni-hannover.de/imperia/md/content/de/uni-hannover/phil/klaus_feldmann/aktive_sterbehilfe_soziologische_analysen_2005.pdf.

Feldmann, K.: Tod und Gesellschaft. Sozialwissenschaftliche Thanatologie im Überblick, Wiesbaden 2010a.

Feldmann, K.: Sicht der Wissenschaften und Religionen: Soziologie, in: Wittwer, H. et al. (Hg.): Sterben und Tod. Ein interdisziplinäres Handbuch, Stuttgart/Weimar 2010b, 62–74.

Festinger, L.: A Theory of Cognitive Dissonance, Stanford, CA 1957.

Frenschkowski, M.: Glaube an eine Fortexistenz nach dem Tod, in: Wittwer, H. et al. (Hg.): Sterben und Tod. Ein interdisziplinäres Handbuch, Stuttgart/Weimar 2010, 203–214.

Frick, E./Roser, T. (Hg.): Spiritualität und Medizin – Gemeinsame Sorge für den kranken Menschen. Münchner Reihe Palliative Care. Palliativmedizin – Palliativpflege – Hospizarbeit, Bd. 4, Stuttgart 2011.

Geiger, A.: Der alte König in seinem Exil, München 2010.

Gernig, K.: Modernes Menschenbild – Wer glaubt noch an die Auferstehung?, Pressetext Kuratorium Deutsche Bestattungskultur e. V., Düsseldorf 2011.

Geissler, L. S.: Ist die Hirntoddefinition aus biologisch-medizinischer Sicht plausibel?, Vortrag in Bonn anlässlich der Tagung der Evangelischen Akademie im Rheinland zum Thema: Die Seele und der Tod. Was sagt die Hirnforschung?, II. Forum Neuroethik, Bonn 2008. Online unter: http://www.linus-geisler.de/vortraege/0801evak_hirntod-plausibilitaet.htm.

Grom, B.: Spiritualität – die Karriere eines Begriffs. Eine religionspsychologische Perspektive, in: Frick, E./Roser, T.: a.a.O., Stuttgart 2011, 12–17.

Gronemeyer, R.: Sterben in Deutschland. Wie wir dem Tod wieder einen Platz in unserem Leben einräumen können, Frankfurt a. M. 2008.

Habermas, J.: Theorie des kommunikativen Handelns, 2 Bde., Frankfurt a. M. 1981.

Hitzler, R./Honer, A.: Bastelexistenz, in: Beck, U./Beck-Gernsheim, E. (Hg.): Riskante Freiheiten, Frankfurt a. M. 1994, 307–315.

Institut für Demoskopie Allensbach (Allensbach 2001): Allensbacher Berichte. Mehrheit für aktive Sterbehilfe, 9.

Institut für Demoskopie Allensbach (Allensbach 2008): Allensbacher Berichte. Einstellungen zur aktiven und passiven Sterbehilfe, 14.

IfS – Institut für Sozialforschung (Hg.) (Frankfurt a. M. 2011): Westend – Neue Zeitschrift für Sozialforschung. Zum Stichwort: Postsäkularismus? (mit Beiträgen von Ferdinand Sutterlüty, José Casanova, Hans-Joachim Höhn, Thomas M. Schmidt und Oliver Sturm), 8. Jg. (2): 65–110.

Jonas, H.: Against the Stream: Comments on the Definition and Redefinition of Death, in: Ders. (Hg.): Philosophical Essays. From Ancient Creed to Technological Man, Englewood Cliffs, NJ 1974, 132–140.

Jonas, H.: Technik. Medizin und Ethik. Zur Praxis des Prinzips Verantwortung, Frankfurt a. M. 1987.

Kellehear, A.: A Social History of Dying, Cambridge 2007.

Knoblauch, H.: Populäre Religion. Auf dem Weg in eine spirituelle Gesellschaft, Frankfurt a. M./New York 2009.

Knorr-Cetina, K.: Die Fabrikation von Erkenntnis. Zur Anthropologie der Naturwissenschaft, Frankfurt a. M. 1984.

Kögler, M./Fegg, M.: Spiritual Care im virtuellen Raum des Internets, in: Frick, E./Roser, T. (Hg.): Spiritualität und Medizin, Stuttgart 2011, 214–218.

Kübler-Ross, E.: Interviews mit Sterbenden, München 2001.

Leben und Tod – Forum. Messe: Kongressprogramm 12.-13. Mai 2011 bzw. 10.–11. Mai 2012, Messe Bremen.

Luhmann, N.: Soziale Systeme. Grundriss einer allgemeinen Theorie, Frankfurt a. M. 2001.

Luhmann, N.: Die Gesellschaft der Gesellschaft, 2 Bde., Frankfurt a. M. 1997.

Macho, T./Marek, K. (Hg.): Die neue Sichtbarkeit des Todes, München 2007.

McCullers, C.: Uhr ohne Zeiger, Zürich 2007.

Nationaler Ethikrat (Hg.): Selbstbestimmung und Fürsorge am Lebensende. Stellungnahme, Berlin 2006.

Neuner, P./Kleinschwärzer-Meister, B. (Hg.) in Zusammenarbeit mit Theodor Nicolaou und Gunther Wenz: Ökumene zwischen »postmoderner Beliebigkeit« und »Rekonfessionalisierung«. Beiträge aus dem Zentrum für ökumenische Forschung, Münster 2006.

Niethammer, D.: Menschenwürdig sterben aus der Sicht eines Arztes, in: Jens, W./Küng, H.: Menschenwürdig sterben. Ein Plädoyer für Selbstverantwortung. Erweiterte Neuausgabe mit einem Text von Inge Jens, München/Zürich 2010, 125–135.

Noll, P.: Diktate über Sterben und Tod. Mit einer Totenrede von Max Frisch, München/Zürich 2009.

Oduncu, F.: Hirntod – medizinisch, in: Wittwer, H. et al. (Hg.): Sterben und Tod. Ein interdisziplinäres Handbuch, Stuttgart 2010, 98–103.

Oláh, N. (Wien 2010): Der Gott des Dichters. Rainer Maria Rilkes Gottsuche außerhalb der Kirche. Quart.-Zeitschrift des Forums Kunst – Wissenschaft – Medien, 4: 36–37.

Parsons, T./Lidz, V. M.: Death in American Society, in: Shneidman, E. S. (Hg.): Essays in Self-Destruction, New York 1967.

Polak, R.: Megatrend Religion. Neue Religiositäten in Europa, Ostfildern 2002.

Rilke, R. M.: Das Stundenbuch. Enthaltend die drei Bücher: Vom mönchischen Leben; Von der Pilgerschaft; Von der Armut und vom Tode, Frankfurt a. M. 1972.

Rosa, H.: Beschleunigung. Der Wandel der Zeitstrukturen in der Moderne, Frankfurt a. M. 2006.

Roth, G./Dicke, U.: Das Hirntodproblem aus der Sicht der Hirnforschung, in: Hoff, J./in der Schmitten, J. (Hg.): Wann ist der Mensch tot? Organverpflanzung und »Hirntod«-Kriterium, Reinbek b. Hamburg 1995, 51–67.

Servan-Schreiber, D.: Man sagt nicht nur einmal Lebewohl, München 2012.

Terzani, T.: Das Ende ist mein Anfang. Ein Vater, ein Sohn und die große Reise des Lebens, München 2007.

Truog, R. D. (1997): Is It Time to Abandon Brain Death?, Hastings Center Report, 27(1): 29–37. Online unter: http://onlinelibrary.wiley.com/ doi/10.1002/ j.1552-146X.1997. tb00021.x/full.

Walter, T.: The Revival of Death, London/New York 1994.

Walter, T.: The Mourning for Diana, Oxford 1999.

Weber, M.: Religion und Gesellschaft. Gesammelte Aufsätze zur Religionssoziologie, Frankfurt a. M. 2006.

Weiher, E.: Das Geheimnis des Lebens berühren. Spiritualität bei Krankheit, Sterben und Tod – Eine Grammatik für Helfende, Stuttgart 2011.

Wittwer, H./Schäfer, D./Frewer, A. (Hg.): Sterben und Tod. Geschichte – Theorie – Ethik. Ein interdisziplinäres Handbuch unter Mitwirkung von Klaus Feldmann, Udo Tworuschka und Joachim Wittkowski, Stuttgart/Weimar 2010.

Ziegler, J.: Die Lebenden und der Tod, überarb. Neuaufl., Salzburg 2011.

Zulehner, P. M./Hager, I./Polak, R.: Kehrt die Religion wieder? Religion im Leben der Menschen 1970–2000, Ostfildern 2001.

Zulehner, P. M.: Spiritualität – Mehr als ein Megatrend, Ostfildern 2004.

Kapitel 6

Abel, U. (2001) : Spontanremissionen aus biometrischer Sicht. Deutsche Zeitschrift für Onkologie, Ausgabe 04/Dez 2001, 115–126.

Anheier, H. K./Priller, E./Seibel, W./Zimmer, A.: Der Dritte Sektor in Deutschland. Organisationen zwischen Staat und Markt im gesellschaftlichen Wandel, Berlin 1997.

Augustyn, B.: Spiritual Care in der Pflege, in: Frick, E./Roser, T. (Hg.): Spiritualität und Medizin, Stuttgart 2011, 162–165.

Bertelsmann Stiftung: Pressemeldung vom 19.11.2012 »Versorgungslücke in der Pflege sorgt für Handlungsdruck bei den Kommunen«, Gütersloh 2012.

Bienstein, C./Fröhlich, A.: Basale Stimulation in der Pflege, Seelze 2003.

Borasio, G. D.: Spiritualität in Palliativmedizin/Palliative Care, in: Frick, E./Roser, T. (Hg.): Spiritualität und Medizin, Stuttgart 2011, 112–118.

Brockhaus Enzyklopädie Online © 2005–2009: Resilienz. Online unter: http://lexikon.stangl. eu/593/resilienz/.

Büssing, A./Kohls, N.: Editorial, in: Büssing, A./Kohls, N. (Hg.): Spiritualität transdisziplinär. Wissenschaftliche Grundlagen im Zusammenhang mit Gesundheit und Krankheit, Berlin/ Heidelberg/New York 2011, 1–2.

Bundesärztekammer: Pressemitteilung vom 17.07.2010 »Ärzte-Umfrage: Nicht Sterbehilfe soll zum Normalfall werden, sondern der Zugang zur modernen Palliativmedizin«, Berlin 2010.

Bundesärztekammer: Grundsätze zur ärztlichen Sterbebegleitung, in: Bundesärzteblatt, Jg. 108, H 7 vom 18.02.2011, A 346–348.

Claessens, D.: Familie und Wertsystem. Eine Studie zur zweiten sozio-kulturellen Geburt des Menschen, 4. durchges. Aufl., Berlin 1979.

de Ridder, M.: Wie wollen wir sterben? Ein ärztliches Plädoyer für eine neue Sterbekultur in Zeiten der Hochleistungsmedizin, München 2011.

Deutsche Hospiz Stiftung: EMNID-Umfrage: Was denken die Deutschen über Palliative Care? Neues Konzept für menschenwürdiges Sterben, Dortmund 2003.

Deutsche Hospiz Stiftung: Was denken die Deutschen wirklich über Sterbehilfe? Oktober 2005, Dortmund 2005.

Deutsche Hospiz Stiftung: HPCV-Studie – Hospizliche Begleitung und Palliative Care Versorgung in Deutschland 2008, Sonder Hospiz Info Brief 2/März 2009, 1–21, Dortmund/ Berlin /München 2009.

DGP – Deutsche Gesellschaft für Palliativmedizin e. V. und DHPV Deutscher Hospiz- und PalliativVerband e.V.: Der alte Mensch im Mittelpunkt – Wunsch oder Realität im Pflegeheim? Datenlage und Forderungskatalog, Gemeinsame Pressekonferenz von DHPV und DGP am 28.08.2012 in Berlin, Berlin 2012. Online unter: http://www.dhpv.de/tl_files/public/Aktuelles/presseerklaerungen/28-08-12_PK_Datenlage-und-Forderungskatalog_DGP-DHPV.pdf.

DHPV – Deutscher Hospiz- und PalliativVerband e. V. (2007): Homepage – Der Verband: Leitsätze (beschlossen am 5.10.2007). Online unter: http://www.dhpv.de/ueber-uns_der-verband_leitsaetze.html.

DHPV – Deutscher Hospiz- und PalliativVerband e. V. (2012): Homepage – Themen: Die Hospizbewegung. Online unter: http://www.dhpv.de/themen_hospizbewegung.html.

DHPV – Deutscher Hospiz- und PalliativVerband e. V. (2012): Homepage – Zahlen und Fakten: Statistiken. Online unter: http://www.dhpv.de/service_zahlen-fakten.html.

DHPV – Deutscher Hospiz- und PalliativVerband e. V./Forschungsgruppe Wahlen Telefonfeld GmbH (2012): Sterben in Deutschland. Wissen und Einstellungen zum Sterben: Telefonbefragung 25.–28.6.2012, Grafiken.

dkfz – Deutsches Krebsforschungszentrum. Krebsinformationsdienst (2010): Spontanheilung bei Krebs. Online unter: http://www.krebsinformationsdienst.de/grundlagen/spontanheilung.php (aktualisiert: 03.11.2010).

Dörner, K.: Leben und sterben, wo ich hingehöre. Dritter Sozialraum und neues Hilfesystem, Neumünster 2010.

Dörner, K.: Helfensbedürftig. Heimfrei ins Dienstleistungsjahrhundert, Neumünster 2012.

Ehm, S./Utsch, M. (Hg.): Kann Glauben gesund machen? Spiritualität in der modernen Medizin. EZW-Texte 181/2005, Berlin 2005.

Erikson, E. H.: Kindheit und Gesellschaft, Stuttgart 1999.

Evers, A./Olk, T. (Hg.): Wohlfahrtspluralismus. Vom Wohlfahrtsstaat zur Wohlfahrtsgesellschaft, Wiesbaden 1996.

Everson, T. C./Cole, W. H.: Spontaneous Regression of Cancer. A Study and Abstract of Reports in the World Medical Literature and of Personal Communications Concerning Spontaneous Regression of Malignant Disease, Philadelphia 1966.

Feldmann, K.: Tod und Gesellschaft. Sozialwissenschaftliche Thanatologie im Überblick, 2. überarb. Aufl., Wiesbaden 2010.

Frick, E./Roser, T. (Hg.): Spiritualität und Medizin. Gemeinsame Sorge für den kranken Menschen, 2. aktual. Aufl., Stuttgart 2011.

Fuchs-Heinritz, W.: Sozialer Tod, in: Wittwer, H. et al. (Hg.): Sterben und Tod. Ein interdisziplinäres Handbuch, Stuttgart/Weimar 2010, 133–136.

Geene, R./Huber, E./Hundertmark-Mayser, J./Möller-Bock, B./Thiel, W. (2009): Entwicklung, Situation und Perspektiven der Selbsthilfeunterstützung in Deutschland. Bundesgesundheitsblatt – Gesundheitsforschung – Gesundheitsschutz, Jg. 52 (10): 11–20. (Online publiziert: 21. Januar 2009).

Giddens, A.: Konsequenzen der Moderne, Frankfurt a. M. 1995.

Gronemeyer, R.: Sterben in Deutschland. Wie wir dem Tod wieder einen Platz in unserem Leben einräumen können, Frankfurt a. M. 2008.

Gronemeyer, R./Heller, A.: Hat das Sterben noch Zukunft?, in: Hessisches Ministerium für Arbeit, Familie und Gesundheit (Hg.): Entscheidung an der Grenze zwischen Leben und

Tod. Hilfestellung und Entlastung durch interdisziplinäre Zusammenarbeit und Vernetzung (Material und Dokumentation der 6. Fachtagung in der Ev. Akademie Hofgeismar am 30.11. und 1.12.2009).

Heim, M. E./Schwarz, R. (Hg.): Spontanremissionen in der Onkologie, Stuttgart 1998.

Hoc, S.: Spontanremissionen: Ein reales, aber seltenes Phänomen, in: Deutsches Ärzteblatt 102 (46) vom 18.11.2005, A-3162/B-2671/C-2501.

Institut für Demoskopie Allensbach (Allensbach 2010): Ärztlich begleiteter Suizid und aktive Sterbehilfe aus Sicht der deutschen Ärzteschaft. Ergebnisse einer Repräsentativbefragung von Krankenhaus- und niedergelassenen Ärzten, Juli 2010.

Jordan, I.: Hospiz/Palliativmedizin, in: Wittwer, H. et al. (Hg.): Sterben und Tod. Ein interdisziplinäres Handbuch, Stuttgart/Weimar 2010, 243–246.

Kappauf, H. W./Gallmeier, W. M.: Spontanremissionen, in: Schmoll, H. J./Höffken, K./ Possinger, K. (Hg.): Kompendium internistische Onkologie, Bd. 1, 3. Aufl., Berlin/Heidelberg/New York 1999, 93–111.

Kappauf, H. W.: Wunder sind möglich. Spontanheilung bei Krebs, Freiburg i. Br. 2011.

Kappauf, H. W. (2012): Wunder in der Medizin. aviso – Zeitschrift für Wissenschaft und Kunst in Bayern. Wunder – Colloquium. 1: 28–31. Online unter: http://www.stmwfk. bayern.de/mediathek/pdf/aviso_1_12.pdf.

Körber, K.: Non-Profit-Sektor, in: Arnold, R./Nolda, S./Nuissl, E. (Hg.): Wörterbuch Erwachsenenbildung, Bad Heilbrunn/Obb. 2010, 220–223.

Körtner, U. H. J.: Für einen mehrdimensionalen Spiritualitätsbegriff. Eine interdisziplinäre Perspektive, in: Frick, E./Roser, T. (Hg.): Spiritualität und Medizin, Stuttgart 2011, 26–34.

Kübler-Ross, E.: Interviews mit Sterbenden, München 2001.

Kübler-Ross, E.: Reif werden zum Tode, München 2004.

Lebenshilfe ABC: Nachschlagewerk & Lexikon Psychologie © 2008–2012: Resilienz. Krisen unbeschadet überstehen. Online unter: http://www.lebenshilfe-abc.de/resilienz.html.

Levinas, E.: Humanismus des anderen Menschen, Hamburg 1989.

Levinas, E.: Zwischen uns. Versuche über das Denken an den Anderen, aus dem Französischen von Frank Miething, München/Wien 1995.

Levinas, E.: Die Spur des Anderen. Untersuchungen zur Phänomenologie und Sozialphilosophie, übersetzt, herausgegeben und eingeleitet von Wolfgang Nikolaus Krewani, Studienausgabe, Freiburg i. Br./München 1999.

Mautner, S. L./Standl, A./Pillau, H.: Wer überlebt im Pflegeheim? Situationsanalyse zur Mortalität im Pflegeheim und Untersuchung von Beurteilungskriterien mit prognostischer Valenz. Zeitschrift für Gerontologie und Geriatrie, Bd. 27(2), Berlin/Heidelberg 1994, 149–156.

Netzwerk Selbsthilfe Bremen-Nordniedersachsen e. V.: persönliche Auskünfte von Volker Donk, 2012.

Oerter, R./Montada, L. (Hg.): Entwicklungspsychologie. Ein Lehrbuch, Weinheim 2002.

Psychology48.com: Das Psychologie Lexikon: Spontanremission. Online unter: http://www. psychology48.com/deu/d/spontanremission/spontanremission.htm.

Roser, T.: Innovation Spiritual Care. Eine praktisch-theologische Perspektive, in: Frick, E./ Roser, T. (Hg.): Spiritualität und Medizin, Stuttgart 2011, 45–55.

Rothgang, H./Müller, R./Unger, R. (unter Mitwirkung von Thomas Klie/Anne Göhner/Birgit Schumacher): Themenreport »Pflege 2030«. Was ist zu erwarten. Was ist zu tun?, Vorabdruck, hg. von der Bertelsmann Stiftung, Gütersloh 2012.

Rothaar, M.: Sterbebegleitung, in: Wittwer, H./Schäfer, D./Frewer, A. (Hg.): Sterben und Tod. Ein interdisziplinäres Handbuch, Stuttgart/Weimar 2010, 225–228.

Student, C.: Die Sterbephasen, 2006. Online unter: /Downloads/sterbephasen.pdf.christophstudent.homepage.t-online.de.

Utsch, M./Ehm, S.: Glaube und Gesundheit. Historische Zusammenhänge und aktuelle Befunde, in: dies. (Hg.): Kann Glaube gesund machen? Spiritualität in der modernen Medizin, EZW-Texte 181, Berlin 2005, 5–16.

Winnicott, D. W.: Die Theorie von der Beziehung zwischen Mutter und Kind, in: ders.: Reifungsprozesse und fördernde Umwelt. Studien zur Theorie der emotionalen Entwicklung, Frankfurt a. M. 1984.

Winnicott, D. W.: Vom Spiel zur Kreativität, 13. Aufl., Stuttgart 2012.

Wittwer, H./Schäfer, D./Frewer, A. (Hg.) unter Mitwirkung von Klaus Feldmann/Udo Tworuschka/Joachim Wittkowski: Sterben und Tod. Ein interdisziplinäres Handbuch, Stuttgart/Weimar 2006.

Kapitel 7

aerzteblatt.de/dossiers/sterbehilfe 2007.

aerzteblatt.de/dossiers/palliativ 2008.

Baile, W. F./Buckman, R./Lenzi, R. (2000): Spikes – A Six-Step Protocol for Delivering Bad News: Application to the Patient with Cancer, Oncologist, 5: 302–311.

Beleites, E. (2004): Nein zur aktiven Sterbehilfe, Deutsches Ärzteblatt, 101, 19, A 1297.

Bundesärztekammer (2010): Empfehlungen der Bundesärztekammer und der Zentralen Ethikkommission bei der Bundesärztekammer zum Umgang mit Vorsorgevollmacht und Patientenverfügung in der ärztlichen Praxis. Deutsches Ärzteblatt, 107, 18, A 877–882.

Bundesärztekammer (2010): Informationen zu Gesundheits- und Sozialpolitik. Große Mehrheit der Ärzte gegen Legalisierung aktiver Sterbehilfe. Rheinisches Ärzteblatt, 9, 15.

Bundesärztekammer (2011): Grundsätze der Bundesärztekammer zur ärztlichen Sterbebegleitung. Deutsches Ärzteblatt, 108, 7, C 278–280.

Deutscher Hospiz- und PalliativVerband e. V. Aktuelles aus Politik und Verbänden. DHPV Aktuell, 31.2.2010.

Disse, E. S.: Patientenverfügung und Vorsorgevollmacht. Symposiums-Begleitskript, 27–33; Symposium 23, 24.10.2009 am Landgericht Essen: Letzte Lebensphase. Veranstalter: Anders, M., Disse, E. S., Nauck, F., Strasser, K., Landgericht Essen, Zweigertstr. 52, 45130 Essen.

Gaspar, M./Weber, M. (2010): Kommunikation in der Palliativmedizin. Palliativmed., 11: 167–179.

Gaul, C./Helm, J.: Entscheidungen am Lebensende – »Hochkomplex und individuell«. Deutsches Ärzteblatt. 106, 3, A 84–87, 2009.

Gehrt, M. A./Schäufele, M./Mohr, M./Laufenberg-Feldmann, R./Reinholz, U./Weber, M./Paul, N. W. (2012): Notfallsituationen und Patientenverfügungen aus der Sicht des Palliativpatienten. Ergebnisse einer Befragung. Palliativmed., 13: 91–96.

Henke, R. (2012): Kernkompetenz Kommunikation. Rheinisches Ärzteblatt, 11, 3.

Hillier, T. A./Patterson, J. R./Hodges, M. O./Rosenberg, M. R. (1995): Physicians as Patients. Choices Regarding their Own Resuscitation. Arch. Intern Med, 155: 1289–1293 Medline.

Institut für Demoskopie Allensbach: Ärztlich begleiteter Suizid und aktive Sterbehilfe aus Sicht der Deutschen Ärzteschaft. Ergebnisse einer Repräsentativbefragung von Krankenhaus- und niedergelassenen Ärzten. Allensbacher Archiv, lfd. Umfrage 5265, 10023, Juli 2010.

Jaspers, B./Becker, M./King, C./Radbruch, L./Voltz, R./Nauck, F. (2010): Ich will nicht so sterben wie mein Vater! Palliativmed., 11: 218–226.

Klinkhammer, G. (2010): Entscheidungshilfe – aber kein Freibrief. Deutsches Ärzteblatt, 107, 27, C 1159.

Klinkhammer, G.: Keine Suizidbeihilfe. Interview mit Prof. Dr. J.-D. Hoppe, Präsident der Bundesärztekammer. Deutsches Ärzteblatt. 107, 28–29, C 1205, 2010.

Klinkhammer, G. (2010): Schmerzfreiheit rund um die Uhr. Deutsches Ärzteblatt, 107, 36, C1447.

Kloke, M./Rudolph, R.: Wann ist ambulante und wann stationäre Palliativmedizin angezeigt? Letzte Lebensphase – Herausforderung für die Gesellschaft, Mediziner und Juristen, Beispiel Essen, Symposium am 23./24.10.2009 im Landgericht Essen, Zweigertstr. 52, 45130 Essen, Symposiums-Begleitskript, 34–45.

Lipp, V./Simon, A. (2011): Beihilfe zum Suizid, keine ärztliche Aufgabe. Deutsches Ärzteblatt, 108, 5, C166 – 170.

Lipp, V./Strasser, K.: Menschenrechte am Lebensende – Erfahrungen mit dem Patientenverfügungsgesetz. BtPrax, Juni 2012, erscheint demnächst.

Mayer, P. (2012): Der vergessene Schmerz. Palliativmed., 13: 72–73.

Meißner, M. (2011): Mehr allgemeine Palliativmedizin. Deutsches Ärzteblatt, 108, 23, C 1076–1078.

Müller, M.: Dem Sterben Leben geben, Gütersloh 2004.

Nationaler Ethikrat: Selbstbestimmung und Fürsorge am Lebensende. Kontakt: Nationaler Ethikrat, Geschäftsstelle, Jägerstr. 22/23, 10117 Berlin, 2006.

Rakowitz, B. (2012): Kommunikation mit Demenz-Patienten. Palliativmed., 13: 58–61.

Sass, H.-M. (2009): Patientenverfügungen: Werte, Wünsche und Ängste. Deutsches Ärzteblatt, 106, 47, C1970.

Schwermann, M. (2012): Palliative Begleitung demenziell erkrankter Menschen. Palliativmed., 13: 70–72.

Simon, A. (2010): Ausbau der Palliativmedizin gefordert. Deutsches Ärzteblatt, 107, 28–29, C 1203–1205.

Sohn, W./Zenz, M.: Euthanasia in Europe, Stuttgart 2001.

Spaemann, R./Fuchs, T.: Töten oder sterben lassen? Worum es in der Euthanasiedebatte geht, Freiburg i. Br. 1997.

Stüwe, H. (2008): Gewerbliche Sterbehilfe – Nein. Deutsches Ärzteblatt, 105, 28–29, C 1281.

Stüwe, H. (2011): Ethik in der Berufsordnung: Unmissverständlich. Deutsches Ärzteblatt, 108, 20, C 897.

Weihrauch, B.: Vorwort. DHPV Aktuell, 31, 1, 12/2010.

Weihrauch, B.: Bundesrat stimmt der Änderung betäubungsrechtlicher Vorschriften zu. DHPV Aktuell, 4/2011.

Wernstedt, T./Mohr, M./Kettler, D. (2000): Sterbehilfe in Europa. Eine Bestandsaufnahme am Beispiel von zehn Ländern unter besonderer Berücksichtigung der Niederlande und Deutschlands. Anästhesiol. Intensivmed. Notfallmed. Schmerzther., 35: 220–23.

Wiese, C. H. R./Ittner, K.-P./Graf, B. M./Lassen, C. L. (2012): Präklinische palliative Notfälle. Besonderheiten bei der therapeutischen Entscheidung. Palliativmed., 13: 75–90.

Zenz, M. (2011): Zwischen Pflicht und Strafe. Deutsches Ärzteblatt, 108, 12, C 518 – 519.

Kapitel 8

Angus, D. C./Barnato, A. E./Linde-Zwirble, W. T./Weissfeld, L. A./Watson, R. S./Rickert, T./ Rubenfeld, G. D. (Robert Wood Johnson Foundation ICU End-Of-Life Peer Group) (Mar 2004): Crit. Care Med., 32(3): 638-43.

Beckstrand, R. L./Callister, L. C./Kirchhoff, K. T. (Jan 2006): Providing a »Good Death«: Critical Care Nurses' Suggestions for Improving End-of-Life Care. Am J Crit. Care., 15(1): 38–45.

Borasio, G. D.: Über das Sterben, München 2012.

Cicirelli, V. G. (1997): Relationship of Psychosocial and Background Variables to Older Adults' End-of-Life Decisions. Psychology and Aging, 12: 72–83.

Clark, J. (26ᵗʰ July, 2003): Freedom from Unpleasant Symptoms is Essential for a Good Death, BMJ. 327 (7408): 180.

Curtis, J. R./Patrick, D. L./Engelberg, R. A. et al. (2002): A Measurement of the Quality of Dying and Death: Initial Validation Using After-Death Interviews with Family Members. J Pain Symptom Manage, 24: 17–30.

Debate of the Age Health and Care Study Group. The Future of Health and Care of Older People: the Best is yet to Come. Age Concern, London 1999.

Deutsche Gesellschaft für Palliativmedizin e. V./Deutscher Hospiz- und PalliativVerband e.V./ Bundesärztekammer (Hg.): Charta zur Betreuung schwerstkranker und sterbender Menschen in Deutschland, 2010.

Emanuel, E. J./Emanuel, L. L. (May 1998): The Promise of a Good Death. Lancet, 1998 May; 351 Suppl 2: SII21-9.

Geisler, L.: Jeder Mensch stirbt anders – Arzt-Patient-Kommunikation am Lebensende. Online unter: http://www.linus-geisler.de/vortraege/030402lebensende.html

Hales, S./Zimmermann, C./Rodin, G. (12ᵗʰ May, 2008): The Quality of Dying and Death. Arch Intern Med. 168(9): 912-8.

Heyland, K. D./Dodek, P./Rocker, G./Groll, D./Gafni, A./Pichora, D./Shortt, S./Tranmer, J./ Lazar, N./Kutsogiannis, J./Lam, M. for the Canadian Researchers End-of-Life Network (CARENET) (28ᵗʰ Feb, 2006): What Matters Most in End-of-Life Care: Perceptions of Seriously Ill Patients and their Family Members, CMAJ, 174(5): 627–633.

Johnson, N./Cook, D./Giacomini, M./Willms, D. (Sep 2000): Towards a »Good« Death: End-of-Life Narratives Constructed in an Intensive Care Unit, Cult Med Psychiatry, 24(3): 275-95.

Lee, G. L./Woo, I. M./Goh, C. (Mar 2012): Understanding the Concept of a »Good Death« Among Bereaved Family Caregivers of Cancer Patients in Singapore, Palliat. Support Care, 1: 1–10.

Morris, D. B.: Illness and Culture in the Postmodern Age, Berkeley CA/London 1998.

Mularski, R. A./Heine, C. E./Osborne, M. L./Ganzini, L./Curtis, J. R. (July 2005): Quality of Dying in the ICU: Ratings by Family Members. Chest. 128(1): 280-87.

Patrick, D. L./Engelberg, R. A./Curtis, J. R. (Sep 2001): Evaluating the Quality of Dying and Death. J Pain Symptom Manage, 22(3): 717-26.

Powis, J./Etchells, E./Martin, D. K./MacRae, S. K./Singer, P. A. (May 2004): Can a »Good Death« Be Made Better? A Preliminary Evaluation of a Patient-Centred Quality Improvement Strategy for Severely Ill In-Patients. BMC Palliat Care, 23; 3(1): 2.

Proulx, K./Jacelon, C. (2004): Dying with Dignity: The Good Patient Versus the Good Death. Am J Hosp Palliat Care, 21; 116.

Quill, T. E. (15th Nov, 2000): Perspectives on Care at the Close of Life. Initiating End-of-Life Discussions with Seriously Ill Patients: Addressing the »Elephant in the Room«, JAMA, 284(19): 2502-07.

Rüddel, H./Zenz, M. (Apr 2011): Validierung einer Patientenverfügung. Anaesthesist, 60 (4): 325–33.

Smith, R. (15th Jan, 2000): A Good Death. An Important Aim for Health Services and for Us All, BMJ, 320 (7228): 129–30.

Steinhauser, K. E./Christakis, N. A./Clipp, E. C./McNeilly, M./McIntyre, L./Tulsky, J. A. (15th Nov, 2000): Factors Considered Important at the End of Life by Patients, Family, Physicians, and Other Care Providers, JAMA, 284(19): 2476–82.

Steinhauser, K. E./Voils, C. I./Clipp, E. C./Bosworth, H. D./Christakis, N. A./Tulsky, J. A. (2006): »Are You at Peace?« One Item to Probe Spiritual Concerns at the End of Life, Arch Intern Med., 166: 101–105.

SUPPORT Principles Investigators (Nov 1995): A Controlled Trial to Improve Care for Seriously Ill Hospitalized Patients. The Study to Understand Prognoses and Preferences for Outcomes and Risks of Treatments (SUPPORT), JAMA, 22–29; 274(20): 1591–98.

Kapitel 9

Arbeitsgemeinschaft Christlicher Kirchen, Faltblatt, Münster 2010.

Baumann, U.: Referat, Tübingen 2010.

Beinert, W.: Die Geschichte des Himmels, in: Berger, K./Beinert, W./Wetzel, C./Kehl, M.: Bilder des Himmels, Freiburg i. Br. 2006.

Bolwby, U.: zit. von Dennis Klass, in: Holzschuh, W. (Hg.): Geschwister-Trauer: Erfahrungen und Hilfen aus verschiedenen Praxisfeldern, Regensburg 2000, 67.

Dobler, R.: Ludwig Feuerbach, zit. nach Google, 13.2.2012.

Engelhardt, D. v. (2011): Gesundheit, Krankheit, Therapie – Friedrich Hölderlin im Kontext der Medizin und Philosophie um 1800. Annuario Filosofico 26, Mursia, Milano 2011, 175–207.

Epikur nach Wikipedia, 1.9.2012. Online unter: http://de.wikipedia.org/wiki/Epikur.

Ev. Erwachsenen Katechismus (2000), zit. von Beinert, W., Die Geschichte des Himmels, a.a.O., 115.

Farrelly, F./Brandsma, G. (1974): Provocative Therapy, dt. Übers. von E. R. Petzold/G. Schneider-Grahmann, Heidelberg 1986.

Grün, A.: Buch der Antworten, Freiburg i. Br. 2007, 236.

Härtling, P.: Leben lernen – Erinnerungen, Köln 2003.

Hildenbrand, B.: Sterbebegleitung durch Ehrenamtliche? Vortrag beim Dt. 1. Palliativtag in Saarbrücken, 10.09.2011.

Houllebecq, M.: zit. von Beinert, W., Die Geschichte des Himmels, a.a.O., 46.

Kiesling, K. (Mai/Juni 2010): »Gott ist so heilig wie Luft«. Versuche zu einer Spiritualität im Kindesalter, Wege zum Menschen, 62 Jg, H 2 Mai/Juni 2010, 232.

Küng, H.: Jesus und die Weltreligionen, in: Jesus. 2000 Jahre Glaubens- und Kulturgeschichte, Freiburg i. Br. 1999.

Kunstmann, J.: Weingarten, Ev. Gemeindeblatt für Württemberg, 2010.

Kuschel, K. J.: Vorlesung (10): Vordenker des interreligiösen Dialogs im 20. Jahrhundert. »Weihnachten« – Die Geburt Jesu im Dialog von Bibel und Koran. Vorlesung Tübingen 15.12. 2010.

Luther, M. (1519): Sermon von der Bereitung zum Sterben. Online unter: www. bibeltoday.de.

Marx, K.: Zur Kritik der Hegelschen Rechtsphilosophie. Einleitung, in: Marx, K./Engels, F.: Werk I, Berlin 1981, 378. Zit. nach Wengst, K.: »Wie lange noch?« Schreien nach Recht und Gerechtigkeit – eine Deutung der Apokalypse, Stuttgart 2010, 215.

Morgenthaler, Chr.: Referat, Tübingen, 16.11.2004.

Müller-Busch, C. H.: Referat bei einem Jubiläumsvortrag des Tübinger Projektes für die Begleitung Sterbender, zit. nach Schwäbisches Tagblatt, 2011.

Muschg, A.: Abstract 5. European Congress for Posttraumatic Stress Diseases and Narrative Communities, Maastricht/Aachen 1997.

Noll, P.: Diktate über Tod und Sterben, München 1982, 210.

Platon nach Wikipedia, 1.9.2012. Online unter: http://de.wikipedia.org/wiki/Platon.

Reinders, H. (2011): Ehrenamt bewegt was. DIE ZEIT, vom 14.7.2011. Online unter: http://www.zeit.de/2011/29/C-Interview-Engagement.

Ritschl, D./Hailer, M.: Diesseits und Jenseits der Worte. Grundkurs christlicher Theologie, Neukirchen-Vluyn 2006, 68–72.

Ritschl, D.: Zur Theorie und Ethik in der Medizin. Philosophische und theologische Anmerkungen, Neukirchen-Vluyn 2004, 165.

Römische Glaubenskongregation (1979), zit. von Beinert, W., Die Geschichte des Himmels, a.a.O.

Webster's Ninth New Collegiate Dictionary, Springfield, USA 1984.

Weizsäcker, V. v.: Gestaltkreis. Theorie der Einheit von Wahrnehmen und Bewegen. Gesammelte Schriften, Bd. 4, Frankfurt a. M. 1950.

WHO, zit. von Borasio, G. D.: Über das Sterben. Was wir wissen. Was wir tun können. Wie wir uns darauf einstellen, München 2012.

Wiedebach, H. (2011): Pathisch Urteilen. Balint Journal, 12: 25–28.

Zalidis, S. (2009): Die Bedeutung von Tolstois Roman Anna Karenina für die ärztliche Aus-, Fort- und Weiterbildung, Balint Journal, 10: 41–47.

Zink, J.: Auferstehung. Am Ende ein Gehen ins Licht, Freiburg i. Br. 2005.

Die Herausgeber, Autoren und Autorinnen

Cornelia Jakob-Krieger, Dipl.-Supervisorin (DGSv), Integrative Leib- und Bewegungstherapeutin, Geldern.

Marianne Kloke, Dr. med., Innere Medizin, Schmerztherapie, Palliativmedizin, Kliniken Essen Mitte.

Klaus Körber, Dipl.-Soziologe, Institut für Sozialforschung an der Universität Frankfurt; Institut für Erwachsenen-Bildungsforschung der Universität Bremen.

Marion Kutzner, Hauptamtliche Koordinatorin, Ambulanter Hospizdienst, Alfried Krupp Krankenhaus Essen.

Ernst Richard Petzold, Prof. em. Dr. med., Innere Medizin, Psychosomatik, Deutsche Balintgesellschaft, RWTH Aachen, Kusterdingen.

Klaus Strasser, Prof. Dr. med., Anästhesiologie, Intensivmedizin, Schmerztherapie, Vorstand Hospizarbeit Essen e.V., Essen.

Michael Zenz, Prof. em. Dr. med., Anästhesiologie, Intensivmedizin, Schmerzmedizin, Palliativmedizin, Ruhr-Universität Bochum.